国家卫生健康委员会"十三五"规划教材

全国中医药高职高专教育教材

供康复治疗技术专业用

康复医学导论

第 3 版

主　　编　谭　工

副主编　王家陟　汪　洋

编　　委　（按姓氏笔画排序）

王巧利（四川中医药高等专科学校）

王家陟（重庆三峡医药高等专科学校）

史文涓（皖西卫生职业学院）

孙　强（黑龙江中医药大学佳木斯学院）

杜谨瑜（重庆三峡中心医院）

李光才（遵义医药高等专科学校）

汪　洋（湖北中医药高等专科学校）

郑　爽（四川护理职业学院）

谭　工（重庆三峡医药高等专科学校）

人民卫生出版社

图书在版编目（CIP）数据

康复医学导论／谭工主编.—3版.—北京：人
民卫生出版社,2019
    ISBN 978-7-117-28498-1

    Ⅰ.①康…　Ⅱ.①谭…　Ⅲ.①康复医学－高等职业教
育－教材　Ⅳ.①R49

    中国版本图书馆 CIP 数据核字（2019）第 092830 号

人卫智网　**www. ipmph. com**	医学教育、学术、考试、健康,	
	购书智慧智能综合服务平台	
人卫官网　**www. pmph. com**	人卫官方资讯发布平台	

康复医学导论
第 3 版

主　　编：谭　工
出版发行：人民卫生出版社（中继线 010-59780011）
地　　址：北京市朝阳区潘家园南里 19 号
邮　　编：100021
E - mail：pmph @ pmph. com
购书热线：010-59787592　010-59787584　010-65264830
印　　刷：人卫印务（北京）有限公司
经　　销：新华书店
开　　本：787×1092　1/16　　印张：14
字　　数：323 千字
版　　次：2010 年 5 月第 1 版　　2019 年 6 月第 3 版
　　　　　2025 年 4 月第 3 版第 10 次印刷（总第 21 次印刷）
标准书号：ISBN 978-7- 117-28498- 1
定　　价：46.00 元
打击盗版举报电话：010- 59787491　E-mail：WQ @ pmph. com
（凡属印装质量问题请与本社市场营销中心联系退换）

《康复医学导论》数字增值服务编委会

主　编　谭　工

副主编　王家陟　汪　洋

编　委　（按姓氏笔画排序）

王巧利（四川中医药高等专科学校）

王家陟（重庆三峡医药高等专科学校）

史文涓（皖西卫生职业学院）

孙　强（黑龙江中医药大学佳木斯学院）

杜谨瑜（重庆三峡中心医院）

李光才（遵义医药高等专科学校）

汪　洋（湖北中医药高等专科学校）

郑　爽（四川护理职业学院）

谭　工（重庆三峡医药高等专科学校）

修 订 说 明

为了更好地推进中医药职业教育教材建设，适应当前我国中医药职业教育教学改革发展的形势与中医药健康服务技术技能人才的要求，贯彻落实《国家中长期教育改革和发展规划纲要（2010—2020年）》《医药卫生中长期人才发展规划（2011—2020年）》《中医药发展战略规划纲要（2016—2030年）》精神，做好新一轮中医药职业教育教材建设工作，人民卫生出版社在教育部、国家卫生健康委员会、国家中医药管理局的领导下，组织和规划了第四轮全国中医药高职高专教育、国家卫生健康委员会"十三五"规划教材的编写和修订工作。

本轮教材修订之时，正值《中华人民共和国中医药法》正式实施之际，中医药职业教育迎来发展大好的际遇。为做好新一轮教材出版工作，我们成立了第四届中医药高职高专教育教材建设指导委员会和各专业教材评审委员会，以指导和组织教材的编写和评审工作；按照公开、公平、公正的原则，在全国1 400余位专家和学者申报的基础上，经中医药高职高专教育教材建设指导委员会审定批准，聘任了教材主编、副主编和编委；确立了本轮教材的指导思想和编写要求，全面修订全国中医药高职高专教育第四轮规划教材，即中医学、中药学、针灸推拿、护理、医疗美容技术、康复治疗技术6个专业83门教材。

第四轮全国中医药高职高专教育教材具有以下特色：

1. **定位准确，目标明确** 教材的深度和广度符合各专业培养目标的要求和特定学制、特定对象、特定层次的培养目标，力求体现"专科特色、技能特点、时代特征"，既体现职业性，又体现其高等教育性，注意与本科教材、中专教材的区别，适应中医药职业人才培养要求和市场需求。

2. **谨守大纲，注重三基** 人卫版中医药高职高专教材始终坚持"以教学计划为基本依据"的原则，强调各教材编写大纲一定要符合高职高专相关专业的培养目标与要求，以培养目标为导向、职业岗位能力需求为前提、综合职业能力培养为根本，同时注重基本理论、基本知识和基本技能的培养和全面素质的提高。

3. **重点考点，突出体现** 教材紧扣中医药职业教育教学活动和知识结构，以解决目前各高职高专院校教材使用中的突出问题为出发点和落脚点，体现职业教育对人才的要求，突出教学重点和执业考点。

4. **规划科学，详略得当** 全套教材严格界定职业教育教材与本科教材、毕业后教育教材的知识范畴，严格把握教材内容的深度、广度和侧重点，突出应用型、技能型教育内容。基础课教材内容服务于专业课教材，以"必须、够用"为度，强调基本技能的培养；专业课教材紧密围绕专业培养目标的需要进行选材。

5. 体例设计，服务学生 本套教材的结构设置、编写风格等坚持创新，体现以学生为中心的编写理念，以实现和满足学生的发展为需求。根据上一版教材体例设计在教学中的反馈意见，将"学习要点""知识链接""复习思考题"作为必设模块，"知识拓展""病案分析（案例分析）""课堂讨论""操作要点"作为选设模块，以明确学生学习的目的性和主动性，增强教材的可读性，提高学生分析问题、解决问题的能力。

6. 强调实用，避免脱节 贯彻现代职业教育理念。体现"以就业为导向，以能力为本位，以发展技能为核心"的职业教育理念。突出技能培养，提倡"做中学、学中做"的"理实一体化"思想，突出应用型、技能型教育内容。避免理论与实际脱节、教育与实践脱节、人才培养与社会需求脱节的倾向。

7. 针对岗位，学考结合 本套教材编写按照职业教育培养目标，将国家职业技能的相关标准和要求融入教材中。充分考虑学生考取相关职业资格证书、岗位证书的需要，与职业岗位证书相关的教材，其内容和实训项目的选取涵盖相关的考试内容，做到学考结合，体现了职业教育的特点。

8. 纸数融合，坚持创新 新版教材最大的亮点就是建设纸质教材和数字增值服务融合的教材服务体系。书中设有自主学习二维码，通过扫码，学生可对本套教材的数字增值服务内容进行自主学习，实现与教学要求匹配、与岗位需求对接、与执业考试接轨，打造优质、生动、立体的学习内容。教材编写充分体现与时代融合、与现代科技融合、与现代医学融合的特色和理念，适度增加新进展、新技术、新方法，充分培养学生的探索精神、创新精神；同时，将移动互联、网络增值、慕课、翻转课堂等新的教学理念和教学技术、学习方式融入教材建设之中，开发多媒体教材、数字教材等新媒体形式教材。

人民卫生出版社医药卫生规划教材经过长时间的实践与积累，其中的优良传统在本轮修订中得到了很好的传承。在中医药高职高专教育教材建设指导委员会和各专业教材评审委员会指导下，经过调研会议、论证会议、主编人会议、各专业编写会议、审定稿会议，确保了教材的科学性、先进性和实用性。参编本套教材的近 1 000 位专家，来自全国 40 余所院校，从事高职高专教育工作多年，业务精纯，见解独到。谨此，向有关单位和个人表示衷心的感谢！希望各院校在教材使用中，在改革的进程中，及时提出宝贵意见或建议，以便不断修订和完善，为下一轮教材的修订工作奠定坚实的基础。

人民卫生出版社有限公司
2018 年 4 月

全国中医药高职高专院校第四轮
规划教材书目

教材序号	教材名称	主编		适用专业
1	大学语文（第4版）	孙 洁		中医学、针灸推拿、中医骨伤、护理等专业
2	中医诊断学（第4版）	马维平		中医学、针灸推拿、中医骨伤、中医美容等专业
3	中医基础理论（第4版）*	陈 刚	徐宜兵	中医学、针灸推拿、中医骨伤、护理等专业
4	生理学（第4版）*	郭争鸣	唐晓伟	中医学、中医骨伤、针灸推拿、护理等专业
5	病理学（第4版）	苑光军	张宏泉	中医学、护理、针灸推拿、康复治疗技术等专业
6	人体解剖学（第4版）	陈晓杰	孟繁伟	中医学、针灸推拿、中医骨伤、护理等专业
7	免疫学与病原生物学（第4版）	刘文辉	田维珍	中医学、针灸推拿、中医骨伤、护理等专业
8	诊断学基础（第4版）	李广元	周艳丽	中医学、针灸推拿、中医骨伤、护理等专业
9	药理学（第4版）	侯 晞		中医学、针灸推拿、中医骨伤、护理等专业
10	中医内科学（第4版）*	陈建章		中医学、针灸推拿、中医骨伤、护理等专业
11	中医外科学（第4版）*	尹跃兵		中医学、针灸推拿、中医骨伤、护理等专业
12	中医妇科学（第4版）	盛 红		中医学、针灸推拿、中医骨伤、护理等专业
13	中医儿科学（第4版）*	聂绍通		中医学、针灸推拿、中医骨伤、护理等专业
14	中医伤科学（第4版）	方家选		中医学、针灸推拿、中医骨伤、护理、康复治疗技术专业
15	中药学（第4版）	杨德全		中医学、中药学、针灸推拿、中医骨伤、康复治疗技术等专业
16	方剂学（第4版）*	王义祁		中医学、针灸推拿、中医骨伤、康复治疗技术、护理等专业

续表

教材序号	教材名称	主编	适用专业
17	针灸学（第4版）	汪安宁　易志龙	中医学、针灸推拿、中医骨伤、康复治疗技术等专业
18	推拿学（第4版）	郭　翔	中医学、针灸推拿、中医骨伤、护理等专业
19	医学心理学（第4版）	孙　萍　朱　玲	中医学、针灸推拿、中医骨伤、护理等专业
20	西医内科学（第4版）*	许幼晖	中医学、针灸推拿、中医骨伤、护理等专业
21	西医外科学（第4版）	朱云根　陈京来	中医学、针灸推拿、中医骨伤、护理等专业
22	西医妇产科学（第4版）	冯　玲　黄会霞	中医学、针灸推拿、中医骨伤、护理等专业
23	西医儿科学（第4版）	王龙梅	中医学、针灸推拿、中医骨伤、护理等专业
24	传染病学（第3版）	陈艳成	中医学、针灸推拿、中医骨伤、护理等专业
25	预防医学（第2版）	吴　娟　张立祥	中医学、针灸推拿、中医骨伤、护理等专业
1	中医学基础概要（第4版）	范俊德　徐迎涛	中药学、中药制药技术、医学美容技术、康复治疗技术、中医养生保健等专业
2	中药药理与应用（第4版）	冯彬彬	中药学、中药制药技术等专业
3	中药药剂学（第4版）	胡志方　易生富	中药学、中药制药技术等专业
4	中药炮制技术（第4版）	刘　波	中药学、中药制药技术等专业
5	中药鉴定技术（第4版）	张钦德	中药学、中药制药技术、中药生产与加工、药学等专业
6	中药化学技术（第4版）	吕华瑛　王　英	中药学、中药制药技术等专业
7	中药方剂学（第4版）	马　波　黄敬文	中药学、中药制药技术等专业
8	有机化学（第4版）*	王志江　陈东林	中药学、中药制药技术、药学等专业
9	药用植物栽培技术（第3版）*	宋丽艳　汪荣斌	中药学、中药制药技术、中药生产与加工等专业
10	药用植物学（第4版）*	郑小吉　金　虹	中药学、中药制药技术、中药生产与加工等专业
11	药事管理与法规（第3版）	周铁文	中药学、中药制药技术、药学等专业
12	无机化学（第4版）	冯务群	中药学、中药制药技术、药学等专业
13	人体解剖生理学（第4版）	刘　斌	中药学、中药制药技术、药学等专业
14	分析化学（第4版）	陈哲洪　鲍　羽	中药学、中药制药技术、药学等专业
15	中药储存与养护技术（第2版）	沈　力	中药学、中药制药技术等专业

续表

教材序号	教材名称	主编	适用专业
1	中医护理(第3版)*	王　文	护理专业
2	内科护理(第3版)	刘　杰　吕云玲	护理专业
3	外科护理(第3版)	江跃华	护理、助产类专业
4	妇产科护理(第3版)	林　萍	护理、助产类专业
5	儿科护理(第3版)	艾学云	护理、助产类专业
6	社区护理(第3版)	张先庚	护理专业
7	急救护理(第3版)	李延玲	护理专业
8	老年护理(第3版)	唐凤平　郝　刚	护理专业
9	精神科护理(第3版)	井霖源	护理、助产专业
10	健康评估(第3版)	刘惠莲　滕艺萍	护理、助产专业
11	眼耳鼻咽喉口腔科护理(第3版)	范　真	护理专业
12	基础护理技术(第3版)	张少羽	护理、助产专业
13	护士人文修养(第3版)	胡爱明	护理专业
14	护理药理学(第3版)*	姜国贤	护理专业
15	护理学导论(第3版)	陈香娟　曾晓英	护理、助产专业
16	传染病护理(第3版)	王美芝	护理专业
17	康复护理(第2版)	黄学英	护理专业
1	针灸治疗(第4版)	刘宝林	针灸推拿专业
2	针法灸法(第4版)*	刘　茜	针灸推拿专业
3	小儿推拿(第4版)	刘世红	针灸推拿专业
4	推拿治疗(第4版)	梅利民	针灸推拿专业
5	推拿手法(第4版)	那继文	针灸推拿专业
6	经络与腧穴(第4版)*	王德敬	针灸推拿专业
1	医学美学(第3版)	周红娟	医疗美容技术等专业
2	美容辨证调护技术(第3版)	陈美仁	医疗美容技术等专业
3	美容中药方剂学(第3版)*	黄丽萍　姜　醒	医疗美容技术等专业

续表

教材序号	教材名称	主编	适用专业
4	美容业经营与管理(第3版)	申芳芳	医疗美容技术等专业
5	美容心理学(第3版)*	陈 敏 汪启荣	医疗美容技术等专业
6	美容外科学概论(第3版)	贾小丽	医疗美容技术等专业
7	美容实用技术(第3版)	张丽宏	医疗美容技术等专业
8	美容皮肤科学(第3版)	陈丽娟	医疗美容技术等专业
9	美容礼仪与人际沟通(第3版)	位汶军 夏 曼	医疗美容技术等专业
10	美容解剖学与组织学(第3版)	刘荣志	医疗美容技术等专业
11	美容保健技术(第3版)	陈景华	医疗美容技术等专业
12	化妆品与调配技术(第3版)	谷建梅	医疗美容技术等专业
1	康复评定(第3版)	孙 权 梁 娟	康复治疗技术等专业
2	物理治疗技术(第3版)	林成杰	康复治疗技术等专业
3	作业治疗技术(第3版)	吴淑娥	康复治疗技术等专业
4	言语治疗技术(第3版)	田 莉	康复治疗技术等专业
5	中医养生康复技术(第3版)	王德瑜 邓 沂	康复治疗技术等专业
6	临床康复学(第3版)	邓 倩	康复治疗技术等专业
7	临床医学概要(第3版)	周建军 符逢春	康复治疗技术等专业
8	康复医学导论(第3版)	谭 工	康复治疗技术等专业

* 为"十二五"职业教育国家规划教材

第四届全国中医药高职高专教育教材建设指导委员会

第四届全国中医药高职高专康复治疗技术专业教材评审委员会

前　言

为贯彻落实党的十九大会议精神和《国家职业教育改革实施方案》，进一步适应社会经济发展对医药卫生类高素质应用型人才的需求，人民卫生出版社启动了全国中医药高职高专第四轮规划教材（国家卫生健康委员会"十三五"规划教材）的编写和修订工作。《康复医学导论》即是其中之一。

本次修订，以围绕高职高专人才培养目标、紧密对接临床需求为基本原则。与上一版相比，进一步充实了基本知识和基础理论，更加清晰地概括了我国康复临床工作方式流程、诊疗常规、康复医学科设置、常用技术设备等，强调了当前康复医学工作者应具备的伦理道德素质。

本教材以培养应用型康复治疗技术专门人才为目标，适宜专科层次的康复治疗技术专业学生使用。其特点一是编排科学，以初学者对康复医学的认知过程为线索，精心编排知识结构，力求尽可能降低学习难度，减轻学习负担。二是重点突出，在全面介绍康复医学有关知识的同时，重点回答了"康复医学是什么""康复医学怎么想""康复医学科什么样"三个问题，能激发学习者的学习兴趣，为其进一步学习奠定了基础。三是在全面展现现代康复医学基本面貌的同时，列专节介绍中医康复有关知识，体现了中医药特色。四是增加数字融合素材，以教材中加二维码的形式提供数字内容增值服务，包括每一章的教学课件、扫一扫知重点、扫一扫测一测等。此外，本教材还搜集整理了丰富的资料作为附录，以帮助学习和提高。

参加本次修订的有重庆三峡医药高等专科学校谭工（第一章）、王家陟（第三章第二节），湖北中医药高等专科学校汪洋（第二章），皖西卫生职业学院史文涓（第三章第一节），黑龙江中医药大学佳木斯学院孙强（第三章第三节），四川中医药高等专科学校王巧利（第四章），重庆三峡中心医院杜谨瑜（第五章），四川护理职业学院郑爽（第六章），遵义医药高等专科学校李光才（第七章）。

在本次修订过程中还得到了来自编写组以外的很多帮助，在此对他们表示衷心感谢。

由于作者水平有限，本教材在编写过程中可能存在一定的疏漏之处，敬请广大读者提出宝贵意见，以便再版时修订。

《康复医学导论》编委会
2019 年 3 月 15 日

目　　录

康复医学概述

康复的定义,康复医学的定义;康复的基本对策,康复医学的基本原则;康复医学的重要性及与其他医学的联系和区别;中医康复的基本观点和主要方法。

随着社会经济的发展,传统以治疗为核心的生物医学模式已经不能满足人们的健康需求,取而代之的是"生物—心理—社会"医学模式,其基本思维方式从"治病—救命"的二维发展到现在的"治病—救命—功能"的三维,健康的含义也由过去简单的"没有疾病",发展到现在的"身体、精神和社会功能的完好状态",为适应这一需求,康复及康复医学应运而生。

第一节　康复的定义和内涵

一、康复的定义

康复(rehabilitation)是指综合、协调地应用各种措施,消除或减轻病、伤、残者的身心和社会功能障碍,使病、伤、残者重返社会。康复针对的是病、伤、残者的功能障碍,以提高局部与整体功能水平为主线,以整体的人为对象,以提高生存质量、最终回归社会为目标。在康复中,患者与环境和社会都是能动的。一方面,患者要通过改善功能以适应环境和社会;另一方面,可以通过对环境和社会的改造,以适应患者。尤其需要强调的是,康复不仅指功能的恢复,它还强调权利的恢复——即"复权",由此可见,康复还是一项崇高的综合性社会事业。

知识链接

rehabilitation 的词源及用法变迁

英语 rehabilitation 一词来源于拉丁语,其词根"habilis"意为"使获得能力或适应",前缀"re"是"重新""恢复"之意,组合起来就是"恢复地位、权利、身份"的意思。在第一次世界大战期间,rehabilitation 被首次赋予了"对身心残疾者进行治疗,使其重返社会"的意思。第二次世界大战后,康复一词的医学用法才被正式确定下来。

在我国，康复一词很早就出现了，但其本意是从疾病中完全恢复，与国际上对康复的理解有相当大的差异。因此，在我国的香港和台湾地区，分别将 rehabilitation 译为"复康"和"复健"，以区别于一般意义上的"康复"。

二、康复的对象

康复的主要对象是暂时或永久的功能障碍者，即通常所称的"残疾"和"残疾人"。

残疾有暂时和永久之分，当残疾状态持续 12 个月以上时才被视为永久残疾。据统计，大多数人都会在一生的某个时期处于暂时的残疾状态，如踝部扭伤不能正常行走，感冒后不能正常工作、学习、生活等。各种慢性病、老年病基本都会导致功能障碍，即残疾的发生，如高血压、心脏病导致卧床休息，不能参加正常活动等。由此可见，"残疾人"的称法并不准确，因为残疾和生、老、病、死一样，是人生的一个必经阶段，并不能作为划分人群类别的一个界限，全社会都要树立起对待"残疾"和"残疾人"的正确态度。由于残疾和残疾人在社会语言体系中带有贬义，因此我们常用更加中性的"患者""残疾者""功能障碍"和"功能障碍者"代替。由于语言习惯的问题，本书有些地方还不得不继续使用残疾人的称法，请注意其正确含义。

残疾的相关内容在本书第二章残疾学基础中做详细介绍。

三、康复的领域

康复不仅仅是一种方法，更是一种理念和指导思想，它渗透到了社会生活的各个领域之中，也唯有如此才能恢复患者全部的生存权利。

1. 医学康复（medical rehabilitation）　是康复事业在医学上的一个侧面，是指利用一切可利用的医学技术和方法促进康复。

2. 教育康复（education rehabilitation）　指尽量创造条件使残疾儿童及青少年进入普通学校接受教育（九年制义务教育及中高等教育），帮助不能接受普通教育的儿童和青少年进入一些专门设置的学校，接受一般学校不能提供的教育，如盲人学校、聋哑人学校等。

3. 职业康复（vocational rehabilitation）　使残疾者获得与其相适应的职业能力，一般分为职业评定、职业训练、就业、就业后随访等几个阶段。职业康复能有效地减轻家庭和社会负担，使残疾者的社会生活更加完整，能极大地促进其身心健康。

4. 社会康复（social rehabilitation）　从社会的角度推进和保证医学康复、教育康复和职业康复的实施，维护残疾者的尊严和公平待遇，解决其重返社会时遇到的各种社会问题。常用的手段包括帮助就业、改造环境、提供福利、推动相关法律制定等。

上述四个方面，仅靠康复医学的专业人员是无法完成的，还必须要患者本人、家属、社区及全社会的共同参与。

四、康复的方式

康复的方式主要有 3 种，一是机构康复（institute-based rehabilitation，IBR），二是社区康复（community-based rehabilitation，CBR），三是上门康复服务（out-reaching rehabilitation service，ORS）。

（一）机构康复

机构康复是指集中专门的康复专业人才,利用较复杂的设备,在康复中心、康复医学研究所、综合医院的康复科、特殊教育部门、职业康复中心等机构进行康复。其人才技术比较集中,能为康复对象提供系统的康复服务,能解决复杂、疑难问题。但其费用高、服务面窄,而且不利于患者与家庭及社会的融合。

（二）社区康复

社区康复是在社区层次上采取的康复措施,依靠患者本人、患者亲友和所在社区以及卫生、教育、劳动就业、社会保障等相关部门的共同努力来完成,政府应在社会康复中发挥主导作用。其费用低、服务面大、简便易行,非常适合我国国情。社区康复应与初级卫生保健相结合,从而使居民在社区中得到预防、保健、医疗、康复四大领域全方位、连贯性的服务。

（三）上门康复服务

上门康复服务又称为"延伸性康复",是指由专业机构派遣专业人员到实地为患者提供康复服务,如特教教师按期家访的"访问学校"、家庭病床、康复医疗队等,但其成本更高,且服务期短,适合特殊情况的个别处理。

第四章将对上述内容做详细介绍。

五、康复的基本对策

（一）预防残疾的发生

康复的基本对策,首先就是预防残疾的发生。因为残疾一旦出现,不但会耗费极大的人力、物力、财力,而且往往不能恢复到原来的水平。此内容在第二章做详细介绍。

（二）处理已发生的残疾

预防并不是防止,残疾仍会不幸地发生。处理的原则有三个,即复原（restoration）、代偿（compensation）和适应（adaptation）,分别针对器官水平的残损（impairment）、个体水平的活动受限（activity limited）和社会水平的参与受限（participation restriction）。

1. 复原　针对器官水平的残损,主要采取医疗措施以恢复患者的功能。其手段既包括临床医学的药物、手术治疗等,也包括康复医学中的功能训练等。如骨折后通过手术恢复其正确的解剖位置,通过药物防治感染,通过功能训练防治挛缩等并发症的发生,使其重新获得承重能力和正常运动功能;再如,对慢性支气管炎、哮喘等阻塞性肺病患者,在用药物治疗的同时进行呼吸训练,以最大限度地恢复肺功能。

2. 代偿

（1）体内代偿:包括系统内功能重组和系统间功能重组。①系统内功能重组是在同一系统内不同水平上的功能重组或依靠同一水平上残存功能的代偿。前者如控制运动的高级中枢受损后,通过训练由较低级的中枢来替代其功能;后者如某一个呼吸肌受损时,通过训练其他的呼吸肌代偿。②系统间功能重组是指由另一个功能上完全不同的系统来代偿。如通过训练失明者用触觉感受由摄像机转化的电信号代替视觉感知等。无论是系统内还是系统间功能重组,都是利用了神经系统的可塑性原理,通过特殊的强化训练才能达到目的。

（2）体外代偿：通过移植或使用人造设备（工具）恢复功能的方法称为体外代偿。常见的移植设备如人工耳蜗、人工喉等，常用工具如拐杖、轮椅、假肢等。这些通常都属于康复工程的范畴。

3. 适应　是指通过对环境进行改造，以尽可能地减少残疾者参与社会生活的环境障碍，包括自然环境、社会环境、意识形态等多方面。如对建筑物进行无障碍化改造，建立保障残疾者权利的法律和制度，加强舆论引导，使人们改变对残疾和残疾者的不正确看法，促进人们关心、爱护、尊重残疾者等。

第二节　康复医学

一、康复医学的定义

康复医学（rehabilitation medicine）是利用医学措施，治疗因各种原因遗留的功能障碍，使病、伤、残者的功能尽可能恢复到最大限度，为他们重返社会创造条件的医学分支。它具有独特的理论基础、评定方法及治疗技术，与保健医学、预防医学、临床医学共同组成全面医学（comprehensive medicine）。在国外，康复医学又称为"物理医学与康复"（physical medicine and rehabilitation，PM&R）。

康复、医学康复和康复医学三者既相互覆盖，又有所区别，在实际工作中又是相互配合的。康复是一项综合性事业。医学康复的对象是所有医学技术能处理的、持续时间在 1 年以上的永久性残疾，包括躯体的、精神的、传染性的（如麻风病等）。康复医学是具有明确内容的医学学术体系，其对象广义上是各器官系统功能损害及造成的功能障碍；狭义上，则以运动功能障碍及相关损害为核心。简言之，康复医学的对象是用医学方法能处理的暂时性和永久性的功能障碍。三者之间的详细对比如表 1-1。

表 1-1　康复、医学康复、康复医学的比较

	康复	医学康复	康复医学
性质	综合性事业	康复的一个领域	医学的一个分支
对象	各类残疾	主要是永久性残疾	暂时性和永久性的残疾
目的	恢复残疾者的功能和权利，使他们能像健康人一样平等地重返社会	利用医学的技术和方法促进康复	恢复残疾者的功能，为他们重返社会创造条件
方法	医学的、工程的、教育的、社会的	包括康复医学在内的一切医学诊疗方法	主要是医学的、工程的
负责人员	由医药卫生人员、工程技术人员、特殊教育学者和社会工作者共同完成	所有学科的医务人员	从事康复医学的各类医务人员

二、康复医学的对象

康复医学的对象主要是因各种损伤以及急慢性疾病、老龄病造成的功能障碍和先

天发育障碍。这些障碍可以是潜在的或现存的,可逆的或不可逆的,部分的或完全的,可以与疾病并存或为疾病后遗症,实际上涉及临床各科。

康复医学的对象有一个逐渐发展的过程:最初,主要针对截肢、脑卒中、脊髓损伤、小儿脑瘫、颅脑损伤、周围神经病(损伤)、腰腿痛、颈椎病等骨科和神经科的伤病,运动功能障碍是这些伤病的共同特点。后来,老年病、心肺疾病、糖尿病、慢性疼痛、癌症、艾滋病等的康复也逐渐纳入了研究范围。随着全面康复理念的传播,康复医学也开始处理过去一般不由康复医学处理的精神、智力、感官等方面的功能障碍。随着康复医学的进一步发展,其诊疗对象会继续拓展,必将越来越广泛地覆盖临床各科。

三、康复医学的基本原则

功能训练、整体康复和重返社会是康复医学的三大基本原则。

(一) 功能训练

功能观是康复医学的基本观点之一。康复医学关注的并不是伤病本身,而是伤病引起的功能变化,着眼于恢复人体的正常功能活动。这对于一直关注伤病本身的传统医学模式而言是一个全新的视角,因此康复医学又被称为"功能的医学"。康复医学对功能的认识是个体水平的,它把人体视为一个整体来研究,以患者整体的、综合的功能恢复为己任。康复医学以其多学科结合的优势,研究功能障碍的所有侧面及其康复、代偿方法,使有些病损虽然不能治愈,但依然能通过科学的方法使其生活自理,进而重返社会。这种注重整体能力康复的认识,也使康复医学被称为"个体水平的医学"。

功能训练的原则就是采取各种方法,提高患者在运动、感知、心理、语言交流、日常生活、职业活动和社会生活等方面的能力,为重返社会创造条件。

(二) 整体康复

为了帮助患者重返社会,除了应用各种方法使患者功能得到最大限度的恢复以外,还需要采取综合措施,一方面提高患者适应社会的能力,另一方面要让社会和环境更好地适应患者。如帮助患者调整与家庭和社区的关系;为患者提供适宜的职业培训;帮助患者对生活环境进行改造;努力倡导尊重、关爱残疾人的文明环境;积极推动立法,充分保障残疾人的合法权益,使他们能更顺利地重返社会生活,恢复其全部生存权利。因此,康复医学还被称为"复权的医学"。随着社会发展,这种以人为本的"复权"理念,也必将成为医学的指导思想之一。

整体康复就是要采用医学、教育、职业和社会的各种方法使患者全面恢复生理和社会能力。

(三) 重返社会

重返社会是康复医学的最终目标。正如世界卫生组织(WHO)所指出的那样:"健康是身体上、精神上、社会生活的完美状态,而不仅仅是没有疾病或衰弱的现象"。这种以重返社会为根本目标的认识使康复医学最能体现新的"生物—心理—社会"医学模式,在理念上走在了医学发展的潮头。

四、康复医学的内容

康复医学主要由康复医学理论体系、康复评定、康复治疗技术、临床康复四部分组成。

（一）康复医学理论体系

康复医学理论体系的组成十分复杂，它是在与医学和非医学的多个学科相互渗透、融合的基础上逐渐形成的。

康复医学理论体系中，和医学相关的组成部分除了解剖、生理、病理等基础性学科外，主要还有包括运动生理、运动生化、生物力学等在内的运动学，包括神经发育学、运动控制的神经学基础等在内的神经生理学，等等。此外，由于康复患者常常伴有不同程度的心理问题，而心理因素反过来对康复效果有十分明显的促进或阻碍作用，因此心理学的内容也逐渐成为了康复医学理论体系的重要组成部分。本书第三章将对有关理论进行详细介绍。

康复医学的理论体系还与工程学、社会学、建筑学等一些非医学学科交叉，由此发展出的理论和技术也越来越"不像"传统概念上的医学。如制造假肢、矫形器、辅助器具等，又如对环境改造、帮助患者设计新的生活模式等。甚至形成了新的学科，如康复工程学等。

可以预见，随着康复事业和康复医学的不断发展，"全面康复"理念的不断深入，康复医学和其他学科的结合将更紧密、更广泛。

（二）康复评定

1. 康复评定的内涵 康复评定（rehabilitation evaluation）是指用客观的方法有效和准确地评定患者功能障碍的种类、性质、部位、范围、严重程度和预后，是对患者的功能状况和潜在恢复能力的判断。康复评定是康复医学的重要组成部分，在康复过程中往往需要多次进行康复评定，以准确、动态地了解患者功能状况，为制订和修订康复方案提供依据，从而保证预期康复目标的实现。

康复评定之于康复医学，就如同诊断之于临床医学一样，非常重要。每位患者所能达到的最终康复效果受到很多主观和客观因素的影响，但最根本的还是取决于患者的功能障碍情况。因此，全面了解患者的功能状态是确定康复目标、制订康复方案，最大限度地帮助患者恢复功能的前提。不切实际的康复目标和不正确的康复方案都会严重影响到患者功能的恢复。

康复评定和临床诊断虽然同样意义重大，但其本质却是不同的。康复评定的对象是功能障碍者及其功能障碍，目的是客观、准确地了解功能障碍的性质、部位、范围、严重程度、发展趋势和预后转归。一般来讲，在康复临床中，康复评定至少在康复的前、中、后各进行一次，有一个"评定—康复—再评定—再康复"的过程。而诊断则是对疾病及病理的判断，而且一般情况下不会重复进行。

2. 康复评定的意义 对患者来说，康复评定能增加患者对自身情况的了解，树立正确的康复目标，避免由于对自身状况不了解而造成的盲目乐观和悲观；有利于患者及时、主动地向医生反映情况，以防止或减缓不可逆变化的发生；能让患者看到量化的功能改善，对增强患者康复信心、促进其更加积极地参与到康复中来有重要意义。对医生来说，康复评定能更好地帮助医生发现一些难以发现的问题，制订更加全面、可靠的康复方案。

3. 康复评定的目的

（1）明确功能障碍的情况：全面了解患者失去了哪些功能，残存有哪些功能，以及功能障碍对个人生活和参加社会活动的影响。

（2）确定康复目标：早期、正确地确定康复目标有利于康复治疗更具针对性地开展，能更有效地利用人力、物力，避免患者在时间和经济上的浪费。过低的康复目标会延误康复时机，而过高的目标和随之而来的巨大挫折则是对患者的二次伤害，都是十分有害的。在确定康复目标时，有必要划分阶段性目标，如制订近期目标、远期目标、最终目标等，这对患者是有利的促进。

（3）制订康复方案：通过评定选择恰当的康复方法、训练手段等是康复评定的主要目的之一。

（4）修订康复方案：全面了解患者功能障碍改善情况，指导康复方案的改进，判定新方法是否有效。

（5）帮助判断预后：对预后的判断可以使康复方案更合理，同时也可以帮助患者及家属做好相应的心理准备。

4. 康复评定的内容　康复评定的内容包含身体、心理、职业和社会等方面，常见的评定项目如下。

（1）人体形态评定：包括身高、体重、身体姿势等基本信息。这在临床医学里也有广泛的应用，是其他评定项目的基础。

（2）运动能力评定：包括关节活动度、肌力、耐力、步态和平衡、协调能力等。

（3）日常生活能力评定：包括床上运动、坐起、穿衣、进餐、如厕、个人卫生、大小便控制和轮椅等辅助器具的使用等。

（4）语言交流能力评定：主要包括听说（声音语言）和读写（文字语言）两方面。

（5）心肺功能评定及体能测定：包括肺通气功能、肺换气功能、心功能储备和病变程度等方面，可通过运动试验来了解。

（6）发育评定：包括智力、运动能力、交流能力等各方面的发育水平。

（7）心理评定：包括性格、智力、心理适应能力等。

（8）职业能力评定：包括职业适应能力、职业前评定等。

（9）社会生活能力评定：包括社会适应能力、社区环境以及社会资源的可利用性等方面的评定。

除了上面我们提到的评定项目以外，常开展的评定项目还有神经肌肉电生理检查、认知能力评定、感觉能力评定等。

（三）康复治疗技术

1. 物理疗法（physical therapy，PT）　是运用最广的康复治疗技术，有广义和狭义之分。广义的物理疗法是包括了力学类的运动疗法在内，应用力、电、声、光、磁、热等物理因素评定和治疗疾病、恢复与重建功能的方法；狭义的物理疗法简称理疗，利用的是"力"以外的其他物理因素。需要指出的是，运动疗法在康复中占有十分特殊的地位，其目的是恢复患者的运动功能，同时对防止肌肉萎缩、关节僵直、骨质疏松、局部或全身畸形等有十分重要的意义。运动疗法的种类很多，除了康复医学中的运动训练、关节松动术、关节活动术以外，中医的推拿、练功等也属于运动疗法。推拿是被动运动，而练功如气功、太极拳等则是主动运动。

从事物理治疗的康复治疗技术人员是物理疗法师/士（physical therapist，PT）。

2. 作业疗法（occupational therapy，OT）　是有目的、有针对性地从日常生活、职业劳动、文娱活动和认知活动中选择一些作业,对患者进行训练和评定的一种方法。它可以使患者在选择性活动中逐步改善身体、心理和社会功能,提高患者生活质量,让患者更加主动地生活。作业疗法的形式很多,如吃饭、穿衣、书法、园艺、编织、手工等,需要根据患者实际情况灵活掌握,也可根据患者的职业来设定。

从事作业治疗的康复治疗术人员是作业疗法师/士(occupational therapist,OT)。

3. 言语疗法(speech therapy,ST)　是指利用各种手段对各种原因引起的言语障碍进行评定、康复的方法,常见的如失语症、构音障碍、言语失用、言语错乱等。

从事言语治疗的康复治疗技术人员是言语治疗师/士(speech therapist,ST)。

4. 心理疗法(psychology therapy,Psy)　心理变化能显著影响康复的过程和结果,心理疗法是康复的必备手段。它是应用心理学的原则和方法,通过治疗者与被治疗者的相互作用,解决患者心理、情绪、认知和行为等方面的问题,以实现康复目标的一种治疗方法。

心理治疗一般由心理学家(psychologist)承担,但各类康复人员都应该对心理问题高度重视,并有所了解。

5. 康复工程(rehabilitation engineering,RE)　是利用工程学的原理和方法,重建、代偿、适应患者功能的科学。康复工程研究的内容包括:康复评定设备、功能恢复训练器械、功能代偿性用品(如假肢、矫形器、辅助器具等)、功能重建用品(如人工耳蜗、人工喉等)、装饰性假器官、无障碍设计等。

从事康复工程工作的是康复工程师(rehabilitation engineer,RE),专门从事假肢和矫形器制作的称为假肢矫形器师(prosthetic and orthotics,P&O)。

6. 康复护理(rehabilitation nursing,RN)　是用康复的理论和方法照料和训练功能障碍者的护理技术。其特点是:千方百计地使患者从传统的被动接受护理,转变成以自我照料为主的主动护理,方法上除了一般护理采用的方法外,还需要帮助患者在病房内进行自理生活的有关训练。

从事康复护理的是康复护师/士(rehabilitation nurse,RN)。

7. 中医疗法(traditional Chinese medicine therapy)　经过几千年的发展和锤炼,中医形成了一套针对功能恢复的独特理论体系和治疗方法。前者如整体观、辨证论治等,后者如针灸、推拿、练功等,是我国开展康复治疗的必备技术之一,而且越来越受到国际上的高度重视。本章第四节将就有关内容作简要介绍。

我国每个康复医学人员都应该对中医疗法有所了解,所有康复治疗技术人员都应该掌握针灸、推拿等中医康复技术。当然,更专业的中医康复服务需要由中医师和针灸师等来提供。

8. 文娱疗法(recreational therapy,RT)　是让患者参加力所能及的文体活动,帮助其恢复功能、增进心理健康和提高集体活动能力的一种治疗方法。

从事文娱疗法的康复治疗技术人员是文娱治疗师(recreational therapist,RT)。

9. 职业咨询(vocational counseling,VC)　向患者提供就业方面的咨询,并用医学的、社会的或其他各种措施帮助患者实现重新就业。职业咨询不是简单的有关职业的问答,它包括职业能力评定、就业训练、信息帮助等。

从事职业咨询的康复人员称为职业康复顾问(vocational counselor,VC),从事职业能力评定的康复服务人员称为职业评定师(vocational evaluator,VE)。

10. 社会服务(social work,SW)　是在住院期间、出院后全程为患者提供帮助、解决困难的服务,这些服务主要由社会工作者(social worker,SW)承担。他们可以帮助患者尽快适应环境,克服残疾后的心理障碍,与患者家人一起寻求有关政府部门、保险公司等的支持。

(四) 临床康复

临床康复是康复医学的理论和技术在临床上的应用。临床康复按照传统的、以疾病为中心的临床医学分科发展出了很多亚科,如神经康复、骨科康复、儿科康复等,并由此发展出了独特的诊疗流程和工作方式。有关康复医学科的设置、工作方式、诊疗流程等问题在本书第四章、第五章、第六章进行介绍。

五、康复医学与其他医学的联系和区别

(一) 康复医学和其他医学的联系

康复医学与预防医学、保健医学、临床医学共同组成了全面医学,它们都是为保障人类健康这一共同目标服务的,在疾病发生发展的过程中,四者配合紧密,共同发挥作用,它们都强调"以防为主,防治结合",如康复医学就强调早期介入,预防功能障碍的发生或减轻障碍的程度。

康复医学和临床医学联系最为密切,相互融合形成了神经康复、骨科康复、儿科康复、肿瘤康复等众多分支。同时,由于疾病的治疗阶段也是康复的主要阶段,因此同时开展治疗和康复已经成为了一种迫切的要求。正如现代康复医学之父 Howard A. Rusk 所指出的那样,康复的观点和基本技术应当成为所有医师医疗手段的组成部分,因为使患者更好地康复是每个医师的职责。

(二) 康复医学和其他医学的区别

临床医学和康复医学的联系虽然紧密,但区别也是十分明显的,如表 1-2 所示。

表 1-2　临床医学和康复医学的比较

	临床医学	康复医学
对象	疾病及患者	功能障碍及功能障碍者
目的	治愈疾病	最大限度地恢复功能,为重返社会创造条件
方法	以药物、手术为主	以 PT、OT 等为主,辅以必要的药物和手术
负责人员	临床各科医生、护士和技术人员	康复医学的各类医务人员
患者作用	被动地配合	患者及其家人都需要主动地参与
工作模式	分工模式	团队模式

保健医学的对象是所有人,它采取综合的措施维持人体健康。具体措施如起居有时、饮食节制、体育锻炼等,这些措施都是为了健康这一泛化的目标。保健医学服务可由专业人员提供,但多数是自我保健。

预防医学以"环境—人群—健康"为主线,其对象是易感人群,目的是预防疾病的发生,它的措施多是有明确指向性的,既可针对个体,如通过接种乙肝疫苗预防乙肝等,也可针对群体,如通过环境消毒预防传染病暴发等。其服务需要由专业的预防卫生人员提供。

六、康复医学发展简史

现代意义上的康复医学诞生于美国,是一个相对年轻的学科,一般来说,康复医学的发展过程可分为四个阶段。

(一) 萌芽期

1910 年以前为康复医学的萌芽期。

随着医药的源起,康复医学的实践活动也就开始了。在几千年前,推拿、针灸、导引、磁石、日光、电鱼、温泉、运动等都已经用于治疗各种伤病,它们正是现代常用康复治疗技术的起源。如我国春秋战国时期成书的医学巨著《黄帝内经》就提出"其病多痿厥寒热,其治宜导引按跷",即是说对于痿证这种以肢体废用、甚至瘫痪的患者最宜采用导引、按跷等方法来助其功能恢复,这和现代康复医学的观点是一致的。再如秦代成书的综合性著作《吕氏春秋》提出"流水不腐,户枢不蝼,动也。形气亦然,形不动则精不流,精不流则气郁",可见运动作为一种疗法在当时已经深入人心,这也正是后世用五禽戏、气功、武术等促进康复的理论基础。不仅在我国,古代西方也有康复思想及技术的萌芽,如古希腊就十分重视自然疗法,人们还发现过绘有"假足"的古希腊出土的文物。这一时期,主要是康复技术的应用,康复的理念和学术体系尚未形成。

17 世纪英国出现了教授盲人音乐的学校。到 18 世纪,各类特殊学校开始出现,其对象逐渐由盲人、聋哑人拓展到行为不良、情绪异常和肢体残疾者,职业训练也开始出现。同时,初期的运动疗法、作业疗法、电疗法和光疗法等正在逐步形成。这一时期为功能障碍者提供服务的不仅仅是医学,教育、职业、社会各领域也逐渐参与了进来。

(二) 形成期

1910—1946 年是康复医学的形成期。

1910 年康复一词正式用在残疾者身上。1917 年美国陆军成立了身体功能重建部和康复部,这是最早的专业康复机构。同年,美国成立了作业疗法协会,1920 年成立了美国物理疗法师协会,1922 年建立了国际伤残者协会。1942 年,在全美康复讨论会上,康复有了第一个真正的定义:"康复就是使残疾者最大限度地恢复其身体的、精神的、社会的、职业的和经济的能力。"1945 年美国物理医学学会成立。

在此期间爆发了第一次世界大战和脊髓灰质炎大流行,由此造成的残疾成了全社会关注的重点问题之一,客观上促进了康复医学的发展,众多评定方法和康复治疗技术在此期间出现,如徒手肌力评定法、言语障碍评定和治疗、文娱疗法等,以假肢和矫形器为代表的康复工程技术也得到了快速发展。

康复医学的首批专业杂志也在此期间诞生,著名的有《作业治疗与康复》(1922年)、《物理医学文献》(1944 年)。这代表了康复医学学术体系的逐渐形成。

(三) 确立期

1947—1970 年为康复医学的确立期。

这一时期,一系列的事件标志着康复医学的日趋成熟,并逐渐得到全世界人民和医学界的认可。1947 年美国物理医学会更名为"美国物理医学与康复学会",同年制定了康复医学专业医师的培养制度,这具有里程碑意义。1948 年《世界人权宣言》规定"残疾人有接受社会保障的权利",康复医学的"复权"理念得到了全世界的承认。同年,世界物理治疗联合会成立。1950 年,成立了国际物理医学与康复联盟。WHO

于 1958 年和 1969 年两次发表了康复医学专家报告。1969 年,国际残疾者协会正式更名为康复国际。同年,国际康复医学会成立。1967 年,美国物理医学与康复学会更名为"美国康复医学学会(American congress of rehabilitation medicine)"。

第二次世界大战造成了 9 000 多万人死亡,伤残者更是不计其数,客观的需要再次显著促进了康复医学的发展。脊髓损伤的康复体系日趋完善,Bobath、PNF、Brunnstrom 等治疗中枢神经损伤的神经生理疗法得到了十分广泛的应用,康复工程得到了突飞猛进的发展,康复的对象虽然仍然是以运动功能障碍为主,但心肺疾患等传统意义上的内科病的康复也开始出现。同时,社区康复的概念逐渐形成。

(四)发展期

20 世纪 70 年代以后,康复医学的理论体系和应用技术均得到了快速发展,不但渗透到临床各科,而且不再局限于躯体功能障碍,逐渐将阵地扩展到了记忆、注意、思维等领域。同时,伤残者对"平等""复权"的诉求得到了全世界的认同,残疾人的人权问题得到了前所未有的重视。1973 年,美国《职业康复法》改为《康复法》,将康复对象扩大到不一定能恢复职业的重症患者和老年人,这是康复概念的一大进步。

我国的现代康复事业起步较晚,在 20 世纪 80 年代才被引入。1988 年我国第一个集临床、科研、人才培养于一体的专业康复机构"中国康复研究中心"在北京成立,此后我国康复事业得到了迅猛发展。目前,我国县级以上医疗机构都设有康复科,很多地方还有专门的康复医院。同时,由于我国独有的中医学在很多理念和方法上与康复医学有天然的亲和力,形成了独特的中西医结合康复治疗体系,这是包括现代康复医学起源地美国在内的西方发达国家都不具备的优势,在世界康复医学中占据了特殊的地位。

这一时期康复医学专业教育发展迅猛。国际康复医学会在 1972 年就发表了《教育与培训》白皮书,世界主要国家都逐渐形成了各具特色的康复医学学历教育和继续教育体系。如美国、加拿大等国家,对康复医师的培养是医科大学毕业后,在指定的康复医疗机构中进修 4 年,经考核合格方能取得康复医师资格。我国的康复医学专业教育起步于 20 世纪 90 年代。当时以培训为主,尚未开始专门的康复医学学历教育,在其他医学学历教育中开设康复医学相关课程的也不多。到 21 世纪初期,康复医学课程逐渐在我国各医学专业中普及。目前,各医学院校已普遍开始举办康复医学学历教育,这为我国康复事业的发展注入了强大的动力。

七、康复医学的重要性

康复医学的产生和发展顺应了历史发展趋势,日益为全社会重视和倡导,其原因有以下几个方面。

(一)人类疾病谱已经发生了深刻的变化

在人类历史上,传染病一度是威胁人类健康的最主要原因。但在医学高度发展的今天,传染病在总体上已经得到了控制,非传染性疾病如心血管疾病、脑卒中、肿瘤和创伤已成为威胁人类健康的主要因素。这些患者除了急性死亡外,大部分可以长期存活,而他们往往伴有不同程度的功能障碍,康复医学所起到的作用日益突显。如在心肌梗死患者中,参加康复治疗的死亡率比不参加康复治疗的低 36.7%;又如在脑卒中的患者中,积极的康复治疗不但可以使死亡率降低 12%,而且可以使 90% 的患者能重新步行和自理生活,并使 30% 的患者恢复较轻的工作,如不进行康复治疗,后两者的比例则很低。

(二)"残疾人"的数量在不断增加

据我国第二次全国残疾人抽样调查显示:截止到 2006 年,我国各类残疾人总数已达 8 296 万人,残疾人占全国总人口的比例为 6.34%,而 1987 年我国残疾人占总人口的比例仅为 4.9%。这些数据不但显示了我国残疾人口规模大,而且表明我国正处于残疾人口快速增长期,其原因除了遗传等一般的致残因素外,还出现了新的变化。

1. 人均寿命延长,人口老龄化 随着科技进步和经济社会的发展,人类的寿命在不断地延长,我国的人均寿命超过了 72 岁,这使我们面临着巨大的"老龄化"压力。由于老年人的患病率较高,其面临着更大的致残风险,这是社会发展的必然趋势。目前,我国残疾人中 60 岁以上的老年人达到 4 416 万,占全国残疾人总数的 53.24%,在新增的残疾人中,75.5% 是老年人。

2. 工业和交通的现代化 工业和交通现代化在提高人们生活质量的同时,也带来了安全隐患,虽然人们采用了很多办法来降低工伤和车祸的发生率,但由于工业规模的扩大和汽车等交通工具使用频率的提高,虽然各种事故的发生比例有所下降,但绝对数字却在不断增加。据统计,仅在我国每 5 分钟就会有人因车祸死亡,每分钟都有人因车祸而致残。

3. 文体活动的日益发达 随着生活水平的提高,文体活动越来越普及,形式越来越多,内容越来越"刺激",如攀岩、轮滑、赛车、自驾游等,而且竞技的味道越来越浓,这使参与者面临的风险也越来越大。

无论是哪种原因造成的残疾,都迫切需要康复治疗,康复医学的重要性则更显得突出。

(三)全社会的认识水平不断提高

1. 生存的质量意识不断增强 时代发展到今天,人们对生存的要求早已不仅仅是"存活",而是越来越注重生活的内涵和质量,然而疾病的阴影却如影随形。随着医学的发展和疾病谱的变化,很多疾病显得不再那么"致命",多数人可以治愈,或者在疾病中长期存活,但其生活质量却大打折扣,康复医学正是提高患者生存质量最切实有效的方法。以癌症为例:目前约有 40% 可以治愈,在不可治愈的患者中,又有 60% 的可以存活 5~15 年之久。这些治愈或带病存活的患者,绝大多数有沉重的思想负担,并且因治疗不得不放弃原来的生活方式,饱受疾病本身和治疗带来的肉体上的痛苦和精神上的折磨,所有这些都需要应用心理治疗、整形治疗、作业治疗、物理治疗、康复工程等积极的康复措施来解决。

2. 残疾人也有自我实现的愿望、可能和必要 在过去的很长一段时期内,残疾人被认为是不能创造社会财富的,只能依靠其他人的帮助才能生存,这种思想不但造成了巨大的社会负担,而且使残疾人无法享有和其他人一样的权利。不过由于过去医学不发达,残疾人存活时间短,生存是其关心的主要问题,从而掩盖了很多矛盾。随着科技的进步,这一情况发生了显著变化。以截瘫为例,1950 年前,截瘫后存活下来的患者平均寿命只有 2.9 年,但是现在截瘫患者的 10 年存活率超过 90%,有很多学者甚至认为截瘫后仍可获得正常的预期寿命,因为非损伤性人口的 10 年存活率也仅有 98%。这种变化促使人们探索残疾人恢复生产的可能性,残疾人自身也产生了强烈的重返社会和自我价值实现的愿望,康复医学就是实现这一目标的正确途径。仍以截瘫患者为例,随着康复医学的推广,20世纪70年代就使超过一半的患者重新回到了工作岗位,到20世纪80年代,这一比例就超过了80%,他们不再是家庭和社会的负担,而是能继续为社会作出贡献的、社会的人。这正是康复医学日益受到社会重视的原因之一。

（四）康复医学是应对自然灾害和战争的必要储备

自然灾害是难以避免的,基于对人类社会发展的现实和未来的预期,战争也难以避免。自然灾害和战争都会在夺取大量生命的同时,造成大量残疾。2008年发生的汶川地震,在一瞬间就造成了近10万人死亡和失踪,37万多人受伤,这些伤者,有的通过早期的康复介入避免了残疾的发生,有的通过积极的康复治疗最大限度地恢复了功能而重返社会。截至2009年5月公布的数字,在本次特大地震中因灾致残7 000余人,这远远好于最初预计的致残数万人。可见,康复医学也是一种十分重要的战略储备。

第三节　中　医　康　复

中医已经有几千年的历史了,在漫长的历史长河中,它为中华民族的繁衍昌盛作出了不可磨灭的贡献。虽然中医康复的概念在20世纪80年代才被明确提出,但自中医诞生以来,中医康复的医疗实践活动也就开始了,在中医典籍中对此也有大量的记载,只是由于时代局限,未将中医康复的理论系统化、规范化。

一、中医康复概况

中医在康复领域的应用已经有几千年的历史了,并且形成了针灸、推拿、导引、药物、食疗等很多独特的康复方法。但中医康复的提出却是近现代的事,因此中医康复的发展既植根于中医沃土,又吸收了现代康复医学的营养,有着显著优势和广阔的发展前景。

（一）中医康复的含义

中医康复不仅是中医在康复领域的应用,它有自己的理论体系、康复方法和服务对象。具体的讲,中医康复就是在中医理论指导下,运用针灸推拿、功法训练、食养食疗、情志调摄、药物、沐浴等多种方法,最大限度地帮助病、伤、残者,老年人、疾病瘥后诸证者、亚健康状态者恢复功能,使其充分参与家庭和社会生活的一门科学。

中医康复与起源于美国的现代康复有着密切联系:①中医康复是在现代康复医学的影响下,才被全面整理并明确提出来的,它的很多思想与现代康复医学是一致的,两者都是以功能为核心的医学。②两者在服务对象的外延上是一致的,针对的都是各种功能障碍者;在目标上也是一致的,都是要使他们最大限度地恢复功能,进而重返社会。③在康复方法上,中医康复与现代康复医学有共通的地方,如两者都十分重视物理疗法,在中医康复中广泛采用的推拿(被动运动)、导引术(主动运动)可以说是运动疗法的鼻祖。

中医康复与现代康复医学相比,区别也是十分明显的(表1-3):①两者的理论基础不同:中医康复虽然受到现代康复医学的影响,但它仍是以精气学说、阴阳学说、五行学说等中医理论为基础,是中医学的延伸,与中医学一脉相承。②形成了不同的康复原则:虽然康复医学和中医康复都强调整体功能的恢复,但中医康复不但强调人与外界(自然、社会)是一个整体,还强调人体是一个有机的整体,认为个体功能是以脏腑、组织、器官的功能正常发挥为基础的,因此,中医康复不仅强调以"功能训练"为代表的"外治"疗法,还强调"内治",形成了内外结合的康复方法。③在实际应用中,中医康复比现代康复医学服务范围更加广泛:中医康复认为不仅是传统意义上的"残疾人"需要康复,功能衰退的老年人、疾病临床治愈后和亚健康状态者都需要进行康复,因为这些人群既有现实的功能障碍(表现为不能实现或不能很好地实现某些功能活动,影响到个体、家庭和社会生活),又有进一步丧失功能的巨大风险,且群体巨大,是除"残疾人"外中医康复关注的另一个焦点。④两者形成了不同的优势:由于现代科技的进步,现代康复医学在肢残康复等方面走在了前列,中医康复则在脏腑功能康复等方面有独特的优势;相对于对专业设备、场地依赖度较高的现代康复医学而言,中医康复又具有"简、便、廉、验"的优势。因此,两者互补性极强,"中西结合"的康复医学最符合我国实际,也是未来康复医学整体发展的一个方向。

表 1-3 中医康复与现代康复医学在几个主要方面的对比

	中医康复	现代康复医学
理论基础	主要是中医理论,现代康复医学的理论对其也有明显的影响	医学和非医学多学科的相互渗透
对象	残疾人、老年人、疾病愈后人群、亚健康人群	主要是残疾人
目的	促进患者功能恢复,使其充分参与家庭和社会生活	促进残疾者功能恢复,为他们重返社会创造条件
方法	针灸推拿、功法训练等外治疗法,与药物、食疗等内治疗法相结合,"杂合以治"	PT、OT、ST、RE 等外治疗法,辅以手术和药物

(二)中医康复的发展沿革

1. 萌芽期:上古至两汉时期 从远古时期人类诞生之日起,医疗和康复的实践活动就出现了,并产生了按摩、灸焫、热熨、砭刺、舞蹈、药物等众多康复方法。到殷商时期,这些方法已经得到了广泛应用,并在甲骨文中留下了相关记载。但这期间,医学理论体系尚未形成,治疗和康复无论是在认识、适应证、方法上都无本质区别。到春秋战国时期,康复的思想才开始萌芽,如《吕氏春秋·仲夏季·古乐》就讲"昔陶唐氏之始,阴多滞伏而湛积……筋骨瑟缩不达,故作为舞以宣导之",其中的"筋骨瑟缩不达"明显是运动功能障碍,而"舞"即是早期的运动疗法,也可看做是早期的文娱作业,可见当时的人们已经开始意识到功能问题需要专门的方法来解决。

及至先秦时期,《黄帝内经》的出现标志着中医理论体系的形成,也标志着中医康复理论体系的形成,其中的阴阳五行学说、整体观、藏象学说、经络学说等成为了中医康复的理论基础,现在常用的针灸、推拿、气功、导引、情志调摄、药治、食疗等康复方法均在《黄帝内经》中得以总结、升华和确立。同时,《黄帝内经》还专门就一些常见的功能障碍提出了治法和治则,如《素问·异法方宜论》指出对于痿痹主要应采取推拿、导引等方法促其功能恢复。《灵枢经》进一步阐述了针灸在痿痹康复中的应用,《灵枢·官针》指出在偏瘫早期应采用"巨刺"(刺健侧),在痉挛期采用"直刺旁之……以治筋痹"（不刺痉挛肌,刺其拮抗肌群）的方法促进患肢运动功能恢复,这与现代康复医学的认识一致。"整体观"作为中医康复的基本观点之一,也是在《黄帝内经》中确立的,它除了认为人与自然和社会是一个有机整体外,还认为"形"（脏腑、气血、经络等）和"神"（精神、功能等）是一体的,把精神的问题提到了和躯体的问题同样重要的地位上,提出了"调神与养形相结合"的原则,并由此发展出了情志调摄等精神康复的方法。"形神合一"的观点还认为"形具而神生",指出功能的问题不能仅着眼于功能,"形"是前提,并由此提出"杂合以治,各得其所宜"（《素问·异法方宜论》）,这为后来中医"治疗"和"康复"的一体式发展方式奠定了基调,使中医康复长期不具其名。但这并不影响中医康复的发展,反而使中医康复形成了"内外结合"的独特康复原则。针对康复过程的复杂性、长期性,《素问·五常政大论》指出应当"复其不足,与众齐同,养之和之,静以待时……待其来复",强调了调养对于康复的重要性,并受到历代医家的重视,因此中医康复又称为"中医养生康复"。

汉代,中医康复理论和治疗技术进一步得到了发展。1972年长沙马王堆西汉古墓出土的帛书《医经方》对运动障碍的康复做了较大篇幅的阐述,其方法以针灸为主;同时出土的《导引图》共载图40多幅,不单绘制出了动作,还对吐纳方法进行了说明,有的图还使用了器械,详细介绍了各图的适应证。可见西汉时期针灸、导引等康复技术已经有了进一步的发展,并得到了广泛使用。东汉时期,名医华佗在继承古代导引、吐纳等功法基础上,模仿虎、鹿、熊、猿、鸟创编了"五禽戏",这是世界上最早的运动疗法和医疗体操。但"五禽戏"并不是单纯的运动疗法,在"动"之外,它强调的是形、神、意、气的动静结合。因此,五禽戏除了能对肢体功能进行训练之外,还能对脏腑、情志进行调摄,"动静结合"的方法也成为后来中医康复的基本原则之一。同时代的另一大家张仲景著有《伤寒杂病论》,创立了辨证论治体系,是中医康复的另一大基本观点。该书记载了包括中风、消渴、心痛、血痹等众多疾病的康复方法,并有意识地采用药物疗法进行康复。他还在《伤寒杂病论》中专列"差（瘥）后劳复"一篇,专门阐述疾病瘥后的康复方法,在药治的同时强调食疗,奠定了中医康复"药治与食疗相结合"的治疗原则。此外,东汉时期的杰出科学家、文学家张衡在其《温泉赋》中记载了温泉疗法,并对其独特功效进行了肯定,可见在当时沐浴疗法已经出现,并已在社会中广泛流传。

至此,中医康复的基本理论框架已奠定。康复方法上以针灸、推拿、情志调摄、导引等非药物疗法为主,药治、食疗等康复方法已经开始出现,并得到了迅猛发展。

2. 形成期:晋唐至20世纪70年代　两晋时期,皇甫谧集前人之大成著成了《针灸甲乙经》,标志着针灸这一重要的康复疗法已经成熟。晋代葛洪及其妻鲍姑对针灸,尤其是灸法很有研究,其代表作《肘后备急方》所列109条针灸方中,99条是灸方。不仅如此,《肘后备急方》还记载了很多药治和食疗康复法的实例,如其《卷四·治虚损羸瘦不堪劳动方第三十三》就是一例。南北朝,陶弘景在《养性延命录》中将气功、吐纳的方法与医学紧密联系,提出应"引气攻病",还解释了吐纳六字诀在医学上的作用。

隋代巢元方等编著的《诸病源候论》对中医康复产生了较大影响,该书前40篇对导引、气功、按摩等进行了详细介绍,后世流传的八段锦、易筋经、太极拳等穷其根源均可在此书找到雏形。此外,《诸病源候论》对很多疾病的康复方法有了新的认识,如主张消渴的康复除了药治、食疗之外，还要采取运动疗法，现代康复医学同样认为药物治疗和运动疗法是糖尿病康复的两大基石。

唐代孙思邈的《备急千金要方》不但绘制了"明堂三人图"、创用阿是穴和指寸法等推动了针灸的发展，还列专篇对食疗进行了介绍，对药物、气功、推拿等康复方法也有详细阐述。王焘所著《外台秘要》进一步充实并发展了已经广泛使用的艾焫、导引等康复方法，还将磁疗、光疗、热疗、冷疗、沐浴疗法等运用于康复实践，极大地丰富了中医康复的手段和方法。昝殷的《食医心鉴》是一部食疗方面的专著，进一步发展了中医康复药治和食疗相结合的治疗原则。唐代太医署下设了按摩专科、针灸专科，配备了专业医师，在提供康复服务的同时，还负责按摩、针灸的专业教育，极大地促进了这些治疗技术的发展。

宋元时期，从官方到民间都十分重视医学学术成就的整理、总结和提高，官方还刊出了《太平圣惠方》和《圣济总录》，是这一时期医学高度发展的代表，它们作为方剂学专著，所载方剂覆盖临床各科，其中有很多是用于病后康复的方剂。宋代陈直编撰、元代邹铉续增的老年医学专著《寿亲养老新书》，拓展了老年康复的视野。这一时期，由于医学学术的快速发展，出现了学派争鸣的局面，最具代表的就是金元四大家，他们都对中医康复的发展作出了积极贡献。其中张子和提出用看角触、戏剧等（文娱疗法）治疗身心功能障碍，并用情志调摄法治疗疑难杂症，对后世颇有启迪；朱丹溪认为"阳有余，阴不足"，善用滋阴潜阳的方法进行康复，并主张康复中应注重药食并用，对后世有较大影响；李东垣"人以胃土为本"的思想，至今仍指导着康复临床；刘完素所著《素问玄机原病式》对临床康复辨证有一定的指导意义。宋代的另一个典型特征就是社会文化高度繁荣，出现了安济坊、养济院、慈幼院等机构，专司救助鳏寡孤独和残疾者，对残疾者由政府出资进行治疗和康复，对孤残儿童还提供教育，可见当时社会康复思想已经萌芽。

明代医家对一些需要康复的慢性病，如中风、痿证、水肿、消渴等已总结出比较完整的康复方法。在康复技术方面也更加成熟，杨继洲的《针灸大成》就是代表作之一。推拿的名称也在明代被正式提出并被广泛使用，针对小儿康复的小儿推拿尤其盛行。李时珍的《本草纲目》对水疗的论述十分详细。陈实功在《外科正宗》中列专篇讨论外科的康复问题。

清代官方编撰的《古今图书集成·医部全录》全面地记载了当时常用的康复方法。沈金鳌在《杂病源流犀烛》列"运动规法"专篇对气功、按摩与动功等进行讨论，他还注意到了康复与治疗在适应证上的区别，因此仅在需要康复的病证后列出相应的康复方法。尤乘的《寿世青编》"病后调理服食"一节专论食疗康复。吴师机对外治法颇有研究，所著《理瀹骈文》记载熏、洗、照、熨、擦、敷、贴、坐、吹等外治法数十种，其中多数在现代医学看来属于物理疗法的范畴。不仅如此，他还对外治法的运用原则进行了阐述，提出"外治之理即内治之理"，"须知外治者，气血流通即是补，不药补亦可"等，为中医康复的发展开辟了新路径。

在这一阶段，中医康复的理论体系已十分成熟，康复技术得到了进一步的发展和丰富。同时，人们已经注意到了康复在适应证和方法上与治疗的区别。整体上看，中医康复已经发展到了一个较高的水平。

民国时期，整个中医的发展都处于停滞状态。

20世纪的两次世界大战催生了现代康复医学,新中国也在血与火的洗礼后诞生。自新中国成立以来,中医受到了应有的重视,其学术思想和治疗技术得到了进一步的继承和发扬。

3. 确立及发展期:20世纪80年代至今　及至80年代,在现代康复医学的影响下,中医康复开始逐渐以独立的面貌出现。1983年,"中医康复医学研究会"正式成立,随后郭子光等编著的《中医康复学》、陈可冀等编著的《中国传统康复医学》等中医康复专著的陆续出版,标志着中医康复的确立。虽然中医康复正式确立的时间较现代康复医学晚,但因其独特的治疗方法,显著的康复效果,"简、便、廉、验"的优势,以及与现代康复医学极大的互补性,而越来越被世人所瞩目。国内外很多现代康复医学的专著,已将中医康复的内容收录其中,这种传统与现代的融合必将进一步推动康复医学的发展。

（三）中医康复的适应病证

1. 病残诸证　是指因疾病所致的躯体、精神上的功能障碍。例如,偏瘫、痿证、痹证、聋哑、失语、癫狂、五迟五软等病症。

2. 伤残诸证　是指由车祸、跌打、挤压、烧烫、劳损等急慢性损伤所致的躯体和精神上的功能障碍。如骨折、脑外伤、烧烫伤、筋伤等。

3. 老年病证　是指老年期才患的疾病或因衰老所致的躯体和精神上的功能障碍。如心肌梗死、高血压、糖尿病、骨质疏松、老年痴呆等。

4. 恶性肿瘤　是指恶性肿瘤虽已临床治愈或得到控制,但仍存在身心功能障碍。这类患者往往都因疾病本身和手术、放化疗等治疗措施给身体带来巨大的伤害,脏腑功能低下,致其不能正常工作和生活,并且有十分沉重的心理负担。

5. 慢性病证　此类病证的特点是起病隐匿,病程长且病情迁延不愈,患者的身心功能会受到严重的损害。如心脑血管疾病、慢性阻塞性肺疾病、慢性肝炎、慢性肾炎、精神病等。

6. 疾病瘥后　是指疾病治愈后所遗留的,继续对患者的个体和社会生活造成影响的一些病证。如病后的低热、浮肿、少气、食少、不寐、惊悸、心慌、心烦、便秘、泄泻、肌肤甲错等。产后康复也在此范畴。

（四）康复适应证的病理特点

康复适应证的病理不外虚实两端,虚是普遍的现象,但其中不乏虚实夹杂者。一般来说,虚表现在脏腑气血津液之不足,实表现在痰饮瘀血之停滞,常见的有如下几种。

1. 气虚血衰　中医认为,气虚血衰是康复患者的共同特点之一。一是因为在疾病过程中,由于正邪斗争,气血随之耗伤,虽疾病瘥后,也是邪去正衰;慢性病的情况与此相仿,但气血暗耗的情况尤甚。二是现代常采取的各种治疗手段如手术、放疗、化疗、化学药品等,都会造成极大的气血损耗。三是气血生化乏源是残疾人和老年人的特点之一,其气血经常处于不足的状态。

2. 津液亏虚　在康复阶段,人体或因脏腑功能减退,津液生化不足,或因病邪耗伤津液致使津液亏损,或因气血亏虚、气不布津而使循环滋养的津液减少,或因放疗、化疗等致使津液虚亏,或因残疾或年老体衰而致津液不敷、输布不够等,往往呈现出津液亏虚的表现。

3. **脾肾不足** 中医认为,人体是一个有机的整体,任何脏腑、肢体的病损,最终将影响到肾和脾,使先天之本——肾之精气匮乏,后天之本——脾之健运失常,而这种改变反过来也使病情缠绵难愈,功能迟迟不能恢复到最佳状态。

4. **血瘀痰阻** 血瘀痰阻也是康复病证常见的一个病理特点。肢体残疾者,由于正常的气血循环通路遭到破坏,会导致血行瘀滞,痰浊内生;久病体虚或年老体弱者,气不布津,而成痰成饮。此外,痰浊还是精神功能障碍的一大病因,而外伤也可直接导致血脉瘀阻,进而使肢体废用。

上述为中医康复对一般康复适应证的规律性认识,在康复临床中往往错综复杂,须根据具体情况进行分析。

二、中医康复的基本观点

中医康复作为中医的重要组成部分,其理论和临床继承了中医的特点,又在现代康复医学影响下,形成了三大基本观点:一是整体康复观,二是辨证康复观,三是功能康复观。

(一)整体康复观

整体康复观是中医的整体观在中医康复中的具体体现。它要求通过顺应自然、适应社会、整体调治的方法,使人达到形神统一、整体康复的目标。它包含有以下四个方面的内容。

1. **人体是一个有机的整体** 人体是由五脏、六腑、五体、五官、经络等组成的一个完整、有机的整体,它们在功能和结构上有着深刻的联系。人体任何一个脏腑或某肢体的病损,不仅是病变局部的问题,而且将影响到整个人体的阴阳平衡、气血盛衰。如偏瘫不仅是患者运动功能的丧失,全身肢体都会出现萎缩,又由于脾主四肢,肢体运动功能的减弱或丧失,则会使脾失健运,进而脾胃功能共同失调,而脾胃为气血生化之源,必然导致人体的气血亏虚,使整体功能进一步降低,康复也就失去了基础。因此,在康复过程中,在着眼局部的同时,还必须从整体出发,注重整体功能的调摄,一是为康复的主要目标奠定良好的基础,二是防止身体其他部分发生功能的异常,即"治未病"(康复预防)。

2. **"形"和"神"是一个整体** 形,是指构成人体的脏腑、组织、器官等实体;神,则指包括精神、运动、意识、知觉等在内的一切生命活动的表现,它是中医对人体各种功能的抽象认识。中医认为,"形"和"神"是相互联系、相互依存的,"形与神俱,尽享其天年"(《素问·上古天真论》)。一方面,健全的形体是各种生命活动正常进行的物质保证,任何器质性的病损都会导致身心功能的改变,如感冒会使人的精神烦躁、活动减少,思维变得迟钝,等等;另一方面,"神"又是形体强健的根本前提,即所谓"失神者死,得神者生"(《灵枢·天年》),前述机体运动功能减弱而导致整体气血亏虚就是一例。因此,中医康复强调,在康复中要针对器质和功能的不同问题,选用不同的方法"杂合以治"。

3. **人和自然界是一个整体** 人生活在天地之间,六合之内,是整个物质世界的一部分,与自然界是一个整体,人的生理活动和病理变化深受自然环境的影响。

天时的变化对人体的影响十分明显。大到一年之中,小到一天之内,人的生理功能都呈现出规律性的改变,如脉象上就表现为"春日浮""夏日在肤""秋日下肤""冬日在骨"(《素问·脉要精微论》);一天之中的变化虽然没有四季那么明显,但也呈现出日间脉象偏浮而有力,夜间偏沉而细缓的规律。疾病也是如此,不同季节好发的疾病不同,同一疾病在不同时间段的病理特点也有差异,呈现"旦慧昼安,夕加夜甚"的规律。因此,在康复方法上不能一概而论,需要"因时制宜"。

地域对人体的影响也是十分明显的。生活在不同地区的人仅在体貌特征上就有明显差异,如我们观察到的南方人一般较矮小,北方人一般较高大就是一例。对疾病的影响也十分深远,如《素问·异法方宜论》载:"故东方之域……鱼盐之地,海滨旁水,其民食鱼而嗜咸……故其民皆黑色腠理,其病皆为痈疡,其治宜砭石……西方者,金石之域,沙石之处……其民华食而脂肥,故邪不能伤其形体,其病生于内,其治宜毒药……北方者,天地所闭藏之域也……其民乐野处而乳食,藏寒生满病,其治宜灸灼……南方者,天地所长养,阳之所盛处也……故其民皆致理而色赤,其病挛痹,其治宜微针。"可见,地域不同,人的体质、证候都各有其特殊性,因此在康复措施上也有所不同,即"因地制宜"。

人和自然既然是一个整体,人同样可以对自然环境产生影响,因此不能消极、被动地去顺应自然,需要积极主动地去适应。这种适应既可以是人对自然的改造,如建造房屋以驱寒避暑等,也可以是人对自然的利用,如利用夏季有利的气候对哮喘进行康复,利用中药、食物、泥土、芳香、温泉、日光、空气等一些自然因素进行康复等。

4. 人和社会是一个整体　人始终是生活在社会之中的,社会的进步、治乱,个人社会地位的变迁,都会对人的身体、心理、精神产生极大影响,人的价值也只有在社会中才能得以体现。当今,人类在享受社会进步带来的便利和丰富物质生活的同时,也无时无刻不承受着社会进步给身心带来的不利影响,如紧张的生活节奏和巨大的生活压力,工业进步带来的环境污染,等等。因此,必须如《黄帝内经》所强调的那样"从容人事,以明经道,贵贱贫富,各异品理"(《素问·疏五过论》),在康复中,要关注社会环境对患者的影响,医生要尽量做到"上知天文,下知地理,中知人事"(《素问·著至教论》),才能更好地帮助患者适应社会,并最终重返社会。

(二)辨证康复观

辨证康复观是中医辨证论治思想在中医康复中的体现。其基本观点是:辨证是康复的前提和依据,在康复临床中需要根据辨证结果,来确定相应的康复原则和选用适当的康复方法。

事实上,在中医康复中有辨病康复、辨证康复、对症康复三种手段。病,是指有特定病因、发病形式、病机、发展规律和转归的一个完整过程,如哮喘、感冒、中风等。症,是指具体的临床表现和症状,如发热、头痛、咳嗽等。证,则是在疾病发展中某一阶段的病理概括,在相同疾病的不同阶段,会出现不同的证型,需要针对性地处理。不难看出,证比病更有针对性,能更贴切地反映患者当前情况;与症相比,证则更能反映疾病和功能障碍的本质。在康复临床中,辨证、辨病两者是紧密结合的,只有如此才能全面地把握患者的病机变化,选择最合适的康复方法。

病和证并不总是一致的,经常会出现病同证异、病异证同的情况,这时应当以辨证为主,辨病为辅。在康复原则和方法的选择上,应当以证为本,证同则康复同,证异则康复异。如同是偏瘫,有的伴有腰酸腿疼、耳鸣眩晕、舌红苔少、脉弦细,辨证即为肝肾亏虚;有的伴见胸闷腹胀、食欲不振、倦怠乏力、大便溏薄,辨证即为脾虚痰湿。在康复原则上,前者就应当以补益肝肾为主,后者则应当以健脾化痰除湿为本,这就使得在具体康复方法上,如用药、选穴、推拿方法、导引形式等都有所差异,即所谓同病异治。再如腰痛和偏瘫是完全不同的两种障碍,但都可能由肝肾亏虚引起,在这种情况下其康复原则也是相似的,都应当以补益肝肾为主,在具体用药、选穴等问题上也有较大的相似之处,即所谓异病同治。

（三）功能康复观

人的生理功能极其复杂,其表现也多种多样,甚至千差万别。如脾的功能是运化、升清和统血,经络的功能则是运行气血、沟通内外、联络脏腑、贯穿上下。无论是哪种功能,都有一个共同的特性——运动,而且运动是永恒的,这是生命的最基本特征,正所谓"天主生物,故恒于动,人有此生,亦恒于动"(《格致余论》)。人的各种生命活动是由精气来推动的,而精气也随时都处于升、降、出、入的规律性运动当中,一旦精气活动异常,人的各种生理功能也将出现障碍。正如《素问·六微旨大论》所说"出入废则神机化灭,升降息则气立孤危。故非出入,则无以生、长、壮、老、已,非升降,则无以生、长、化、收、藏"。可见,精气运动异常,是各种功能障碍的共同原因。因此,在康复中应当注重采取恰当的形式,有针对性地进行功能训练,促进精气规律性地流通,进而使人体各项功能得以恢复。这种重视功能训练、以功能恢复为目标的观点即是功能康复观。中医康复中各种功能训练的方法统称为"功法"。历代医家对功能训练高度重视,发展出了很多功法。有动静结合的动功,如五禽戏、八段锦、易筋经、太极拳等;还有以静为主的静功,如强壮功、内养功等,对运动功能低下的患者尤其适宜;还有针对某一器官的特殊功法,如耳功、眼功等。这些功法不但能促进运动功能的训练,还能对脏腑功能进行康复,如五禽戏中的熊戏就有健运脾胃的作用。

功能康复观除了强调个体功能的康复外,还包括社会能力的康复,这是康复医学的一个重点。社会能力的内涵比较广,既包括家庭生活能力,也包括更广泛社会生活的职业能力等。前者主要是衣、食、住、行及个人卫生等基本动作和技巧;后者由于职业不同,差别很大,但不外体力、技能、智力和心理四个方面。传统功法中有很多可以用于日常生活能力和职业能力训练的内容,如自我推拿功法中的上肢保健功,从捻指到揉肘,再到擦肩拿颈的练习,对偏瘫患者的独立着衣等活动就很有帮助。类似的运用还有很多,需要根据临床实际灵活掌握。

三、中医康复的基本原则

根据中医康复的基本观点和对康复适应病证的病理规律的认识,在几千年的康复实践中,中医康复逐渐形成了调补虚损、扶正祛邪、三因制宜、杂合以治四项基本原则,它们对康复临床具有普遍的指导意义。

（一）调补虚损

前面已经提到,无论是病残、伤残还是老年病、慢性病、恶性肿瘤、疾病瘥后,"虚"是其共同病理特点,并以单纯的正虚和正虚邪衰多见,少数表现为正虚邪实。但无论哪种情况,都需要对其虚衰的正气进行调补,这是康复临床的重要原则之一。

所谓虚,是对人体正气不足而产生的各种虚弱证候的概括。基本的虚证有气虚、血虚、阴虚、阳虚四种,而气血阴阳是相互依存的,因此也可能出现气血两虚、气阴两虚等复杂的情况。如发生在脏腑,还可表现为各种不同的虚损,如心血虚、肝阴虚等。调补虚损就是采取"补"的手段恢复正气,使人体功能康复的方法。在康复实践中要针对具体的证候进行调补,不加区分、不依辨证地补不但无益,反而可能是有害的。另外需要注意的是,虽然康复患者多以虚为主要表现,但在调补时仍要以气血充实调和、阴阳平衡为原则,不可太过,以免"误补益疾"。

需要指出的是,在调补虚损中,对于脾肾的调补应当作为一个重点。肾为先天之本,肾精是人体各项生命活动的物质基础,正所谓"五脏之阴非此不能滋,五脏之阳非此不能发"(《景岳全书》)。脾为后天之本,气血生化之源,且脾胃互为表里,人体后天所需的各种物质和能量,均需由脾胃受纳水谷、运化精微来补充。因此,在康复中尤其要重视补脾益肾,使脏腑充盈、肢体有养,康复才能有望。

(二) 扶正祛邪

康复患者中还有一部分属于虚实错杂证,多见正虚邪衰,少见有正虚邪实。此类患者应采用扶正祛邪的原则来处理。

扶正和祛邪是两种手段。扶正,就是扶助正气,和前面的调补虚损是一致的,具体方法有益气、滋阴、养血、温阳,以及调补脏腑等。祛邪,则是祛除邪气,其本质是泻,具体方法如发汗、攻下、清热、利湿、祛痰、活血化瘀等。在运用扶正祛邪原则的时候有几点需要注意:其一,康复患者以正虚为主要矛盾,因此在康复临床中扶正是最主要的,应当在扶正的基础上祛邪,即以扶正为主,佐以祛邪;其二,要根据病情把握好补泻的度,要做到扶正不留(助)邪,祛邪不伤正。

血瘀和痰阻既是病理产物,也是致病因素,是祛邪的重点。血瘀者不但伤残诸证常见,其余诸证久病也会出现血瘀,即所谓"久病从瘀"。其证见疼痛、肿块、出血、面色及舌质紫黯等,治宜活血化瘀。血与气的关系密切,血能载气,血瘀必兼气滞;气为血之帅,能行血、摄血,还能生血。因此,在活血化瘀的同时要兼顾理气。痰阻有致病范围广、发病部位多、易兼夹其他病邪的特点,临床表现十分复杂。如其流注于经络筋骨,可致经络阻滞、气血运行不畅,出现肢体麻木、屈伸不利,甚至半身不遂等;痹阻于心脉,可引发胸痹心痛;蒙蔽心窍,则可见神昏、痴呆,甚至引发癫狂等,故有"百病多由痰作祟""怪病多痰"之说。痰的产生与脾、肾关系最为密切。脾为生痰之源,治痰当健脾,脾健运则痰自化;肾主水,水湿痰饮同源而异流,分之为四,合之为一,肾不治水则会水泛为痰。因此,治痰时除了祛除已生之痰外,还需要补益脾肾,以图标本兼治。

(三) 三因制宜

三因制宜,包括因时制宜、因地制宜和因人制宜,是指在康复中要根据天时、地域环境、个体情况等因素,制订出最适宜患者的康复方案,也只有如此才能达到最好的康复效果,最终使患者重返社会。

1. 因时制宜　自然界总是在发生规律性的变化,其一年有四时交替,其一月有圆缺盈亏,其一日有昼夜更迭。作为自然界的一部分,人体的气血阴阳、脏腑功能也相应地发生着规律性的变化。在康复过程中,必须顺应这种变化并对其加以利用,才能达到预期的康复效果。如春季主生、夏季主长,自然界中阳气旺盛,此时气温较高,人体的阳气极易随之升腾耗散,因此在春夏之季,康复患者要注重保养阳气。同时,自然界阳气的旺盛也为阳虚的慢性病患者提供了有利的康复时机,可以适当加强运动,进食益气补阳之品,或以药治等以助阳气升发。再如针灸,《灵枢·四时气》就指出"四时之气,各有所在,灸刺之道,得气穴而定",提出了"按时取穴"的观点,并由此发展出了"子午流注针法",在康复中发挥了巨大的作用。总之,每一种康复方法在具体应用中都应当做到因时制宜,才能提高康复效果。

2. 因地制宜　由于区域不同,环境、气候等都有明显差异,人群的生活习惯和体质也有一定的差异,在康复中要有所区别。如北方人在使用针灸进行康复时,宜深刺,多用灸;在使用推拿进行康复时,手法宜较重;使用药物或饮食疗法时,寒凉之品要慎用。同时,可以对区域内的独特自然因素和社会因素加以利用,前者如阳光、温泉、森林、物产等,后者如组织附近相似病情的患者建立康复小组,互相促进康复等。

3. 因人制宜　因人制宜主要是指根据患者的病情、年龄、体质、性别、职业、生活习惯、情志因素等,选用最适宜的康复方法,制订最适宜的康复计划。

年轻、体质较好的患者在制订康复计划时,可在循序渐进的基础上更加积极一些;而对于年老、体质较弱的患者,在康复介入的时间、采取的方法上更偏于稳健。例如脑外伤,年轻、体质较好的患者,早期即可进行功法训练,而且以动功为主;年老、体质较弱者,功法训练的开展时间较晚,而且一般先以静功为主,逐渐开始动功训练。在康复计划的制订和方法的选择上,还要注意与职业的对接。尤其在功法训练时,可从功法中挑选与其职业活动相似或相关的运动,帮助患者提高职业能力。此外,性别、生活习惯、情志因素等也需引起我们的高度重视,有时候它们会成为影响效果的主要因素。如病残、伤残、癌症患者,往往会感到悲观,甚至绝望,表现为对康复治疗漠不关心、不予配合,甚至拒绝,这时情志调摄就是康复治疗的关键。

（四）杂合以治

引起功能障碍的原因和功能障碍的表现是十分复杂的,这就要求在康复实践中,必须针对整体的功能障碍采取综合措施,以实现整体康复。一般需要注意以下几点。

知识链接

"杂合以治"的出处

"杂合以治"的原则在《黄帝内经》中就已经确立了。《素问·异法方宜论》说"故圣人杂合以治,各得其所宜",并认为这是"知治之大体"(治疗的重要原则)。在康复中尤其如此。

1. 内治与外治相结合　在中医康复中,内治一般是指内服药物和饮食康复法,外治则包括针灸推拿、功法训练、文娱作业、外用药物等方法。

人体是一个有机整体,在内的五脏六腑和在外的肢体官窍通过经络发生着密切联系,在病理状态下会相互影响。内治虽直接作用于脏腑,但其化生的精、气、血、津液对在外的筋、脉、肉、皮、骨、耳、目、口、鼻、舌等肢体官窍起到了濡养、推动的作用,保证和促进了肢体官窍功能的恢复;外治虽直接作用于肢体官窍,但也能通过经络对脏腑功能进行调节。因此在康复临床中,内治和外治常联合应用。以骨折为例,《正体类要》指出:"肢体损于外,则气血伤于内,营卫有所不贯,脏腑由之不和",这在骨伤后期尤为明显,常出现气血耗损、脾胃虚弱、肝肾亏虚之象,进而导致筋肉乏力、关节不利、肢体痹痛、骨继不坚、延迟愈合甚至不愈合等,还常易被风寒湿邪侵袭。康复中除采用理筋整复、功法训练、针灸推拿、电疗等外治康复法外,还需以药物补养气血、脾胃肝肾,温经通络,才能最终使患者肢体功能得到恢复。另外,内治与外治在不同情况下也有主次之分。病在脏腑者,如高血压、肺结核、哮喘等,应当以内治为主,外治为辅;病在经络肢体者,如颈椎病、腰腿痛等,则以外治为主、内治为辅;还有一些病证内治外治同等重要,需要内外兼治,如痿证、消渴等。

2. 调神与养形相结合　神有广义和狭义之分。广义上的神是人生命活动的全部表现,是对人各种功能的概括;狭义上的神指的是人的心理、情绪、感受、认识、行为等意识活动,中医一般称其为精神或情志等。这里的"调神"指的是狭义的神。

形体和精神是相互依存的。一方面,无形则神无以生,精神的存在是依附于形体的。五脏藏神,疾病可以对精神造成直接影响,加上疾病必然引发患者对自身的关心,会把这种影响放大。另一方面,神又能驭形,精神状态直接影响形体的盛衰存亡。正如《素问·汤液醪醴论》所说:"精神不进,志意不治,故病不可愈。"康复患者极易出现情志障碍,这就使调神与养形相结合的原则在康复中显得尤为重要。如肺心病,这类患者虽没有明显的肢体残疾,但却眼见身体功能一天天减退,逐渐疏离过去正常的生活,常处于焦虑甚至是恐惧的精神状态,不但可以直接影响病情,还可通过患者行为间接地使病情加重,对康复是十分不利的。因此,在康复中既要针对形体上的功能障碍采取相应措施,还要针对精神上的功能障碍,采用语言疏导、以情制情等情志调摄法,更多地运用功法训练、娱乐作业等形神兼治的康复方法,力求达到形与神俱的效果,实现整体康复。

3. 药治与食疗相结合　药物康复和饮食康复都是中医康复常用的内治方法。药物康复法具有康复作用强、见效快的优点,其缺点是偏性强,不宜长期服用。饮食康复法是针对性地选择具有康复意义的饮食促进人体身心康复的方法,其特点是偏性小、平和无毒,可以长期使用,善加利用还能纠正药物偏性对机体的不利影响,但其功效不强。两者结合使用能互补不足、相辅相成、提高疗效。正如《素问·藏气法时论》所说:"毒药攻邪,五谷为养,五果为助,五畜为益,五菜为充,气味合而服之,以补精益气。"可用于食疗的既有单味食物如南瓜、芹菜、海带、香菇、黑木耳、山楂、香蕉等,也有药膳处方,在康复临床中要根据患者情况辨证施膳、辨病施膳。如消渴患者,在正常药治的同时,饮食上可以南瓜、薏苡仁等为主食,副食则以芹菜、韭菜、冬瓜等蔬菜为宜,黄豆、瘦肉、鸡蛋等也需适量摄取,食疗方上一般可选择猪脊羹、清蒸茶鲫鱼,燥热明显者可用五汁饮,脾胃气虚者可选猪胰汤等。

4. 动与静相结合　动静结合包括形体的动静和心神的动静两个方面。

形体动静方面。动指的是有明显的姿势改变,反之则为静。形体是宜动的,康复临床中应当视患者功能情况尽早开始功法训练。但形体的动也不宜太过,太过则精气神消耗太大,甚至不足以养病,要注意修养,这是形体动静结合浅显的一层。功法是中医康复对形体的主要训练方法,但功法和现代运动疗法最显著的区别就在于其本身就是动静结合的。传统功法当中,形、气、意是三大要素,形不正则气不顺,气不顺则意不宁,意不宁则气散乱,气散乱则形自败,充分说明了三者的关系。相应的,功法训练中就通过姿势调整、呼吸吐纳、意念运用三个方面对形、气、意进行训练。其中,只有姿势调整才有明显的动作,后两者则相比之下是"静"的。动静结合就是要求在注重姿势改变的同时,还要注重呼吸吐纳和意念运用。另外,多数康复患者的肢体运动能力通常是很有限的。如心肌梗死、肺心病患者等,由于脏腑功能低下,他们能完成的运动量较小或根本就难以完成肢体运动;再如偏瘫、截瘫等患者甚至在刚开始不能自主运动。对这些患者来讲,呼吸吐纳和意念运用就显得更加重要,可以通过这些训练,逐渐恢复肢体的运动能力。

精神动静方面。精神是强调静的,"静则神藏,躁则神亡"(《素问·痹论》),以宁静恬和的状态最为适宜。过度的情志活动往往会使气血逆乱,损伤脏腑,影响康复,怒、喜、思、悲、恐、惊、忧无不如此。然而精神太静,甚则漠不关心、麻木不仁、神形迟钝,同样会碍于康复。对于精神功能的康复同样应动静结合。静则以清虚静笃养神,以调和情志安神;动则以积精保形全神,以娱乐怡情调神。

四、中医康复的主要方法

几千年的康复实践,不但形成了中医康复的理论体系,还形成了丰富的中医康复方法,它们各具特色,效果显著,现就其中一些常用方法进行简要介绍。

（一）针灸推拿

针灸推拿是以中医理论为指导、经络腧穴学说为核心的一系列康复方法的总称。它具有适用范围广、康复效果明显、经济安全等优点,是中医康复的重要手段,在康复中有着不可替代的作用。

1. 针灸　针灸是对针法、灸法、拔罐法的总称,具有调和阴阳、疏通经络、扶正祛邪的作用,是中医康复独有的一种康复方法。

针法又包括毫针法、三棱针法、皮肤针法、皮内针法、耳针法、头针法、火针法等。其中以毫针法运用最为广泛,几乎所有的康复适应证均可运用毫针法进行康复。其他针法则各有所宜,如三棱针长于通经活络、开窍泻热、调和气血、消肿止痛等,常用于实证、热证、瘀证、痛证;头针则善于脑源性疾病的康复,如中风、痴呆、帕金森病等。此外,针法还吸纳了现代技术的精华,发展出了电针、微波针、激光针、穴位注射等,在康复中发挥了明显的作用。

灸法是利用一些燃烧性物质,熏灼或温熨体表经络腧穴的一种康复方法,其原料以艾为主,故又称艾灸。灸法有温经散寒、活血通络、益气壮阳、消瘀散结的作用。灸法分为艾炷灸、艾卷灸、温针灸、灯火灸、天灸等几种。

拔罐法古称角法,有通经活络、行气活血、消肿止痛、祛风散寒的作用,广泛用于风湿痹证、神经系统疾病和一些慢性病的康复。

2. 推拿　推拿古称按摩,是一种通过手法作用于人体经络、腧穴、肢体、官窍等特定部位以促进功能恢复的一种康复方法,具有疏通经络、行气活血、理筋整复、滑利关节、调节脏腑功能的作用。推拿手法有摆动、摩擦、振动、挤压、叩击、运动关节等 6 大类。按对象不同可分为小儿推拿、成人推拿等。还有由患者自行操作的"自我推拿"。推拿的适应证范围很广,不但骨科康复常用,对其他各科病证的康复也十分有效,如慢性阻塞性肺疾病、心肌梗死、高血压、偏瘫、面瘫、痿证、痹证、小儿脑瘫等。自我推拿除了起到推拿的效果外,还是一种十分有效的功法训练和文娱作业。

（二）功法训练

功法训练在我国有着悠久的历史,在先秦时期已经在康复中得到了广泛应用。经过几千年的发展,传统功法门派林立、种类繁多,但可根据其动静偏重归为两类:一是动功,有明显的形体运动,常见的如太极拳、五禽戏、八段锦、自我推拿等;另一类是静功,常见的如静养功、放松功、站桩功等。但无论是哪一种,都包含有形、气、意三个方面,强调通过形体运动、吐纳调节和意念运用以健人筋骨、和人气血、调人性情、长人信义,从而实现整体康复。一般来讲,静功偏重于调息和意念,适宜体力欠佳和运动功能严重障碍的患者,如高血压、低血压、心肺疾病、各种原因所致的瘫痪早期等,一些情志反应明显的患者也适用于静功;动功训练适用于体力较好、运动能力较强的患者,如瘫痪中后期及早期健肢的训练。

在功法训练中有几点需要注意:①针对性,要因人而异地辨证施功。一方面是功法的选择,既可成套训练,也可从一套或几套功法中选择一定的节段,还可以针对特定的功能障碍选定特定动作进行训练;另一方面是量的选择,要与患者基本状况相适应,这一般需要从患者的主观感觉和客观表现来综合确定。②整体性,要注重全面功能的改善。功法训练除了针对主要功能障碍外,还必须从整体着眼,全面改善身体功能状态,如偏瘫患者除了患侧的训练外,还应当注重健侧的训练。③渐进性,先简后繁、先易后难、逐渐增量、持之以恒是功法训练的一般规律。在康复临床中,功法训练常是分阶段进行的,并随时根据实际情况进行调整,这可能是一个较长过程,不可急于求成。

(三) 文娱作业

文娱作业是针对患者情况,有选择地安排一些娱乐性质的活动,以练形体、通气血、怡心志、畅神明,从而促使患者身心康复的一种方法。活动的选择是多样的,既可以是游戏、琴棋书画、音乐歌舞、放风筝、钓鱼等,也可在患者的生活、职业活动中选取。如对于哮喘患者而言,呼吸训练是十分必要的,但其过程枯燥、需要较长时间的专注,难以持之以恒,而且对患者的心理也有不利影响,此种情况可选择适当的歌曲或戏剧让患者习唱,不但有利于其掌握呼吸方法,加深呼吸深度,还有利于排痰,情志也得到了调节,一举多得。再如弈棋,对情志有明显的调节作用,而且益智,对体力差的患者来讲则是一种极好的身体锻炼;对上肢精细活动差的患者来讲,又是一个非常适合的作业方式,既可训练手指的抓握捏取,还能增强手、腕、肘、肩的协调性、准确性。总体来说,文娱作业是不拘于形式的,往往需要根据患者的功能状况、个人喜好、职业需求来灵活掌握,这要求每个中医康复师要善于观察生活,并对其加以利用。

(四) 情志调摄

情志调摄是通过语言或非语言因素,影响和改变患者感受、认知、情绪和行为,改善或消除导致患者身心功能障碍的情志因素,使形神调和,达到整体康复的一类康复方法。情志调摄是中医的心理疗法,古称祝由法。《素问·移精变气论》载:"余闻古之治病,惟其移精变气,可祝由而已",及至宋元时期已成为中医学的十三科之一。情志调摄常用的方法有说理开导法、情志相胜法、暗示疗法、行为疗法、色彩疗法等,无论是哪种方法,都需要以良好的医患关系和对患者全面细致的了解为前提。语言是情志调摄法中最常用的工具,《灵枢·师传》就强调"人之性莫不恶死而乐生。告之以其败,语之以其善,导之以其所便,虽有无道之人,恶有不听之者乎?"

说理开导法是针对患者的心理状态和情志障碍采取语言交流的方式,以消除异常心理因素、纠正不良情绪的一种心理疗法。在说理开导法中,倾听是前提,释疑是基础,然后才是引导。在谈话中要注意把握主线,不要被患者滔滔不绝的讲述干扰,语言要慎重,多用明确果敢的语气,避免模棱两可、迟疑不决,避免让患者误解或感觉没有把握,态度、表情和动作等都需要注意,避免对患者产生不利影响。

　　情志相胜法是中医独有的一种情志调摄康复法。它是根据五脏情志相胜理论,通过多种手段对患者心理进行调控的方法。情志相胜法在古代早有应用,《吕氏春秋》就载有"怒胜思"治愈齐王的病例。《黄帝内经》进一步阐明了气是情志活动的内在机制,认为"百病生于气也。怒则气上,喜则气缓,悲则气消,恐则气下,惊则气乱,思则气结",情志对气机的影响不仅能致病,善加利用也能治病,进一步提出"怒伤肝,悲胜怒……喜伤心,恐胜喜……思伤脾,怒胜思……忧伤肺,喜胜忧……恐伤肾,思胜恐",这是情志相胜法的理论基础和基本方法,其本质是利用情志对气机的影响,来整肃异常情志造成的气机凌乱,从而达到康复的目的。

　　康复临床常用的情志调摄法还有很多,如利用暗示纠正异常心理反应的暗示疗法;利用奖惩、厌恶、移情、满足、变换环境等措施纠正患者异常行为的行为疗法;根据五色配五脏情志的理论,用颜色促进身心康复的颜色疗法等。

（五）自然沐浴康复法

　　自然沐浴康复法是利用水、阳光、空气、泥沙等自然因素促进人体康复的方法。沐浴疗法在我国应用很早,东汉时期已经得到了广泛应用。康复中常用的沐浴方法很多,如矿泉浴、日光浴、空气浴、沙浴、海水浴、森林浴、洞穴浴、泥浴等,其中以矿泉浴最常用。

　　矿泉浴康复效果的产生与其温度、压力、所含矿物种类等理化因素密切相关,浮力也是矿泉浴经常利用的一个因素。温度上,当泉水低于32℃时,有促进神经、心血管、消化系统功能的作用;33~35℃最宜于偏瘫患者的康复;36~38℃适用范围最广,能用于神经、运动、心血管、内分泌等多系统功能的康复;39~42℃,对运动功能、疼痛、皮肤病的康复有较好作用,但由于温度较高,会增加心血管系统的负担,心肺功能差的患者慎用。矿物种类上,常用的有淡泉浴、氡泉浴、碳酸泉浴、铁泉浴、碘泉浴、溴泉浴等。"性从地变,质与物迁,未尝同也"(《本草纲目》),不同的泉水康复效果有明显的差异,如氡泉浴有利于糖尿病、痛风、肝功能差的康复,碳酸泉浴常用于心血管疾病的康复,硫化氢泉浴则对很多皮肤病的康复大有裨益,等等。由于天然泉水受到地理限制,现常用"浴盐"做人工矿泉治疗。矿泉浴还可分为全身浴、半身浴、局部浴,这些则是对水压和浮力的应用。如全身浴,胸部在水压的作用下增加了呼吸的阻力,有利于阻塞性肺病患者呼吸功能的训练;在浮力作用下,肢体运动的阻力减小,有利于运动障碍的肢体运动。

　　其他的沐浴方法都各有其适应证,如森林浴对改善心肺肾功能有好处;日光浴有利于骨骼的发育和健全,常用于骨折、五迟五软、老年骨质疏松等,可根据康复需要灵活选择。

（六）饮食康复法

　　饮食康复法是针对性地选择具有康复意义的饮食,调节饮食的质量,以促进人体身心康复的方法。饮食不仅可以提供人体生命活动所需的精微物质,濡养机体,还可以燮理阴阳,协调脏腑,通畅气血,进而能扶正祛邪,达到康复的效果。由于药食同源,饮食康复也需要辨证施食、辨病施食,需要根据三因制宜的原则灵活选食。康复中根据患者实际情况,既可选择食方,也可灵活选用单味食物。如芹菜性凉,味甘,能清热利尿,降压降脂,适于高血压、高血脂患者的康复;鳝鱼,性温,味甘,能温经通络补虚,适宜虚证、痹证、面瘫等的康复。但无论是食方还是单味食物的选取,有几点都需注意:一是五味贵和,不可偏嗜;二是食材选择上要荤素结合、粗细搭配;三是口味上宜清淡。

(七) 药物康复法

药物康复法是以辨证康复观为指导,利用各种药物,减轻患者身心功能障碍,促进全面康复的方法。药物康复法的理论体系和应用方法十分复杂,在中医专业书籍中有详细介绍,本节只作为常用中医康复法之一在此列举。

（谭 工）

复习思考题

1. 康复医学和临床医学有哪些区别和联系?
2. 康复医学为什么越来越受到重视?
3. 康复医学与中医康复有哪些联系和区别?

扫一扫
测一测

第二章

残疾学基础

学习要点

残疾、残疾人、残疾学的定义;ICIDH 和 ICF 的分类;ICIDH 和 ICF 的区别;中国残疾人抽样调查残疾标准和道路交通事故受伤人员伤残评定标准;我国残疾政策与法令。

康复医学的对象是功能障碍和功能障碍者,即通常所称的残疾和残疾人,其目的是帮助他们最大限度地发挥尚存功能和潜在能力。因此,全面了解残疾相关知识,对更好地开展康复工作是十分有益的。

第一节 残 疾 概 述

一、残疾

残疾(disability)是指因外伤、疾病、发育缺陷或精神因素等各种原因造成身心功能障碍,以致不同程度地丧失正常生活、工作和学习能力的一种状态。2006 年 12 月,第 61 届联合国大会通过的《残疾人权利公约》特别指出"残疾是一个演变中的概念,残疾是伤残者和阻碍他们在与其他人平等的基础上充分和切实地参与社会的各种态度和环境障碍相互作用所产生的结果"。不难看出,功能障碍造成的残疾只是相对的,还取决于功能障碍者所处社会和环境的状况。所以,残疾不仅是医学问题,更是社会问题。

残疾有暂时性和永久性之分。暂时性残疾是短暂的、可逆转的功能障碍,它是指各种疾病在一定程度上影响相应组织、器官、肢体的功能,使患者出现暂时性功能受限。如骨折会使患者丧失活动能力,但随着骨折的愈合、损伤的恢复,患者的功能也逐渐得以恢复。永久性残疾是指由疾病或损伤造成的不可逆转的功能活动障碍,如外伤后截肢、完全性脊髓损伤后的瘫痪等。

二、残疾人

由于经济文化与社会福利制度的差异,不同的国际组织与国家从不同的角度提出了残疾人的定义与评定标准。1975 年世界卫生组织给"残疾者"所下的定义是:"无论先天的或后天的,由于身体或精神上的不健全,自己完全或部分地不能保证通常的个人或社会需要的人。"国际劳工组织对残疾人下的定义是"经正式承认的身体或精神损伤在适当职业的获得、保持和提升方面的前景大受影响的个人"。《残疾人权利公约》将其定义为"生理、心理、感官先天不足或后天受损的人"。《中华人民共和国残疾人保障法》给出的定义为:"残疾人是指在心理、生理、人体结构上,某种组织、功能丧失或者不正常,全部或者部分丧失以正常方式从事某种活动能力的人。"概括起来,残疾人是指有不同程度躯体、身心、精神疾病和损伤或先天性异常,部分或全部失去以正常方式从事个人或社会生活能力的人。

残疾人是康复医学的主要服务对象之一。作为一个特殊的群体或个体,残疾人具有以下特点:①由于残疾的存在和影响,在身心活动方面,残疾人是具有不同程度困难的群体,应该给予特殊的关心和照顾,以利于他们克服这些困难的影响,为潜力的充分发挥创造必要的条件;②残疾人一般都具有不同程度的生活和工作的潜力,经过提供康复服务或康复训练,可以发挥这些潜力,使残疾人的生活或工作能力得到改善;③残疾人和健全人一样,在社会上享有同样的权利和机会,不应受到任何歧视。WHO认为,需要在社会生活的一切领域为残疾人的充分参与而对环境做出必要的调整,要求社会改变其对残疾人的态度和观念。

三、残疾学

残疾学是以残疾人及残疾状态为主要研究对象,专门研究残疾的各种原因、流行病学、表现特点、发展规律、结局和评定、康复与预防的一门学科。它是以医学为基础,涉及社会学、教育学、管理学和政策法令等诸学科的交叉性学科,是自然科学与社会科学相结合的产物。残疾学是康复医学的重要组成部分。

四、残疾与疾病的关系

疾病可导致残疾,但残疾不一定就是疾病造成的,也不一定伴有疾病。残疾与疾病的概念完全不同,两者的关系有如下三种。

1. 残疾与疾病无关 如先天因素或外伤导致的肢体损伤,患者除了肢体或器官的残缺,身体其他部位十分健康。

2. 残疾与疾病共存 功能障碍由疾病引起,并随着疾病的变化而变化。如关节炎会引起肢体运动功能受限,其程度与病情直接相关。

3. 残疾在疾病后发生 多见于急性病后期。如脑血管意外、脊髓炎症后,即使血管病变和炎症得到控制,但仍可能终生残留偏瘫或截瘫。

第二节 致 残 原 因

据世界卫生组织统计,全球有超过 10 亿人,约相当于世界人口的 15%,忍受着某种形式的残疾。15 岁及以上的人群中,1.1 亿(2.2%)至 1.9 亿(3.8%)人有很严重的功能性障碍。在全世界残疾人中,约有 80%生活在发展中国家。据美国圣地亚哥康复局提供的资料(美国未开展过全国残疾人抽样调查),美国的残疾人数占人口总数的 10%~15%,推算全美大约有残疾人 3 000 万~4 500 万。据统计,英国有近 1 000 万残疾人,加拿大约有 360 万残疾人。在加拿大,残疾人口占人口总数的 12.5%,相当于每 8 个加拿大人中就有 1 个残疾人。根据第六次全国人口普查我国总人口数,第二次全国残疾人抽样调查我国残疾人占全国总人口的比例,以及各类残疾人占残疾人总人数的比例显示,2010 年末我国残疾人总人数约为 8 502 万人。各类残疾人的人数分别为:视力残疾 1 263 万人;听力残疾 2 054 万人;言语残疾 130 万人;肢体残疾 2 472 万人;智力残疾 568 万人;精神残疾 629 万人;多重残疾 1 386 万人。各残疾等级人数分别为:重度残疾 2 518 万人,中度和轻度残疾人 5 984 万人。

致残原因在发达国家和发展中国家有很大差异。降低发展中国家残疾的发生,是减少全球残疾人数量的重要环节。发展中国家的主要致残原因是营养不良、传染病、产期护理差以及各种事故,这些占全部残疾病例的 70%左右。在发达国家,因营养不良、传染病等致残的在逐渐减少,意外事故、慢性躯体疾病、精神病等逐渐成为了主要的致残原因。此外,还有众多因素虽未直接造成残疾,但可继发残疾或加重残疾程度,也是不容忽视的。

一、疾病

多数疾病都可能致残,最常见的致残疾病有以下几类。

(一)传染性疾病

如脊髓灰质炎,可引起肌肉萎缩、肢体畸形;乙型脑炎、流行性脑脊髓膜炎也可影响脑功能,进而引起失语、强直性瘫痪、精神失常等;沙眼也是一种传染性疾病,可以影响视力,重者致盲。还有许多传染性疾病如麻风病、麻疹、急性出血性结膜炎等都可能致残。随着免疫接种的普及,各种传染病的发生率显著降低,但近年来有些传染病发病率又有所增加,如结核等。此外,新的传染病不时出现,如非典等,应该引起高度重视。

(二)孕期疾病

孕期疾病是致残的重要因素。特别是孕妇的病毒感染,尤其是在怀孕早期(3 个月内)任何病毒感染,如流感、肝炎、风疹等,都可能造成胚胎的损害。流感病毒可使胎儿形成兔唇或中枢神经系统方面的异常;肝炎病毒可引起先天性畸形;风疹病毒可引起先天性白内障、先天性心脏畸形和先天性耳聋。怀孕 6 周左右是胚胎器官形成时期,此时如果受到 X 线辐射,易导致胎儿发育障碍,且畸形发生率也高。电磁辐射也容易造成胎儿变异而致畸胎。药物对胎儿也有很大影响,因为药物能通过胎盘进入胎体,而胎儿的肝脏、肾脏都发育不成熟,药物不能很快从胎儿体内排出,可能影响胎儿发育。在分娩过程中,产伤、缺氧等产科环境也可引起脑瘫、骨折等导致残疾。

(三) 老年病和慢性病

营养条件和卫生状况的改善使人的平均寿命延长,老年人口增加,老年病患增多;先进的治疗手段,使许多患有疾病的人成为慢性病人生存下来,这些都使老年病和慢性病成为主要的致残原因之一。第二次全国残疾人抽样调查的结果显示:截至 2006 年 4 月 1 日,全国残疾人口中,60 岁及以上的人口为 4 416 万人,占 53.24%。国家统计局公布的第六次全国人口普查结果中,我国 60 岁及以上人口突破 1.77 亿人,占人口总量的 13.26%,其中 65 岁及以上人口接近 1.2 亿人,占 8.87%。随着寿命的延长,人口的伤残期延长,各种慢性病患者,如患有心肺疾患、肿瘤、脊柱和关节疾病、脑血管病等的数量都有增加的趋势,残疾发生风险也在逐步增大。

二、营养失调

营养失调是指人们所摄取的食物中所含的人体必需营养成分有某些缺陷,包括营养不足和营养失衡。对人体造成损害,甚至可以致残的营养失调性疾病包括蛋白质、热能营养失调(可以导致肥胖或营养不良),无机盐和微量元素失调(如钙、锌、碘、硒等缺乏)以及维生素失调等(如维生素 A、D 缺乏)。全世界的残疾人中,约有 1 亿是由营养不良所造成。在一些发展中国家,营养失调是最主要的致残原因,特别是 5 岁以下儿童的发生率最高。据联合国统计,全世界约有 1 000 万儿童因严重缺乏蛋白质而智力发育迟缓;每年约 25 万儿童因严重缺乏维生素 A 而致盲;维生素 C、D 严重缺乏可引起骨骼畸形和病变。此外,营养不良可使机体抵抗力下降,易患各种疾病,也增加了致残的可能性。

三、遗传因素

遗传因素也是导致残疾的一个重要因素,如唐氏综合征、苯丙酮尿症等。人体细胞有 46 条染色体,每条都有特定的结构,而且携带着不同基因。如果染色体形态或数目发生改变,或单个基因缺陷,都能使机体的许多部分发生病变,遗传性疾病即由此形成。据统计,全世界残疾人中约有 1 亿是由先天性发育缺陷造成的。如先天性大脑发育不全、智力发育迟缓、先天畸形、先天性聋哑等。1987 年我国残疾人抽样调查表明,视力残疾儿童中因遗传致残几乎占一半,听力和智力残疾各占 1/10,肢体残疾儿童受遗传因素影响较少,但也占 4%。

四、意外事故

交通事故、生产过程中的事故、体育运动中的意外损伤都可能致残。据统计,世界上每年约有 300 万人发生交通事故,其中一半会因事故而致残;其他意外事故每年也会使约 300 万人成为残疾人。体育运动中的意外损伤,如体操、跳水、拳击、武术等许多运动项目都可能引起严重损伤而致残。另外,一些户外运动如登山、攀岩、滑冰、蹦极等也可能由于防护不当而造成伤残。

五、战伤

现代康复医学的发展与战伤救治及其功能恢复密切相关。两次世界大战期间和战后,欧美一些国家对受伤军人大量应用了温热疗法、电刺激、按摩、体疗、支具疗法和作业疗法等,以促进其功能恢复。当今世界虽以"和平、发展"为主题,但某些地区仍有战争和暴力冲突发生,而且仍然存在爆发大规模战争的可能。而战争一旦爆发,除直接造成大量躯体残疾外,还会使更多人出现心理和精神问题,引发精神残疾。

六、自然灾害

自然灾害对人类社会造成的危害往往是触目惊心的。它们之中既有地震、火山爆发、泥石流、海啸、台风、洪水等突发性灾害,也有地面沉降、土地沙漠化、干旱、海岸线变化等在较长时间中才能逐渐显现的渐变性灾害,还有臭氧层变化、水体污染、水土流失、酸雨等人类活动导致的环境灾害。这些自然灾害也是造成残疾的原因之一。

七、物理、化学因素

物理性因素有放射性物质、噪声、振动、高温等。化学性因素有药物致残,如链霉素、庆大霉素等;有害毒物致残,如铅、砷、汞、农药、甲醇等。

八、社会、心理、行为因素

与残疾发生有关的社会、心理、行为因素,包括经济状况、医疗卫生条件、人口状况、文化习俗、家庭环境、重大生活事件、精神紧张、吸烟酗酒等,主要导致精神残疾和智力残疾。

从致残原因来看,残疾可分为原发性残疾和继发性残疾两类。前者是由于前述各种原因直接引起的功能障碍,其中又以疾病致残为主。例如,中风后肢体偏瘫,脊髓损伤后造成截瘫,心肺疾病导致活动能力下降等。后者是指原发性残疾引起的并发症所致的功能障碍,即各种原发性残疾后,由于肢体活动受限,出现肌肉、骨骼以及心、肺功能的失用性改变,使器官或系统功能进一步减退,甚至丧失。例如,脊髓损伤后由于长期卧床,造成关节挛缩、肌萎缩、压疮等,进一步加重原发性残疾或引发新的残疾。为此,在康复治疗中既要注意原发性残疾的康复,又要注意继发性残疾的防治。

第三节　残疾分类

残疾分类是残疾程度的分级标准,常用于分析残疾者的状况,帮助制订康复治疗方案等。目前,全世界尚无统一公认的残疾分类标准。一般来讲,按残疾的性质可分为先天残疾和后天残疾;按残疾的部位可分为视力、智力、听力语言、肢体残疾;按残疾的类别可分为心理残疾,生理残疾和感官、器官残疾。本节介绍的分类标准有四种,两种 WHO 先后制定的残疾分类标准,以及我国 2006 年进行第二次全国残疾人抽样调查时所采用的残疾分类标准和道路交通事故受伤人员伤残评定标准。我国残疾的定义中一般不包括内脏残疾(如心肺、胃肠、泌尿、生殖等内脏器官缺损),这是我国统计的残疾人比例(6.34%)明显低于 WHO 统计结果(10%左右)的主要原因。

一、国际残损、残疾与残障分类

WHO 为推动残疾预防康复事业的发展,组织专家研究制定的《国际残损、残疾与残障分类》(International Classification of Impairment,Disabilities and Handicaps,ICIDH)

公布于 1980 年,已为世界各国普遍采用。它从身体、个体和社会三个层次反映功能损害程度,其基本内容如下。

(一)残损(impairment,I)

残损是指多种原因引起的身体外形、结构、器官或系统生理功能以及心理功能的异常,并且影响到了个人的正常生活活动。残损属于器官或系统水平的功能障碍,可分为九大类。

1. 智力残损　智力迟滞,记忆残损,思维残损等。

2. 心理残损　意识与觉醒残损,感知力与注意力残损,动机残损,情绪情感与心境残损,意志力残损,行为模式残损等。

3. 言语残损　言语交流残损,言语理解与使用残损,发声残损,学习残损,言语形成残损,言语内容残损,其他言语功能残损等。

4. 听觉残损　听觉敏感度残损,言语辨别能力残损,前庭与平衡功能残损,耳其他功能残损等。

5. 视力残损　视敏度残损,眼缺失,视野障碍,其他残损。

6. 内脏残损　循环系统残损,呼吸系统残损,消化系统含咀嚼及吞咽功能残损,泌尿系统残损,生殖系统残损,嗅觉残损,其他内脏器官残损。

7. 骨骼残损　头与躯干、肢体瘫痪或运动功能丧失,肢体机械性残损、肢体痉挛、肢体缺失等。

8. 畸形　头、躯体、四肢畸形,肢体、躯体发育畸形,其他畸形。

9. 其他　不属于上述类别,但属于残疾范畴的残损,或具有上述多项残损的患者。

对于残损,康复的主要对策是复原。例如第 4 腰椎骨折导致马尾神经损伤,可致胫骨前肌肌力减退,影响步态,但仍能缓慢跛行,可以进行基本的日常生活、工作和学习活动。对其肌力和神经功能进行评定后,采取适当的肌力训练和神经刺激或促进技术,可促进神经生长或功能代偿,提高和增进肌力,使肢体活动功能基本恢复正常。

(二)残疾(disability,D)

残疾都有不同程度的残损,但不是所有的残损都会造成残疾。残疾是指按正常方式进行的日常独立生活活动及工作的能力受限或丧失,属于个体或整体水平的障碍。心理、生理和职业因素都将影响到残疾的评估,尤其是职业因素应当得到充分考虑。如外科医师失去一只左手,将失去从事外科手术的能力;但医院院长失去一只左手,对他完成院长的工作几乎没有影响。残疾可分为九大类,包括:

1. 行为残疾　自我意识残疾、时空意识残疾、其他辨认残疾、个人安全残疾、环境行为残疾、学习接受残疾、其他教育残疾、家庭关系残疾、就业残疾、其他行为残疾等。

2. 交流残疾　言语理解残疾、交谈残疾、其他言语残疾、听说残疾、其他听力残疾、大物体视力残疾、精细视力残疾、视力相关活动残疾、其他交流残疾等。

3. 生活自理残疾　大小便控制残疾(大小便失禁)、其他大小便残疾;洗澡残疾、个人卫生残疾;穿脱衣服残疾、其他穿脱残疾;进食准备残疾;其他进食残疾等。

4. 运动残疾　步行残疾、穿行残疾、登梯残疾、其他爬高残疾、奔跑残疾、其他行走残疾;转移残疾、传送残疾;携物残疾;其他运动残疾等。

5. 身体姿势和活动残疾　生活活动残疾、家务活动残疾;拾物残疾、取物残疾、其他手臂残疾;下跪残疾、下蹲残疾;其他身体活动残疾、体位残疾等。

6. 技能活动残疾 环境调整残疾、其他活动残疾;手指活动残疾、抓握残疾、握持残疾、利手残疾、其他手残疾;足活动残疾;身体控制残疾;其他技能残疾等。

7. 环境处理残疾 环境依赖性、耐力依赖性、稳定耐受性、其他气候因素耐受性、噪音耐受性、光亮耐受性、工作压力耐受性、其他环境因素耐受性残疾等。

8. 特别技能残疾。

9. 其他活动残疾 康复评定除上述器官和系统功能的评估外,主要针对日常生活活动和行为能力进行测评,如 Barthel 指数、功能独立性测评(FIM)等。

对于残疾,康复的主要对策是代偿和适应。例如:患者 T_{10} 水平的完全性脊髓损伤,出现双下肢瘫痪,丧失行走能力,个人生活不能自理。其评估必须包括日常生活活动能力,康复治疗主要为轮椅训练和日常生活活动能力的训练,从而尽可能减少依赖,提高生活的独立程度。患者在经充分合理的康复治疗后,往往能自由地操纵轮椅,个人生活基本自理,并可恢复某些职业的工作能力。

(三)残障(handicap,H)

残障是指残疾者社会活动、交往和适应能力的障碍,包括工作、学习、社交等,个人在社会上不能独立,是社会水平的障碍。具体类别有:

1. 定向识别(时、地、人)残障。

2. 身体自主残障。

3. 行动残障。

4. 就业残障。

5. 社会活动残障。

6. 经济自立残障。

7. 其他残障。

康复对残障的对策主要是适应,如对环境进行改造,以提高残疾者的社会适应性和独立性等。例如:患者 C_6 水平的完全性脊髓损伤导致四肢瘫痪,表现有丧失上肢活动能力和下肢行走能力,个人生活基本依赖他人照顾,同时由于个人情绪和生活条件的限制,与社会的接触、交往大大减少,甚至基本隔绝。评估除神经功能、肌肉功能、心肺功能和日常生活能力外,主要是社会交往能力和工作能力的评估。可以从以下几方面进行康复:如配备电动轮椅,对居住环境进行无障碍改造,解决通讯手段(电话、电视、计算机等),必要的心理治疗等。此外,训练残存的上肢功能,并进行代偿性活动能力的训练,有可能大大减少患者的护理依赖,增加其社交能力。患者在给予充分合理的康复治疗后,往往能够顺利地与社会进行交流,可以操纵电动轮椅到外界参加活动,尽管个人生活仍然不能完全自理,但可以有一定的工作能力,如教学、计算机应用等。

ICIDH 的基本分类如表 2-1 所示。

(四)残损、残疾、残障之间的关系

一般情况下,残疾是按照残损、残疾和残障顺序发展的,但也有可能发生跳跃。残损、残疾和残障三者之间没有绝对的界限,其程度可以相互转化。具体来说,残损者未经合适的康复治疗可转化为残疾,甚至残障;而残疾或残障者也可能经合适的康复治疗而向较轻的程度转化。如患者脊髓损伤后出现截瘫,下肢功能丧失,失去了步行活

动能力,大小便不能自理,生活上需要他人帮助,处于残疾状态。如果其得不到积极康复治疗,患者下肢瘫痪可以使其终身卧床,丧失了工作能力和与社会交往的能力,发展为残障。若经过积极康复治疗,患者可以从残疾转为残损。残损、残疾、残障的关系见图 2-1。

表 2-1 ICIDH 分类特征、表现以及相应的康复评估和治疗途径

分类	障碍水平	表现	评定	康复途径	康复方法
残损	器官水平	器官或系统功能严重障碍或丧失	关节活动范围、徒手肌力、电诊断等	复原	功能锻炼(PT、ST 等)
残疾	个体水平	生活自理能力严重障碍或丧失	ADL 等	代偿	ADL 训练(OT、支具等)
残障	社会水平	社交或工作能力严重障碍或丧失	社交和工作能力等	适应	环境改造(SW、OT、Eng)

　　PT:物理治疗师;ST:言语治疗师;ADL:日常生活能力;OT:作业治疗师;SW:社会工作者;Eng:康复医学工程工作者

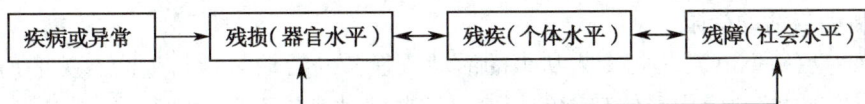

图 2-1 ICIDH 各成分之间的关系

二、国际功能、残疾和健康分类

　　经过近 20 多年的研究与应用,ICIDH 有关残损、残疾和残障的分类,使康复工作者能更好地分析患者由于身体伤病导致的可能的日常和社会生活功能障碍。然而,随着卫生事业、残疾人事业的发展,人们对残损以及由此而发生的社会生活变化有了新的认识。原有的残损、残疾和残障等模式也越来越不能满足卫生与康复事业发展的要求,迫切需要建立新的理论模式与分类系统,以适应由于保健观念和对残疾认识所发生的社会变化的需要。1996 年,WHO 制订了《国际残损、活动和参与分类》(International Classification of Impairment, Activity and Participation, ICIDH-2)。2001 年5 月第 54 届世界卫生大会上通过了决议将其更名为《国际功能、残疾和健康分类》(International Classification of Functioning, Disability and Health, ICF),在世界范围内得到广泛运用。ICF 的分类与身体水平、个体水平和社会水平有关,也是从三个平面获取与残疾有关的资料。ICF 用于残疾评定,可以用残损、活动受限、参与受限来表示;用于反映健康功能状态,可以用身体功能、个体功能、社会功能来表示。它提供了能统一、标准反映所有与人体健康有关的功能和残疾功能状态的分类,为研究人体与健康有关的功能状况提供了科学依据,有利于医护人员、健康人、患者、残疾者之间的相互交流,有利于社会对残疾患者的理解和沟通。

　　(一) ICF 的构成

　　1. 身体结构/功能与残损

　　(1)身体结构/功能:身体结构(body structures)是指身体的解剖部分,如肢体、器

官及其他组成。身体功能(body functions)是指身体系统的生理或心理功能。如手的功能是利用工具或不用工具劳动,足的功能是支撑体重和行走。身体的结构和功能是两个不同但又平行的部分,它们各自的特征是不能相互取代的,如眼结构组成视觉功能。身体除了指各个器官之外,还包括各器官所具有的功能,如脑器官是身体的一部分,它所具有的意识功能(心理功能)也是身体的一部分。

(2)残损(impairment):是指由于各种原因所引起的身体结构、外形、器官或系统生理功能以及心理功能损害,仅限于器官、系统的功能障碍,不涉及组织、细胞、分子水平的残损,是病理情况在身体结构上的表现。残损可以是永久或暂时的,也可以是静止不变或进行性发展的,还可以是持续或间断性出现的。对于个体正常生活活动,如步行、进食、个人卫生等方面可能有一定影响,但仍能达到日常活动能力自理。残损比疾病或紊乱的范围更广泛,如截肢是身体结构的残损,但不是疾病,也不意味患者处于疾病或身体虚弱状态,残损者可以身体强健。如某些截肢者是十分优秀的运动员,他与正常人相比,存在某些缺陷、功能受限,但通过康复的介入,凭借本人顽强的意志,可以完成常人都难以完成的动作。残损的程度可以用丧失或缺乏、减少、附加或过度及偏离来衡量。

2. 活动与活动受限

(1)活动(activity):是指个人从事的活动或任务。活动包括与生活有关的所有个人活动,是一种综合应用身体功能的能力。这些活动有较简单的如行走、进食等,也有较复杂的如工作、学习等,但不包括个人对完成活动的态度、潜力和能力。身体功能和基本活动可以在个体活动水平上体现出来。例如,组织和计划性的认知是身体的功能,但计划一天的安排也是一项个体水平上的活动。

(2)活动受限(activity limitation):是指按正常方式进行日常活动能力的丧失和工作能力的受限。它是建立在残损基础上的,包括行为、交流、生活自理、运动、身体姿势和活动、技能活动和环境处理等方面的活动受限。活动受限可以是完成活动的量或活动的性质变化。辅助设备的使用和他人辅助可以解除活动受限,但残损仍然存在。如患者进食困难可通过改变进食方式(如使用吸管)完成进食活动。但并非所有残损都会引起活动受限,如一只眼球摘除或一只小指被截去的患者,从器官水平上看属于残损,但并未影响到患者的日常生活,患者可以根据情况选择适合于他的一般性工作。

3. 参与和参与局限

(1)参与(participation):是指与健康状态、身体结构和功能、活动及相关因素有关的个人生活经历。它是与个人生活各方面功能有关的社会状况,包括社会对个人功能水平的反应,这种社会反应既可促进,也可阻碍个体参与各种社会活动,也是个人健康、素质及其所生存的外在因素之间复杂关系的体现。参与和活动的不同在于影响前者的相关因素是在社会水平,而影响后者的因素是在个体水平。

(2)参与局限(participation restriction):是指由于残损、活动受限或其他原因导致个体参与社会活动的局限,影响和限制个体在社会上的交往,导致工作、学习、社交等方面不能独立进行。参与局限是从社会水平上评价功能障碍严重程度的。常见的参与局限包括定向识别(时、地、人)、身体自主、行动、就业、社会活动、经济自主等受限。如四肢瘫痪患者,生活完全不能自理,完全丧失了工作和社交能力,他们必须靠家人和社会的救济才能维持生活。此外,参与局限直接受社会环境影响,即使是个体无残损或活动受限也会如此。例如,无症状和疾病的肝炎病毒携带者不存在残损或活动受限,但往往受到社会的排斥或工作的限制。

4. 情景性因素　情景性因素(contextual factor)是指个体生活和生存的全部背景,特别是能影响功能和残疾结果的情景性因素,包括环境因素和个人因素。环境因素(environmental factor)是指社会环境、自然环境、家庭及社会支持,它与身体功能和结构、活动、参与之间是相互作用的。个人因素(personal factor)指个体生活和生存的特殊背景,如年龄、性别、生活方式、习惯、教育水平、社会背景、教养、行为方式、心理素质等。例如,个体在社会活动中悲观、失望,有明显的焦虑、抑郁,无继续生存的愿望及信心,那么就会直接影响活动与参与能力,影响健康状况。所以,健康状况、功能和残疾情况以及情景性因素之间是一种双向互动的统一体系。

ICF 的构成如表 2-2 所示。

表 2-2　ICF 构成成分

	身体结构与功能	活动	参与	情景性因素
构成	身体(身体部分)	个体(作为一个完整的人在标准环境中)	社会(人在现实环境中)	环境因素(功能的外在影响)+个人因素(功能的内在影响)
特征	身体结构 身体功能	执行任务的能力	现实生活中完成任务的能力	身体、社会的态度、世故的特点+人的特质
积极方面	功能和结构完整	活动	参与	促进因素
消极方面	损伤	活动限制	参与限制	障碍/阻碍

(二) ICF 编码与限定值(qualifier)

ICF 运用了一种字母数字编码系统,字母 b、s、d 和 e 代表身体功能、身体结构、活动和参与以及环境因素。首字母 d 指明在活动和参与成分中的领域,根据使用者的情况,可以用 a 或 p 替代首字母 d 以分别指明活动和参与。使用限定值是 ICF 编码的一个重要特点。ICF 编码只有在加上一个限定值后才算完整。限定值用于显示健康水平的程度(即问题的严重性),如表 2-3 所示。

(三) ICF 的理论模式

ICF 建立在一种残疾性的社会模式基础上,它从残疾人融入社会的角度出发,将残疾性作为一种社会性问题,残疾性不仅是个人的特性,也是由社会环境形成的一种复合状态。因此,对残疾问题的管理要求全社会的参与,强调社会集体行动,要求改造环境以使残疾人充分参与社会生活的各个方面。因此,这种问题更是一种态度或意识形态的问题,要求社会发生变化。具体如图 2-2 所示。

(四) ICF 的应用领域

ICF 为综合分析身体、心理、社会和环境因素提供了一个有效的系统性工具。它可以应用于保健、保险、社会保障、就业、科学研究、制订计划和政策、教育和训练以及经济和人类发展等各个领域。具体体现在:

表 2-3　ICF 分类的限定值

限定值	身体功能	身体结构			活动与参与局限		情景性因素	
		一级（损伤程度）	二级（变化的性质）	三级（指出部位）	一级（活动受限程度）	二级（无辅助时参与局限程度）	障碍因素	有利因素
0	无残疾	没有损伤	结构无变化	多于一个部位	无困难	无困难	无	无
1	轻度残疾	轻度损伤	完全缺失	右侧	轻度困难	轻度困难	轻度	轻度
2	中度残疾	中度损伤	部分缺失	左侧	中度困难	中度困难	中度	中度
3	严重残疾	重度损伤	附属部位	两侧	重度困难	重度困难	重度	充分
4	完全残疾	完全损伤	异常维度	前端	完全困难	完全困难	完全	完全
5			不连贯性	后端				
6			偏离位置	近端				
7	—	—	结构性质改变（包括积液）	远端				
8	未特指	未特指	未特指	未特指	未特指	未特指	—	—
9	不适用	不适用	不适用	不适用	不适用	不适用		

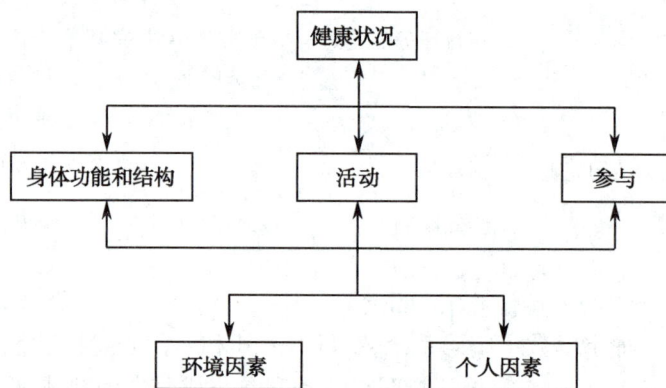

图 2-2　ICF 理论模式图

1. 为卫生信息系统提供一种系统化的编码方案,并构建了研究健康状态结果的一种框架。这是依据科学知识和各个领域专家的经验而建立的。

2. 确定了说明健康状态的术语。这有助于改进卫生保健工作者、其他领域的人员和残疾人之间的交流,是一种可在不同领域内共同使用的术语系统。

3. 为认识残疾对个体生活及社会参与的影响提供了理论基础。人们不仅能对疾病做出诊断,还能对其影响做出认真分析。

4. 对健康状态的结果进行定义,有利于提供更好的保健,并为残疾人参与社会生活提供更好的服务。这是提高残疾人生活质量并促进其自立的关键。

5. 对不同国家、不同卫生服务领域的数据进行比较,这是国际上早就期盼实现的愿望。

6. 促进对健康状态结果的研究。该系统可以建立更有效的数据收集方法,以收集促进或阻碍残疾人参与社会生活的数据。

具体而言,ICF 有如下应用:①作为统计工具,用于数据采集和编码(人口研究,残疾人管理系统等);②作为研究工具,测量健康状态的结果,生活质量或环境因素;③应用于临床工作,如职业评定、康复效果评定;④指导制定社会政策,如社会保障计划、保险赔偿系统和政策的制定与实施;⑤作为教育工具,用于课程设计,确定认知和社会行动需要。

(五) ICF 与 ICIDH 的比较

1. 改变了分类术语　ICIDH 中身体、个体、社会水平上分类使用的是残损、残疾、残障。ICF 中则按身体功能与结构、活动、参与三个水平分类,且每一水平的评定有积极与消极两方面。消极的一面被称为残损、活动受限和参与局限;功能则表示积极的方面。在 ICF 中残疾的含义同时涵盖了损伤、活动受限、参与局限三个水平的消极方面,同时也确定了表示健康状态的术语,有助于改进卫生工作者、其他领域人员和残疾人之间的交流。

2. 增加了附加因素　因考虑到个体因素和环境因素对身体的影响,ICF 增加并强调了情景性因素,这表明健康状态和残疾状态是个人因素和环境因素相互影响形成的一个整体。因此,它不是对人进行分类,而是按照健康和与健康相关的领域来说明每个人所处的环境,即描述常常是在个体或环境因素的背景下做出的。而 ICIDH 未考虑这些因素。

3. 扩大了分类含义　ICIDH 主要侧重疾病后果的分类,而 ICF 还包括了"健康成分"的残疾分类。健康成分确定由什么构成健康,而疾病结果集中于疾病的影响或由此可能产生的其他健康状态。所以,ICIDH 仅仅与残疾人有关,而 ICF 与所有人有关,即与所有人的健康和整个医学界有关。

4. 残疾分类的相互转换　ICIDH 中残疾分类以单向影响为主,而 ICF 强调了所有成分之间的双向互动。这一双向互动的模式为通过干预来预防残疾的发生和减轻残疾的影响提供了有力的理论基础。

(六)《国际功能、残疾和健康分类》与《国际疾病分类标准》的比较

《国际功能、残疾和健康分类》是对健康状态的结果进行分类,而不是对疾病、障碍或损伤进行分类。《国际疾病分类标准》(International Classification of Disease,ICD)是根据疾病的病因、病理、临床表现和解剖位置等特性,将疾病分门别类进行编码,使其成为一个有序的组合,是对个体的健康状态进行分类。ICD 第 10 版(ICD-10)更名为《疾病和有关健康问题的国际统计分类》。所以,ICF 和 ICD 是相互补充、相互交叉的。ICD 的分类采用生物医学模式,而 ICF 将残损作为结果,将其看作残疾现象的一部分,使用的是生物—心理—社会医学模式。无论是 ICF 还是 ICD,均是从人体系统出发。残损涉及人体结构和功能的改变,这些改变常常是疾病过程中的一部分,可使用 ICD 分类系统;同样,ICD 分类系统也把残损作为分类体系的一部分。

三、中国残疾人抽样调查残疾标准

我国于 2010 年制定了残疾人残疾分类和分级标准,该国家标准将残疾分成七类,分别是视力残疾、听力残疾、言语残疾、肢体残疾、智力残疾、精神残疾和多重残疾,根据残疾程度,各类又分四级。各类残疾的定义及分级标准具体内容如下。

（一）视力残疾

1. 视力残疾的定义　视力残疾是指由于各种原因导致双眼视力低下并且不能矫正或视野缩小,影响日常生活和社会参与的一类残疾。视力残疾包括盲及低视力。

2. 视力残疾的分级(表2-4)

表2-4　视力残疾的分级

类别	级别	最佳矫正视力
盲	一级	无感光~<0.02;或视野半径<5°
	二级	≥0.02~<0.05;或视野半径<10°
低视力	三级	≥0.05~<0.1
	四级	≥0.1~<0.3

需要注意的是:①盲或低视力均指双眼而言,若双眼视力不同,则以视力较好的一眼为准。如仅有单眼为盲或低视力,而另一眼的视力达到或优于0.3,则不属于视力残疾范畴。②最佳矫正视力是指以适当镜片矫正所能达到的最好视力,或以针孔镜所测得的视力。③视野半径<10°者,不论其视力如何均属于盲。

（二）听力残疾

1. 听力残疾的定义　听力残疾是指由于各种原因导致双耳不同程度的永久性听力障碍,听不到或听不清周围环境声及言语声,以致影响日常生活和社会参与。

2. 听力残疾的分级

(1)听力残疾一级:听觉系统的结构和功能方面极重度损伤,较好耳平均听力损失≥91dBHL,在无助听设备帮助下,不能依靠听觉进行言语交流,在理解和交流等活动上极度受限,在参与社会生活方面存在极严重障碍。

(2)听力残疾二级:听觉系统的结构和功能重度损伤,较好耳平均听力损失在81~90dBHL之间,在无助听设备帮助下,在理解和交流等活动上重度受限,在参与社会生活方面存在严重障碍。

(3)听力残疾三级:听觉系统的结构和功能中重度损伤,较好耳平均听力损失在61~80dBHL之间,在无助听设备帮助下,在理解和交流等活动上中度受限,在参与社会生活方面存在中度障碍。

(4)听力残疾四级:听觉系统的结构和功能中度损伤,较好耳平均听力损失在41~60dBHL之间,在无助听设备帮助下,在理解和交流等活动上轻度受限,在参与社会生活方面存在轻度障碍。

（三）言语残疾

1. 言语残疾的定义　言语残疾是指由于各种原因导致的不同程度的言语障碍(经治疗1年以上不愈或病程超过2年者),不能或难以进行正常的言语交往活动(3岁以下不定残)。包括:

(1)失语:是由于大脑言语区域以及相关部位损伤所导致的获得性言语功能丧失或受损。

(2)运动性构音障碍:是由于神经肌肉病变导致构音器官的运动障碍,主要表现为不会说话、说话费力、发声和发音不清等。

（3）器官结构异常所致的构音障碍：是构音器官形态结构异常所致的构音障碍。其代表为腭裂以及舌或颌面部术后。主要表现为不能说话、鼻音过重、发音不清等。

（4）发声障碍（嗓音障碍）：是由于呼吸及喉存在器质性病变导致的失声、发声困难、声音嘶哑等。

（5）儿童言语发育迟滞：指儿童在生长发育过程中言语发育落后于实际年龄的状态。主要表现为不会说话、说话晚、发音不清等。

（6）听力障碍所致的语言障碍：是由于听觉障碍所致的言语障碍。主要表现为不会说话或者发音不清。

（7）口吃：是言语的流畅性障碍。常表现为在说话的过程中拖长音、重复、语塞并伴有面部及其他行为变化等。

2. 言语残疾的分级

（1）言语残疾一级：无任何言语功能或语音清晰度≤10%，言语表达能力等级测试未达到一级测试水平，不能进行任何言语交流。

（2）言语残疾二级：具有一定的发声及言语能力。语音清晰度在11%~25%之间，言语表达能力未达到二级测试水平。

（3）言语残疾三级：可以进行部分言语交流。语音清晰度在26%~45%之间，言语表达能力等级测试未达到三级测试水平。

（4）言语残疾四级：能进行简单会话，但用较长句或长篇表达困难。语音清晰度在46%~65%之间，言语表达能力等级未达到四级测试水平。

（四）肢体残疾

1. 肢体残疾的定义　肢体残疾是指人体运动系统的结构、功能损伤造成四肢残缺或四肢、躯干麻痹（瘫痪）、畸形等而致人体运动功能不同程度的丧失，以及活动受限或参与的局限。

肢体残疾包括：①上肢或下肢因伤、病或发育异常所致的缺失、畸形或功能障碍；②脊柱因伤、病或发育异常所致的畸形或功能障碍；③中枢、周围神经因伤、病或发育异常造成躯干或四肢的功能障碍。

2. 肢体残疾的分级

（1）肢体残疾一级：不能独立实现日常生活活动。①四肢瘫：四肢运动功能重度丧失；②截瘫：双下肢运动功能完全丧失；③偏瘫：一侧肢体运动功能完全丧失；④单全上肢和双小腿缺失；⑤单全下肢和双前臂缺失；⑥双上臂和单大腿（或单小腿）缺失；⑦双全上肢或双全下肢缺失；⑧四肢在不同部位缺失；⑨双上肢功能极重度障碍或三肢功能重度障碍。

（2）肢体残疾二级：基本上不能独立实现日常生活活动。①偏瘫或截瘫，残肢保留少许功能（不能独立行走）；②双上臂或双前臂缺失；③双大腿缺失；④单全上肢和单大腿缺失；⑤单全下肢和单上臂缺失；⑥三肢在不同部位缺失（除外一级中的情况）；⑦两肢功能重度障碍或三肢功能中度障碍。

（3）肢体残疾三级：能部分独立实现日常生活活动。①双小腿缺失；②单前臂及其以上缺失；③单大腿及其以上缺失；④双手拇指或双手拇指以外其他手指全缺失；⑤两肢在不同部位缺失（除外二级中的情况）；⑥一肢功能重度障碍或两肢功能中度障碍。

(4)肢体残疾四级:基本上能独立实现日常生活活动。①单小腿缺失;②双下肢不等长,差距在 5cm 以上(含 5cm);③脊柱强(僵)直;④脊柱畸形,驼背畸形大于 70°或侧凸大于 45°;⑤单手拇指以外其他四指全缺失;⑥单侧拇指全缺失;⑦单足跗跖关节以上缺失;⑧双足趾完全缺失或失去功能;⑨侏儒症(身高不超过 130cm 的成年人);⑩一肢功能中度障碍,两肢功能轻度障碍;⑪类似上述的其他肢体功能障碍。

(五)智力残疾

1. 智力残疾的定义　智力残疾是指智力显著低于一般人水平,并伴有适应行为的障碍。此类残疾是由于神经系统结构、功能障碍,使个体活动和参与受到限制,需要环境提供全面、广泛、有限和间歇的支持。

智力残疾包括:在智力发育期间(18 岁之前),由于各种有害因素导致的精神发育不全或智力迟滞;或者智力发育成熟以后,由于各种有害因素导致有智力损害或智力明显衰退。

2. 智力残疾的分级(表 2-5)

表 2-5　智力残疾的分级

级别	分级标准			
	发展商(DQ) 0~6 岁	智商(IQ) 7 岁以上	适应性行为 (AB)	WHO-DAS 分值
一级	≤25	<20	极重度	≥116
二级	26~39	20~34	重度	106~115
三级	40~54	35~49	中度	96~105
四级	55~75	50~69	轻度	52~95

(六)精神残疾

1. 精神残疾的定义　精神残疾,是指各类精神障碍持续一年以上未痊愈,由于认知、情感和行为障碍,影响其日常生活和社会参与。

2. 精神残疾的分级　18 岁以上的精神障碍患者根据 WHO-DAS 分数和下述的适应行为表现,18 岁以下者依据下述适应行为的表现,把精神残疾划分为四级。

(1)精神残疾一级:WHO-DAS 值 ≥116 分,适应行为严重障碍;生活完全不能自理,忽视自己生理、心理的基本要求。不与人交往,无法从事工作,不能学习新事物。需要环境提供全面、广泛的支持,生活长期、全部需他人监护。

(2)精神残疾二级:WHO-DAS 值在 106~115 分之间,适应行为重度障碍;生活大部分不能自理,基本不与人交往,只与照顾者简单交往,能理解照顾者的简单指令,有一定学习能力。监护下能从事简单劳动。能表达自己的基本需求,偶尔被动参与社交活动。需要环境提供广泛的支持,大部分生活仍需他人照料。

(3)精神残疾三级:WHO-DAS 值在 96~105 分之间,适应行为中度障碍。生活上不能完全自理,可以与人进行简单交流,能表达自己的情感。能独立从事简单劳动,能学习新事物,但学习能力明显比一般人差。被动参与社交活动,偶尔能主动参与社交活动。需要环境提供部分的支持,即所需要的支持服务是经常性、短时间的需求,部分生活需由他人照料。

(4)精神残疾四级:WHO-DAS 值在 52~95 分之间,适应行为轻度障碍。生活上基本自理,但自理能力比一般人差,有时忽略个人卫生。能与人交往,能表达自己的情感,体会他人情感的能力较差。能从事一般工作,学习新事物的能力比一般人稍差。偶尔需要环境提供支持,一般情况下生活不需要由他人照料。

(七)多重残疾

存在两种或两种以上残疾为多重残疾。多重残疾应指出其残疾的类别,并按所属残疾中最重类别残疾分级标准进行分级。

四、人身损害致残程度等级鉴定

公安部 GB18667-2002《道路交通事故受伤人员伤残评定》废止后,2017 年 1 月正式实施的《人体损伤程度致残分级》(简称"新残标")适用于除职工工伤以外的所有人身损害致残程度等级鉴定,包括道路交通事故受伤人员伤残鉴定、刑事案件的伤残鉴定、非因职工工伤的伤残鉴定、普通伤害案件的伤残鉴定、其他意外伤害的伤残鉴定等,对康复医学工作者在伤残鉴定方面也有一定的参考价值。其致残程度分级如下:

(一)一级

1. 颅脑、脊髓及周围神经损伤 ①持续性植物生存状态;②精神障碍或者极重度智能减退,日常生活完全不能自理;③四肢瘫(肌力 3 级以下)或者三肢瘫(肌力 2 级以下);④截瘫(肌力 2 级以下)伴重度排便功能障碍与重度排尿功能障碍。

2. 颈部及胸部损伤 ①心功能不全,心功能Ⅳ级;②严重器质性心律失常,心功能Ⅲ级;③心脏移植术后,心功能Ⅲ级;④心肺联合移植术后;⑤肺移植术后呼吸困难(极重度)。

3. 腹部损伤 ①原位肝移植术后肝衰竭晚期。②双肾切除术后或者孤肾切除术后,需透析治疗维持生命;肾移植术后肾衰竭。

4. 脊柱、骨盆及四肢损伤 ①三肢缺失(上肢肘关节以上,下肢膝关节以上);②二肢缺失(上肢肘关节以上,下肢膝关节以上),第三肢各大关节功能丧失均达75%;③二肢缺失(上肢肘关节以上,下肢膝关节以上),第三肢任两大关节均强直固定或者功能丧失均达 90%。

(二)二级

1. 颅脑、脊髓及周围神经损伤 ①精神障碍或者重度智能减退,日常生活随时需有人帮助;②三肢瘫(肌力 3 级以下);③偏瘫(肌力 2 级以下);④截瘫(肌力 2 级以下);⑤非肢体瘫运动障碍(重度)。

2. 头面部损伤 ①容貌毁损(重度);②上颌骨或者下颌骨完全缺损;③双眼球缺失或者萎缩;④双眼盲目 5 级;⑤双侧眼睑严重畸形(或者眼睑重度下垂,遮盖全部瞳孔),伴双眼盲目 3 级以上。

3. 颈部及胸部损伤 ①呼吸困难(极重度);②心脏移植术后;③肺移植术后。

4. 腹部损伤 ①肝衰竭晚期;②肾衰竭;③小肠大部分切除术后,消化吸收功能丧失,完全依赖肠外营养。

5. 脊柱、骨盆及四肢损伤 ①双上肢肘关节以上缺失,或者一上肢肘关节以上缺失伴一下肢膝关节以上缺失;②一肢缺失(上肢肘关节以上,下肢膝关节以上),其余任二肢体各有两大关节功能丧失均达 75%;③双上肢各大关节均强直固定或者功能丧失均达 90%。

6. 体表及其他损伤　①皮肤瘢痕形成达体表面积 90%；②重型再生障碍性贫血。

（三）三级

1. 颅脑、脊髓及周围神经损伤　①精神障碍或者重度智能减退，不能完全独立生活，需经常有人监护；②完全感觉性失语或者混合性失语；③截瘫（肌力 3 级以下）伴排便或者排尿功能障碍；④双手全肌瘫（肌力 2 级以下），伴双腕关节功能丧失均达75%；⑤重度排便功能障碍伴重度排尿功能障碍。

2. 头面部损伤　①一眼球缺失、萎缩或者盲目 5 级，另一眼盲目 3 级；②双眼盲目 4 级；③双眼视野接近完全缺损，视野有效值≤4%（直径≤5°）；④吞咽功能障碍，完全依赖胃管进食。

3. 颈部及胸部损伤　①食管闭锁或者切除术后，摄食依赖胃造口或者空肠造口；②心功能不全，心功能Ⅲ级。

4. 腹部损伤　①全胰缺失；②一侧肾切除术后，另一侧肾功能重度下降；③小肠大部分切除术后，消化吸收功能严重障碍，大部分依赖肠外营养。

5. 盆部及会阴部损伤　①未成年人双侧卵巢缺失或者萎缩，完全丧失功能；②未成年人双侧睾丸缺失或者萎缩，完全丧失功能；③阴茎接近完全缺失（残留长度≤1.0cm）。

6. 脊柱、骨盆及四肢损伤　①二肢缺失（上肢腕关节以上，下肢膝关节以上）；②一肢缺失（上肢腕关节以上，下肢膝关节以上），另一肢各大关节均强直固定或者功能丧失均达 90%；③双上肢各大关节功能丧失均达 75%；双下肢各大关节均强直固定或者功能丧失均达 90%；一上肢与一下肢各大关节均强直固定或者功能丧失均达 90%。

（四）四级

1. 颅脑、脊髓及周围神经损伤　①精神障碍或者中度智能减退，日常生活能力严重受限，间或需要帮助；②外伤性癫痫（重度）；③偏瘫（肌力 3 级以下）；④截瘫（肌力 3 级以下）；⑤阴茎器质性勃起障碍（重度）。

2. 头面部损伤　①符合容貌毁损（重度）标准之三项者；②上颌骨或者下颌骨缺损达 1/2；③一眼球缺失、萎缩或者盲目 5 级，另一眼重度视力损害；④双眼盲目 3 级；⑤双眼视野极度缺损，视野有效值≤8%（直径≤10°）；⑥双耳听力障碍≥91dBHL。

3. 颈部及胸部损伤　①严重器质性心律失常，心功能Ⅱ级；②一侧全肺切除术后；③呼吸困难（重度）。

4. 腹部损伤　①肝切除 2/3 以上；②肝衰竭中期；③胰腺大部分切除，胰岛素依赖；④肾功能重度下降；⑤双侧肾上腺缺失；⑥永久性回肠造口。

5. 盆部及会阴部损伤　膀胱完全缺失或者切除术后，行永久性输尿管腹壁造瘘或者肠代膀胱并永久性造口。

6. 脊柱、骨盆及四肢损伤　①一上肢腕关节以上缺失伴一下肢踝关节以上缺失，或者双下肢踝关节以上缺失；②双下肢各大关节功能丧失均达 75%；一上肢与一下肢各大关节功能丧失均达 75%；③手功能丧失分值达 150 分。

7. 体表及其他损伤　①皮肤瘢痕形成达体表面积 70%；②放射性皮肤癌。

（五）五级

1. 颅脑、脊髓及周围神经损伤　①精神障碍或者中度智能减退，日常生活能力明显受限,需要指导;②完全运动性失语;③完全性失用、失写、失读或者失认等;④双侧完全性面瘫;⑤四肢瘫(肌力4级以下);⑥单肢瘫(肌力2级以下);⑦非肢体瘫运动障碍(中度);⑧双手大部分肌瘫(肌力2级以下);⑨双足全肌瘫(肌力2级以下);⑩排便伴排尿功能障碍,其中一项达重度。

2. 头面部损伤 ①符合容貌毁损(重度)标准之两项者;②一眼球缺失、萎缩或者盲目5级,另一眼中度视力损害;③双眼重度视力损害;④双眼视野重度缺损,视野有效值≤16%(直径≤20°);⑤一侧眼睑严重畸形(或者眼睑重度下垂,遮盖全部瞳孔),伴另一眼盲目3级以上;⑥双耳听力障碍≥81dBHL;⑦一耳听力障碍≥91dBHL,另一耳听力障碍≥61dBHL;⑧舌根大部分缺损;⑨咽或者咽后区损伤遗留吞咽功能障碍,只能吞咽流质食物。

3. 颈部及胸部损伤 ①未成年人甲状腺损伤致功能减退,药物依赖;②甲状旁腺功能损害(重度);③食管狭窄,仅能进流质食物;④食管损伤,肠代食管术后。

4. 腹部损伤 ①胰头合并十二指肠切除术后;②一侧肾切除术后,另一侧肾功能中度下降;③肾移植术后,肾功能基本正常;④肾上腺皮质功能明显减退;⑤全胃切除术后;⑥小肠部分切除术后,消化吸收功能障碍,部分依赖肠外营养;⑦全结肠缺失。

5. 盆部及会阴部损伤 ①永久性输尿管腹壁造口;②尿瘘难以修复;③直肠阴道瘘难以修复;④阴道严重狭窄(仅可容纳一中指);⑤双侧睾丸缺失或者完全萎缩,丧失生殖功能;⑥阴茎大部分缺失(残留长度≤3.0cm)。

6. 脊柱、骨盆及四肢损伤 ①一上肢肘关节以上缺失;②一肢缺失(上肢腕关节以上,下肢膝关节以上),另一肢各大关节功能丧失均达50%或者其余肢体任两大关节功能丧失均达75%;③手功能丧失分值≥120分。

(六)六级

1. 颅脑、脊髓及周围神经损伤 ①精神障碍或者中度智能减退,日常生活能力部分受限,但能部分代偿,部分日常生活需要帮助;②外伤性癫痫(中度);③尿崩症(重度);④一侧完全性面瘫;⑤三肢瘫(肌力4级以下);⑥截瘫(肌力4级以下)伴排便或者排尿功能障碍;⑦双手部分肌瘫(肌力3级以下);⑧一手全肌瘫(肌力2级以下),伴相应腕关节功能丧失75%以上;⑨双足全肌瘫(肌力3级以下);⑩阴茎器质性勃起障碍(中度)。

2. 头面部损伤 ①符合容貌毁损(中度)标准之四项者;②面部中心区条状瘢痕形成(宽度达0.3cm),累计长度达20.0cm;③面部片状细小瘢痕形成或者色素显著异常,累计达面部面积的80%;④双侧眼睑严重畸形;⑤一眼球缺失、萎缩或者盲目5级,另一眼视力≤0.5;⑥一眼重度视力损害,另一眼中度视力损害;⑦双眼视野中度缺损,视野有效值≤48%(直径≤60°);⑧双侧前庭平衡功能丧失,睁眼行走困难,不能并足站立;⑨唇缺损或者畸形,累计相当于上唇2/3以上。

3. 颈部及胸部损伤 ①双侧喉返神经损伤,影响功能;②一侧胸廓成形术后,切除6根以上肋骨;③女性双侧乳房完全缺失;④心脏瓣膜置换术后,心功能不全;⑤心功能不全,心功能Ⅱ级;⑥器质性心律失常安装永久性起搏器后;⑦严重器质性心律失常;⑧两肺叶切除术后。

4. 腹部损伤 ①肝切除1/2以上;②肝衰竭早期;③胰腺部分切除术后伴功能障碍,需药物治疗;④肾功能中度下降;⑤小肠部分切除术后,影响消化吸收功能,完全依赖肠内营养。

5. 盆部及会阴部损伤　①双侧卵巢缺失或者萎缩，完全丧失功能；②未成年人双侧卵巢萎缩，部分丧失功能；③未成年人双侧睾丸萎缩，部分丧失功能；④会阴部瘢痕挛缩伴阴道狭窄；⑤睾丸或者附睾损伤，生殖功能重度损害；⑥双侧输精管损伤难以修复；⑦阴茎严重畸形，不能实施性交行为。

6. 脊柱、骨盆及四肢损伤　①脊柱骨折后遗留 30°以上侧弯或者后凸畸形；②一肢缺失（上肢腕关节以上，下肢膝关节以上）；③双足跖跗关节以上缺失；④手或者足功能丧失分值≥90 分。

7. 体表及其他损伤　①皮肤瘢痕形成达体表面积 50%；②非重型再生障碍性贫血。

（七）七级

1. 颅脑、脊髓及周围神经损伤　①精神障碍或者轻度智能减退，日常生活有关的活动能力极重度受限；②不完全感觉性失语；③双侧大部分面瘫；④偏瘫（肌力 4 级以下）；⑤截瘫（肌力 4 级以下）；⑥单肢瘫（肌力 3 级以下）；⑦一手大部分肌瘫（肌力 2 级以下）；⑧一足全肌瘫（肌力 2 级以下）；⑨重度排便功能障碍或者重度排尿功能障碍。

2. 头面部损伤　①面部中心区条状瘢痕形成（宽度达 0.3cm），累计长度达 15.0cm；②面部片状细小瘢痕形成或者色素显著异常，累计达面部面积的 50%；③双侧眼睑重度下垂，遮盖全部瞳孔；④一眼球缺失或者萎缩；⑤双眼中度视力损害；⑥一眼盲目 3 级，另一眼视力≤0.5；⑦双眼偏盲；⑧一侧眼睑严重畸形（或者眼睑重度下垂，遮盖全部瞳孔）合并该眼盲目 3 级以上；⑨一耳听力障碍≥81dBHL，另一耳听力障碍≥61dBHL；⑩咽或者咽后区损伤遗留吞咽功能障碍，只能吞咽半流质食物；⑪上颌骨或者下颌骨缺损达 1/4；⑫上颌骨或者下颌骨部分缺损伴牙齿缺失 14 枚以上；⑬颌面部软组织缺损，伴发涎漏。

3. 颈部及胸部损伤　①甲状腺功能损害（重度）；②甲状旁腺功能损害（中度）；③食管狭窄，仅能进半流质食物，食管重建术后并发反流性食管炎；④颌颈粘连（中度）；⑤女性双侧乳房大部分缺失或者严重畸形；⑥未成年或者育龄女性双侧乳头完全缺失；⑦胸廓畸形，胸式呼吸受限；⑧一肺叶切除，并肺段或者肺组织楔形切除术后。

4. 腹部损伤　①肝切除 1/3 以上；②一侧肾切除术后；③胆道损伤胆肠吻合术后，反复发作逆行性胆道感染；④未成年人脾切除术后；⑤小肠部分（包括回盲部）切除术后；⑥永久性结肠造口；⑦肠瘘长期不愈（1 年以上）。

5. 盆部及会阴部损伤　①永久性膀胱造口；②膀胱部分切除术后合并轻度排尿功能障碍；③原位肠代膀胱术后；④子宫大部分切除术后；⑤睾丸损伤，血睾酮降低，需药物替代治疗；⑥未成年人一侧睾丸缺失或者严重萎缩；⑦阴茎畸形，难以实施性交行为；⑧尿道狭窄（重度）或者成形术后；⑨肛管或者直肠损伤，排便功能重度障碍或者肛门失禁（重度）；⑩会阴部瘢痕挛缩致肛门闭锁，结肠造口术后。

6. 脊柱、骨盆及四肢损伤　①双下肢长度相差 8.0cm 以上；②一下肢踝关节以上缺失；③四肢任一大关节（踝关节除外）强直固定于非功能位；④四肢任两大关节（踝关节除外）功能丧失均达 75%；⑤一手除拇指外，余四指完全缺失；⑥双足足弓结构完全破坏；⑦手或者足功能丧失分值≥60 分。

（八）八级

1. **颅脑、脊髓及周围神经损伤**　①精神障碍或者轻度智能减退,日常生活有关的活动能力重度受限;②不完全运动性失语,不完全性失用、失写、失读或者失认;③尿崩症(中度);④一侧大部分面瘫,遗留眼睑闭合不全和口角歪斜;⑤单肢瘫(肌力 4 级以下);⑥非肢体瘫运动障碍(轻度);⑦一手大部分肌瘫(肌力 3 级以下);⑧一足全肌瘫(肌力 3 级以下);⑨阴茎器质性勃起障碍(轻度)。

2. **头面部损伤**　①容貌毁损(中度)。②符合容貌毁损(重度)标准之一项者。③头皮完全缺损,难以修复。④面部条状瘢痕形成,累计长度达 30.0cm;面部中心区条状瘢痕形成(宽度达 0.2cm),累计长度达 15.0cm。⑤面部块状增生性瘢痕形成,累计面积达 15.0cm^2;面部中心区块状增生性瘢痕形成,单块面积达 7.0cm^2 或者多块累计面积达 9.0cm^2。⑥面部片状细小瘢痕形成或者色素异常,累计面积达 100.0cm^2。⑦一眼盲目 4 级。⑧一眼视野接近完全缺损,视野有效值≤4%(直径≤5°)。⑨双眼外伤性青光眼,经手术治疗。⑩一侧眼睑严重畸形(或者眼睑重度下垂,遮盖全部瞳孔)合并该眼重度视力损害。⑪一耳听力障碍 ≥91dBHL。⑫双耳听力障碍 ≥61dBHL。⑬双侧鼻翼大部分缺损,或者鼻尖大部分缺损合并一侧鼻翼大部分缺损。⑭舌体缺损达舌系带。⑮唇缺损或者畸形,累计相当于上唇 1/2 以上。⑯脑脊液漏经手术治疗后持续不愈。⑰张口受限 Ⅲ 度。⑱发声功能或者构音功能障碍(重度)。⑲咽成形术后咽下运动异常。

3. **颈部及胸部损伤**　①甲状腺功能损害(中度)。②颈总动脉或者颈内动脉严重狭窄支架植入或者血管移植术后。③食管部分切除术后,并后遗胸腔胃。④女性一侧乳房完全缺失;女性双侧乳房缺失或者毁损,累计范围相当于一侧乳房 3/4 以上。⑤女性双侧乳头完全缺失。⑥肋骨骨折 12 根以上并后遗 6 处畸形愈合。⑦心脏或者大血管修补术后。⑧一肺叶切除术后。⑨胸廓成形术后,影响呼吸功能。⑩呼吸困难(中度)。

4. **腹部损伤**　①腹壁缺损≥腹壁的 1/4;②成年人脾切除术后;③胰腺部分切除术后;④胃大部分切除术后;⑤肠部分切除术后,影响消化吸收功能;⑥胆道损伤,胆肠吻合术后;⑦损伤致肾性高血压;⑧肾功能轻度下降;⑨一侧肾上腺缺失;⑩肾上腺皮质功能轻度减退。

5. **盆部及会阴部损伤**　①输尿管损伤行代替术或者改道术后;②膀胱大部分切除术后;③一侧输卵管和卵巢缺失;④阴道狭窄;⑤一侧睾丸缺失;⑥睾丸或者附睾损伤,生殖功能轻度损害;⑦阴茎冠状沟以上缺失;⑧阴茎皮肤瘢痕形成,严重影响性交行为。

6. **脊柱、骨盆及四肢损伤**　①两个椎体压缩性骨折(压缩程度均达 1/3);②三个以上椎体骨折,经手术治疗后;③女性骨盆骨折致骨产道变形,不能自然分娩;④股骨头缺血性坏死,难以行关节假体置换术;⑤四肢长骨开放性骨折并发慢性骨髓炎、大块死骨形成,长期不愈(1 年以上);⑥双上肢长度相差 8.0cm 以上;⑦双下肢长度相差 6.0cm 以上;⑧四肢任一大关节(踝关节除外)功能丧失 75%以上;⑨一踝关节强直固定于非功能位;⑩一肢体各大关节功能丧失均达 50%;⑪一手拇指缺失达近节指骨 1/2以上并相应掌指关节强直固定;⑫一足足弓结构完全破坏,另一足足弓结构部分破坏;⑬手或者足功能丧失分值≥40 分。

7. **体表及其他损伤** 皮肤瘢痕形成达体表面积30%。

(九) 九级

1. **颅脑、脊髓及周围神经损伤** ①精神障碍或者轻度智能减退,日常生活有关的活动能力中度受限;②外伤性癫痫(轻度);③脑叶部分切除术后;④一侧部分面瘫,遗留眼睑闭合不全或者口角歪斜;⑤一手部分肌瘫(肌力3级以下);⑥一足大部分肌瘫(肌力3级以下);⑦四肢重要神经损伤(上肢肘关节以上,下肢膝关节以上),遗留相应肌群肌力3级以下;⑧严重影响阴茎勃起功能;⑨轻度排便或者排尿功能障碍。

2. **头面部损伤** ①头皮瘢痕形成或者无毛发,达头皮面积50%。②颅骨缺损25.0cm² 以上,不宜或者无法手术修补。③容貌毁损(轻度)。④面部条状瘢痕形成,累计长度达20.0cm;面部条状瘢痕形成(宽度达0.2cm),累计长度达10.0cm,其中至少5.0cm 以上位于面部中心区。⑤面部块状瘢痕形成,单块面积达7.0cm²,或者多块累计面积达9.0cm²。⑥面部片状细小瘢痕形成或者色素异常,累计面积达30.0cm²。⑦一侧眼睑严重畸形;一侧眼睑重度下垂,遮盖全部瞳孔;双侧眼睑轻度畸形;双侧眼睑下垂,遮盖部分瞳孔。⑧双眼泪器损伤均后遗溢泪。⑨双眼角膜斑翳或者血管翳,累及瞳孔区;双眼角膜移植术后。⑩双眼外伤性白内障;儿童人工晶体植入术后。⑪一眼盲目3级。⑫一眼重度视力损害,另一眼视力≤0.5。⑬一眼视野极度缺损,视野有效值≤8%(直径≤10°)。⑭双眼象限性视野缺损。⑮一侧眼睑轻度畸形(或者眼睑下垂,遮盖部分瞳孔)合并该眼中度视力损害。⑯一眼眶骨折后遗眼球内陷5mm 以上。⑰耳廓缺损或者畸形,累计相当于一侧耳廓。⑱一耳听力障碍≥81dBHL。⑲一耳听力障碍≥61dBHL,另一耳听力障碍≥41dBHL。⑳一侧鼻翼或者鼻尖大部分缺损或者严重畸形。㉑唇缺损或者畸形,露齿3枚以上(其中1枚露齿达1/2)。㉒颌骨骨折,经牵引或者固定治疗后遗留功能障碍。㉓上颌骨或者下颌骨部分缺损伴牙齿缺失或者折断7枚以上。㉔张口受限Ⅱ度。㉕发声功能或者构音功能障碍(轻度)。

3. **颈部及胸部损伤** ①颈前三角区瘢痕形成,累计面积达50.0cm²。②甲状腺功能损害(轻度)。③甲状旁腺功能损害(轻度)。④气管或者支气管成形术后。⑤食管吻合术后。⑥食管腔内支架植入术后。⑦食管损伤,影响吞咽功能。⑧女性双侧乳房缺失或者毁损,累计范围相当于一侧乳房1/2以上。⑨女性一侧乳房大部分缺失或者严重畸形。⑩女性一侧乳头完全缺失或者双侧乳头部分缺失(或者畸形)。⑪肋骨骨折12根以上,或者肋骨部分缺失4根以上;肋骨骨折8根以上并后遗4处畸形愈合。⑫心功能不全,心功能Ⅰ级。⑬冠状动脉移植术后。⑭心脏室壁瘤。⑮心脏异物存留或者取出术后。⑯缩窄性心包炎。⑰胸导管损伤。⑱肺段或者肺组织楔形切除术后。⑲肺脏异物存留或者取出术后。

4. **腹部损伤** ①肝部分切除术后;②脾部分切除术后;③外伤性胰腺假性囊肿术后;④一侧肾部分切除术后;⑤胃部分切除术后;⑥肠部分切除术后;⑦胆道损伤胆管外引流术后;⑧胆囊切除术后;⑨肠梗阻反复发作;⑩膈肌修补术后遗留功能障碍(如膈肌麻痹或者膈疝)。

5. **盆部及会阴部损伤** ①膀胱部分切除术后;②输尿管狭窄成形术后;③输尿管狭窄行腔内扩张术或者腔内支架植入术后;④一侧卵巢缺失或者丧失功能;⑤一侧输卵管缺失或者丧失功能;⑥子宫部分切除术后;⑦一侧附睾缺失;⑧一侧输精管损伤难以修复;⑨尿道狭窄(轻度);⑩肛管或者直肠损伤,排便功能轻度障碍或者肛门失禁

（轻度）。

6. 脊柱、骨盆及四肢损伤 ①一椎体粉碎性骨折,椎管内骨性占位。②一椎体并相应附件骨折,经手术治疗后;两个椎体压缩性骨折。③骨盆两处以上骨折或者粉碎性骨折,严重畸形愈合。④青少年四肢长骨骨骺粉碎性或者压缩性骨折。⑤四肢任一大关节行关节假体置换术后。⑥双上肢前臂旋转功能丧失均达75%。⑦双上肢长度相差6.0cm以上。⑧双下肢长度相差4.0cm以上。⑨四肢任一大关节(踝关节除外)功能丧失50%以上。⑩一踝关节功能丧失75%以上。⑪一肢体各大关节功能丧失均达25%。⑫双足大脚趾功能丧失均达75%;一足5趾功能均完全丧失。⑬双足跟骨粉碎性骨折畸形愈合。⑭双足足弓结构部分破坏;一足足弓结构完全破坏。⑮手或者足功能丧失分值≥25分。

7. 体表及其他损伤 皮肤瘢痕形成达体表面积的10%。

（十）十级

1. 颅脑、脊髓及周围神经损伤 ①精神障碍或者轻度智能减退,日常生活有关的活动能力轻度受限;②颅脑损伤后遗脑软化灶形成,伴有神经系统症状或者体征;③一侧部分面瘫;④嗅觉功能完全丧失;⑤尿崩症(轻度);⑥四肢重要神经损伤,遗留相应肌群肌力4级以下;⑦影响阴茎勃起功能;⑧开颅术后。

2. 头面部损伤 ①面颅骨部分缺损或者畸形,影响面容。②头皮瘢痕形成或者无毛发,面积达40.0cm²。③面部条状瘢痕形成(宽度达0.2cm),累计长度达6.0cm,其中至少3.0cm位于面部中心区。④面部条状瘢痕形成,累计长度达10.0cm。⑤面部块状瘢痕形成,单块面积达3.0cm²,或者多块累计面积达5.0cm²。⑥面部片状细小瘢痕形成或者色素异常,累计面积达10.0cm²。⑦一侧眼睑下垂,遮盖部分瞳孔;一侧眼睑轻度畸形;一侧睑球粘连影响眼球运动。⑧一眼泪器损伤后遗溢泪。⑨一眼眶骨折后遗眼球内陷2mm以上。⑩复视或者斜视。⑪一眼角膜斑翳或者血管翳,累及瞳孔区;一眼角膜移植术后。⑫一眼外伤性青光眼,经手术治疗;一眼外伤性低眼压。⑬一眼外伤后无虹膜。⑭一眼外伤性白内障;一眼无晶体或者人工晶体植入术后。⑮一眼中度视力损害。⑯双眼视力≤0.5。⑰一眼视野中度缺损,视野有效值≤48%(直径≤60°)。⑱一耳听力障碍≥61dBHL。⑲双耳听力障碍≥41dBHL。⑳一侧前庭平衡功能丧失,伴听力减退。㉑耳廓缺损或者畸形,累计相当于一侧耳廓的30%。㉒鼻尖或者鼻翼部分缺损深达软骨。㉓唇外翻或者小口畸形。㉔唇缺损或者畸形,致露齿。㉕舌部分缺损。㉖牙齿缺失或者折断7枚以上;牙槽骨部分缺损,合并牙齿缺失或者折断4枚以上。㉗张口受限Ⅰ度。㉘咽或者咽后区损伤影响吞咽功能。

3. 颈部及胸部损伤 ①颏颈粘连畸形松解术后。②颈前三角区瘢痕形成,累计面积达25.0cm²。③一侧喉返神经损伤,影响功能。④器质性声音嘶哑。⑤食管修补术后。⑥女性一侧乳房部分缺失或者畸形。⑦肋骨骨折6根以上,或者肋骨部分缺失2根以上;肋骨骨折4根以上并后遗2处畸形愈合。⑧肺修补术后;⑨呼吸困难(轻度)。

4. 腹部损伤 ①腹壁疝,难以手术修补;②肝、脾或者胰腺修补术后;③胃、肠或者胆道修补术后;④膈肌修补术后。

5. 盆部及会阴部损伤 ①肾、输尿管或者膀胱修补术后;②子宫或者卵巢修补术后;③外阴或者阴道修补术后;④睾丸破裂修补术后;⑤一侧输精管破裂修复术后;⑥尿道修补术后;⑦会阴部瘢痕挛缩,肛管狭窄;⑧阴茎头部分缺失。

6. 脊柱、骨盆及四肢损伤　①枢椎齿状突骨折,影响功能。②一椎体压缩性骨折(压缩程度达 1/3)或者粉碎性骨折;一椎体骨折经手术治疗后。③四处以上横突、棘突或者椎弓根骨折,影响功能。④骨盆两处以上骨折或者粉碎性骨折,畸形愈合。⑤一侧髌骨切除。⑥一侧膝关节交叉韧带、半月板伴侧副韧带撕裂伤经手术治疗后,影响功能。⑦青少年四肢长骨骨折累及骨骺。⑧一上肢前臂旋转功能丧失 75% 以上。⑨双上肢长度相差 4.0cm 以上。⑩双下肢长度相差 2.0cm 以上。⑪四肢任一大关节(踝关节除外)功能丧失 25% 以上。⑫一踝关节功能丧失 50% 以上。⑬下肢任一大关节骨折后遗创伤性关节炎。⑭肢体重要血管循环障碍,影响功能。⑮一手小指完全缺失并第 5 掌骨部分缺损。⑯一足大脚趾功能丧失 75% 以上;一足 5 趾功能丧失均达 50%;双足大脚趾功能丧失均达 50%;双足除大脚趾外任何 4 趾功能均完全丧失。⑰一足跟骨粉碎性骨折畸形愈合。⑱一足足弓结构部分破坏。⑲手或者足功能丧失分值≥10 分。

7. 体表及其他损伤　①手部皮肤瘢痕形成或者植皮术后,范围达一手掌面积50%;②皮肤瘢痕形成达体表面积 4%;③皮肤创面长期不愈超过 1 年,范围达体表面积 1%。

第四节　残 疾 预 防

我国卫生工作的方针是"预防为主",残疾人的康复工作同样遵循这一原则。在我国的残疾人事业中,残疾的预防占有十分重要的地位。《中华人民共和国残疾人保障法》明确规定:"国家有计划地开展残疾预防工作,加强对残疾预防工作的领导。"残疾遍布全球各个角落,不分地域,不分种族、年龄、性别,不论农村、城市,不论山区、平原,不管是发展中国家还是发达国家,都会有残疾人。在大多数国家,每 10 人中至少有 1 人因生理、心理或感官缺陷而致残,而且残疾人的总数每年还在递增。因此,致残的疾病、损伤和其他致残因素构成了对全人类健康和生活的威胁,给个人和家庭带来了巨大的痛苦和不幸。无论从何种意义上讲,加强残疾预防工作已成为国家社会经济发展中一项刻不容缓的任务。

由于疾病谱的改变,预防的重点也已从生物学预防进入社会预防阶段,特别是对慢性病的预防,以及因慢性病所导致残疾的预防已成为当前卫生工作的重点。根据预防医学的三级预防原则,残疾的预防也应在国家、地区、社区以及家庭不同层次进行三级预防。

一、疾病的三级预防

疾病的预防不仅是指阻止疾病的发生,还包括疾病发生后阻止其发展以及疾病治疗过程的康复防残,最大限度地减少疾病造成的危害。因此,预防工作可以根据疾病自然史的不同阶段,相应地采取不同措施,这就是疾病的三级预防。三级预防是贯彻"预防为主"卫生工作方针的具体体现,是各类疾病的综合预防体系。

疾病自然发病的整个过程主要包括发病前期、发病期和发病后期,针对疾病发展各个阶段,在疾病的预防上即可表述为一级预防(病因预防)、二级预防("三早"预防)、三级预防(临床预防)。

（一）一级预防（primary prevention）

一级预防又称病因预防,是针对致病因素所采取的根本性预防措施,目的是控制或消除引发疾病的危险因素,预防疾病的发生,其措施包括增进人体健康与改善社会和环境两个方面。

1. 增进人体健康措施

（1）进行人群健康教育,增强自我保健意识,培养良好的生活方式和卫生习惯,合理营养,加强体育锻炼,注意心理健康和精神卫生。

（2）开展预防接种,提高人群免疫水平,预防疾病。

（3）开展婚前检查,禁止近亲结婚,做好优生优育工作,预防遗传性疾病。

（4）某些疾病高危个体的预防性服药,即化学预防。

2. 改善社会和环境措施　　制定与执行有关政策,以保护环境、防止环境污染;改善生产环境,防止职业性危害。如提供清洁安全饮用水,保证食品安全,公共场所禁止吸烟等。

（二）二级预防（secondary prevention）

二级预防又称临床前期预防,即在疾病的临床前期做好早期发现、早期诊断、早期治疗的"三早"预防工作,及时处理疾病的早期症状,阻断疾病向临床阶段发展,减轻疾病可能出现的严重程度,防止伤残。早期发现疾病的方法有普查、筛查、定期健康检查、高危人群重点项目检查,以及设立专科门诊等。对传染病,除了"三早",还应做到疫情早报告、患者早隔离,即"五早",以预防疾病的进一步传播。

（三）三级预防（tertiary prevention）

三级预防又称临床预防,即对已患病者给予及时、有效的治疗,防止病情恶化,预防并发症,防止伤残,促进康复。对慢性病患者通过医学监护,减少疾病的不良影响,预防并发症和伤残;对已丧失劳动力或残疾者通过康复医疗措施,使之能参加社会活动并延长寿命。三级预防具有重要的社会意义。

疾病的三级预防在疾病防治过程中是一个有机整体,不同类型疾病三级预防的策略和措施应有所区别,各有侧重。这主要决定于病因是否明确,病变是否可逆。对病因明确、病变不可逆的疾病,一定以一级预防为主,如职业因素所致的疾病、医源性疾病。对病因尚不够明确、一级预防效果尚难肯定的疾病,在做好一级预防的基础上,重点做好二级预防,如肿瘤的预防。对已患病者要尽力做好第三级预防,促使其早日康复。

三级预防措施的落实,可根据干预对象是群体或个体,分为社区预防服务和临床预防服务。社区预防服务是以社区为范围,以群体为对象开展的预防工作。临床预防服务是在临床场所,以个体为对象,实施个体的预防干预措施。社区预防服务的主体是公共卫生人员,而临床预防服务的提供者则是临床医务人员。

二、残疾的三级预防

预防残疾有三层含义:①消除有可能造成残疾的因素、条件、环境以预防残疾发生,即一级预防;②有可能造成残疾的因素、条件已经发生,要采取一切措施防止残疾形成,或者尽最大努力将残疾的发生率、严重程度降到最低,即二级预防;③残疾已经形成,要尽可能地采取一切措施预防残疾进一步加重、恶化,使残疾者能保持并改善尚存的功能,即三级预防。

(一) 一级预防

一级预防即预防伤、病的发生。残疾都是由伤、病造成的,针对造成残疾的各种伤、病因素,采取相应的预防措施,以减少造成残疾的隐患,是预防残疾的重要前提。具体措施有:

1. 重视安全　要注意改善劳动和工作条件,防止工作和意外事故,减少交通事故和暴力行为等。

2. 预防接种　认真实行预防接种,普及计划免疫,可以预防因传染病致残。乙型脑炎、脊髓灰质炎、流行性脑膜炎、结核等,均可利用注射或口服疫苗而得以预防,从而减少这些传染病所致的残疾。

3. 加强卫生宣传教育　广泛宣传疾病的防治知识和自我保健知识,帮助群众建立良好的生活习惯,了解酗酒、吸烟等嗜癖的严重危害,减少由于这些社会问题造成的伤、病。

4. 优生优育和妇幼保健　禁止近亲结婚,防止遗传病造成的先天性残疾;提倡正确的儿童抚育法;避免偏食引起的营养不良和佝偻病等。

5. 控制药物的副作用　据统计,人类先天性残疾中,有 1% ~ 5% 与药物有关。链霉素能引起药物性耳聋,已被禁用。也有报道称雄激素类、孕激素类等药物能致胎儿畸形,在孕期应避免服用。

6. 加强老年保健　注意保护老年人重要脏器的生理功能,预防容易致残的心脑血管病、慢性阻塞性呼吸系统疾病、糖尿病等的发生。

7. 加强体育锻炼　中国传统康复医学中有许多防病延年的养生保健方法,如气功、太极拳、五禽戏等医疗体育疗法,能增强机体抗病能力。

8. 注意精神卫生　中医学认为六淫七情是致病的重要原因,烦思忧虑,喜怒过度,都不利于健康。

(二) 二级预防

二级预防即防止伤、病转化为残疾。损伤或疾病发生后,应做到及早发现、及早治疗,以防止伤、病发展而引起残疾。从临床治疗阶段一开始就全面系统地考虑患者的预后功能和复发转归,采取相应的康复治疗措施,并将康复治疗作为临床医学服务的有效组成部分,可将残疾的发生率减到最低。具体措施有:

1. 及早发现　提倡中年以上者定期做健康检查,了解机体心、脑、肾、肺等主要器官功能状态的变化情况,如果发生病变能及早发现。

2. 及早治疗　要健全各级医疗卫生服务网络,建立相应的转诊制度,保证提供适当的药物和基本的治疗措施。要让医务人员,特别是基层医务人员了解能致残的伤、病引发残疾的过程和转归,了解及早诊治的必要性和防止残疾的康复方法。

3. 预防并发症　残疾并不都是由伤、病直接造成的,有的是由于医护不当或其他原因而产生并发症,且对它又未能作出及时有效的处理所产生的。例如预防偏瘫引起的失用性肌萎缩、压疮等并发症。

4. 重视心理治疗和社会医学工作　要注意预防会引起患者精神创伤的有关心理、社会因素。要对患者温雅有礼,给患者以亲切感,坚定其战胜伤病的信心,以促进康复。

（三）三级预防

三级预防即防止残疾的加重和继发性残疾。当残疾出现后,应在早期和程度较轻时进行积极的康复治疗,及时制订具体的综合康复医疗措施,以防止其发展导致功能的进一步丧失;要尽可能保持和改善尚存功能,使已有的功能障碍得到代偿;要注意改善残疾者个人生活自理能力,使其能继续参加社会活动,避免出现继发性残疾或使原有的残疾发展为严重残障,导致患者完全失去参加劳动和社会活动的能力。如外伤骨折患者若不重视康复治疗,可因固定综合征等导致继发性残疾。具体措施有:

1. 提供功能性康复医疗　如理疗、作业疗法、言语治疗、心理疗法、装配假肢等各种治疗方法。

2. 日常生活活动训练　如对肢残和聋哑者进行特殊训练和日常生活活动训练,使他们能够参加社会活动,有助于减轻残疾程度和提高生活质量。

3. 重视社区康复　在康复专业人员指导下,由家属或其他人员在家中训练残疾者自我康复保健,教育家庭成员要同情、关心和照料残疾者,以减少残疾者的孤独感,提高康复疗效。

4. 改善社会环境　提供社会职业咨询和职业训练,提倡全社会尊重、关心和爱护残疾者的新风尚,使更多的残疾者重返社会。

三、医学进步对残疾预防的影响

随着生活水平的提高,人们不仅要求治好伤病、保住生命,而且要求能够长寿和生活得更好,康复医学的发展顺应了这种需要。依靠医学理论和医疗技术的发展和提高,残疾预防得到强大的理论和技术保障,从而更有利于残疾预防工作的开展。但是医学的发展和进步使得过去无法挽救的生命得以延长,也相对增加了致残率。为此,在处理残疾三级预防时,要综合考虑到这方面的因素,对残损主要原因的预防中,要注重加强对这方面的研究。

四、康复治疗和预防残损

预防技术运用的目的是为了减少残损,当预防措施失效或缺乏适当的预防措施和技术时,康复治疗则显得尤为重要。全面实行一级和二级预防并不会降低康复治疗的重要性。如肱骨髁间骨折后,上肢需长期固定,如无康复意识并采取积极措施,则会导致肩、肘、腕关节功能均受限,出现残疾(活动受限)。若早期进行康复治疗,即使肘关节功能受限,但肩、腕关节功能依然保持良好,虽然仍有残损,但不影响日常生活,不致恶化为残疾。这说明,康复治疗能促进二级预防,阻止残损恶化而导致的残疾。残损后若不及时进行康复治疗或由于不了解康复治疗原则而采取错误方法,则会使残损恶化而发展至残疾。在三级残疾预防中,康复治疗是残疾三级预防的主要措施。残疾并非一定会导致残障,如未进行康复治疗(包括社会康复、职业康复)会使残疾者处于不利地位,而不能回归社会并发展为残障。

第五节　残疾相关的政策法规

国际社会和各国政府高度重视残疾人工作。为做好残疾人工作,切实维护残疾人的合法权益,促进其公平地参与社会生活,国际社会和各国政府制定和发布了一系列政策和法律法规。

一、国际相关的残疾政策与法令

保障残疾人权益的立法从 20 世纪初开始,第二次世界大战后逐步发展。联合国早在 1971 年第 26 次大会就通过 2856 号决议《精神迟滞者权利宣言》,从而揭开了国际社会共同维护残疾人权益的新篇章。几十年来,联合国大会通过了一系列保障残疾人权益的文件、决议,较重要的有《禁止一切无视残疾人的社会条件的决议》《弱智人权利宣言》《残疾人权利宣言》《关于残疾人恢复职业技能的建议书》《残疾预防及残疾人康复的决议》《开发残疾人资源的国际行动纲领》。联合国决定 1981 年为"国际残疾人年"。1982 年第 37 届联合国大会决定 1983—1992 年为"联合国残疾人十年",通过《关于残疾人的世界行动纲领》,其中对明确政府和社会责任,重视残疾人组织的建设和作用,提供平等的就业机会,保障残疾人受教育,促进残疾人康复,给予福利保障,改善物质和精神环境等作出了说明。1983 年,国际劳工大会通过《残疾人职业康复和就业公约》。自 1983 年起,联合国大会每年都审议《关于残疾人的世界行动纲领》执行情况,并通过决议。

1994 年联合国又发布了《残疾人机会均等的标准规则》。国际上还规定每年 12 月 3 日是"国际残疾人日"。更令人鼓舞的是,2006 年 12 月 13 日联合国大会通过的《残疾人权利公约》(Convention of the Right of Persons with Disabilities),是国际社会在 21 世纪通过的第一个人权公约,是联合国历史上通过的第一个内容全面的保护残疾人权利的国际公约,具有重要的历史意义。其宗旨是促进、保护和确保所有残疾人充分和平等地享有一切人权和基本自由,并促进对残疾人固有尊严的尊重,其核心内容是确保残疾人享有与健全人相同的权利,并能以正式公民的身份生活,从而能在获得同等机会的情况下,为社会作出宝贵贡献。

美国 1920 年制定《职业康复法》,并陆续颁布《康复法》《建筑无障碍法》《残疾儿童教育法》《关于处于发展阶段的残疾人法案》等。1990 年 6 月颁布了《美国残疾人法》。美国颁布的法律,通常还附有配合实施的各类标准及细则。

日本颁布《残疾人对策基本法》,作为保障残疾人的基本法,还制定了《残疾人福利法》《残疾人教育法》《残疾人雇用促进法》《残疾人职业训练法》《特殊儿童抚养补贴法》《战伤病者特别援助法》《残疾人福利协会法》《精神卫生法》等十几个具体领域的法律,形成了较完备的法律体系。

英国、法国、意大利以及东欧、北欧、北美诸国,残疾人立法起步也较早。印度、泰国、巴基斯坦、蒙古、孟加拉、土耳其、伊朗、叙利亚、沙特、约旦、巴西、哥伦比亚、刚果、坦桑尼亚、乌干达等一些发展中国家,也相继立法。

国际上,残疾人立法内容一般包括了"平等地位"与"充分参与"的宗旨;政府、社会、残疾人组织的责任;特别扶助和保护的原则;发展残疾人康复、教育、劳动就业、福利、文化体育事业的方针与重要政策、措施等。

二、我国相关的残疾政策与法令

自 20 世纪 80 年代以来,残疾人事业得到我国政府的高度重视。国家为发展残疾人事业、改善残疾人状况采取了一系列重大措施,对残疾人提供特殊保护的法律包括以下几个方面。

(一)专门的残疾人保障法

我国专门制定了关于残疾人保障的综合性法律——《中华人民共和国残疾人保障法》。该法于1990年12月28日第七届全国人民代表大会常务委员会第十七次会议通过,2008年4月24日第十一届全国人民代表大会常务委员会第二次会议进行了修订,并于2008年7月1日起施行。修订后的《残疾人保障法》共计9章68条,对残疾人定义、类别和标准作出了原则性规定,明确了政府在保障残疾人权益、发展残疾人事业方面的职责,对发展残疾康复、教育、劳动就业、文化生活、社会保障、无障碍环境、法律责任、为残疾人提供社会福利,以及为残疾人平等参与、融入社会创造良好的社会环境等作出了规定。

修订后的残疾人保障法是我国社会主义法律体系的重要组成部分,是我国发展残疾人事业和保障残疾人权益的基本法律。它适应我国经济社会发展的最新情况,总结了多年来的实践经验,借鉴了国内外残疾人立法的最新成果,体现了以人为本的科学发展观,体现了尊重和保障人权的宪法精神,体现了社会的文明进步。《残疾人保障法》不仅对发展残疾人事业、保障残疾人基本权益的实现、促进残疾人全面平等地充分参与社会生活具有十分重要的作用,而且对促进社会公平公正、构建社会主义和谐具有十分重要的意义。

(二)对残疾人有特殊规定的综合性法律

我国有50多部法律直接涉及残疾人的某些特别事务,或对残疾人有一些特殊规定,其中有20多部法律对残疾人的权利义务规定较多。这些重要法律中有作为国家根本法的《中华人民共和国宪法》,有民法通则、刑法、民事诉讼法和刑事诉讼法等国家基本法,有教育法、义务教育法、劳动法、就业促进法、婚姻法、继承法、治安管理处罚法、道路交通安全法等与残疾人教育、就业和生活密切相关的法律。

(三)行政法规

在国务院制定的行政法规中,有为了保障残疾人接受教育和就业权利的《残疾人教育条例》和《残疾人就业条例》,有涉及残疾人权益保障的其他法规,比较重要的有法律援助条例、诉讼费用交纳办法、城市居民最低生活保障条例、农村五保供养工作条例、工伤保险条例等。同时,从"八五"计划开始,国务院已经连续制定了六个残疾人事业发展五年规划纲要。《中国残疾人事业"十三五"发展纲要》,明确了当前和今后一段时期我国残疾人事业的发展目标、具体措施和保障办法。

(四)国务院各部委制定了大量涉及残疾人权益保障的规章和规范性文件

如教育部就特殊教育制定了有关规定,劳动等部门就促进残疾人就业制定了有关规定,民政等部门就残疾人福利企业、福利机构等制定了有关规定,财政部就残疾人就业保障金制定了有关规定,建设部等部门就无障碍设施建设制定了规定。

国家住房和城乡建设部、国家质检总局联合发布《无障碍设计规范》(GB 50763-2012),自2012年9月1日起施行。原2001年发布的《城市道路和建筑物设计规范》(JGJ50-2001)同时废止。修订后的规范同原规范相比,一是由行业标准上升为了国家标准,提高了规范执行强制力。二是名称改为《无障碍设计规范》,增加了农村地区道路、公共服务设施无障碍设计的要求;增加了城市绿地、历史文物、加油加气站、高速公路服务区、信息无障碍等无障碍建设和改造内容；扩大了建筑类型以及无障碍设施的类型；对坡道扶手设置、缘石坡道起始处与地面高差等细节部分进行了调整，使无障碍设计更加人性化。三是技术水平有了进一步的提高。对于进一步规范我国无障碍建设，加快我国无障碍建设发展，切实保障残疾人、老年人等社会成员参与社会生活的权益具有重要意义。

　　我国已接纳使用国际通用无障碍标志牌（图2-3），其作用是帮助残疾人在视觉上确认与其有关的环境特性和引导其行动。标志牌为白底黑色轮椅图或黑底白色轮椅图，轮椅方向向右。当所指方向向左时，轮椅则向左。无障碍标志牌是国际康复协会于1960年在爱尔兰首都都柏林召开的国际康复大会上表决通过的，是全世界一致公认的标志，不得随意改动。

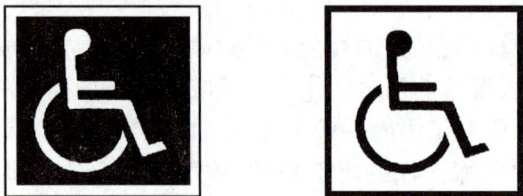

图2-3　国际通用无障碍标志牌

（五）地方性法规、规章和规范性文件

　　一是各省、自治区、直辖市人大均制定了残疾人保障法实施办法。二是各省、自治区、直辖市人民政府就残疾人就业问题制定了按比例安排残疾人就业规定。三是县级以上地方人民政府根据中央政府制定的残疾人事业五年规划纲要，普遍制定了本行政区域的残疾人事业五年发展规划纲要。四是有许多省就为残疾人提供特别扶助的问题专门制定了残疾人扶助办法，全国绝大多数市、县和乡镇制定了扶助残疾人的优惠规定。

（汪　洋）

复习思考题

1. 残损、残疾、残障之间的关系如何？
2. ICIDH 和 ICF 的区别有哪些？
3. 目前我国残疾分类包括哪些，各有几级？
4. 致残原因主要有哪八个方面？

扫一扫
测一测

56

第三章

康复医学基础理论

学习要点

运动的生理生化效应、运动的生物力学、制动对机体的影响及康复原理;常见反射及其应用、神经系统损伤的特殊性、中枢神经系统的可塑性、中枢神经系统损伤后康复的有利因素、周围神经系统损伤后的康复;心理现象、心理应激与心理防御、心身疾病、康复中常见的心理问题、康复心理学的基本技能。

第一节　运动学基础

运动是生命的标志,不仅表现为物体的物理性位移,而且也表现为生物体内部结构的动态变化和功能发挥。运动是人类最常见的生理性刺激,对多个系统和器官的功能具有明显的调节作用,运动学(kinesiology)是理论力学的一个分支,是运用几何学的方法来研究物体运动的一门学科。人体运动学是运用力学原理和方法来研究人体运动时产生的各种活动功能以及生理、心理改变的科学,主要研究在外力或内力作用下,身体位置、速度、加速度间的相互关系。前者是研究运动中人体各系统生理效应的科学,后者是研究生物体内力学问题的科学。人体运动学是力学、生理学、生物学和医学相互渗透的学科,运动学知识在康复医学中用于分析运动功能障碍的原因,指导康复治疗实践,是康复医学的重要基础理论之一。

一、运动的生理生化效应

只要生命存在,运动就不会停止。运动时身体的各系统都将产生适应性变化,继而引起功能的改变。康复治疗时所进行的针对性功能训练,可对各系统产生广泛良好的影响,对改善患者的身、心功能有着重要的意义。

(一) 运动对心血管系统的影响

心血管系统是一个完整的循环管道,它以心脏为中心,通过血管与全身各器官、组织相连,血液在其中循环流动。心脏是血液循环的动力装置。生命过程中,心脏不断交替进行收缩和舒张活动,舒张时容纳静脉血返回心脏,收缩时把血液射入动脉,为血液流动提供动力。运动时心脏和血管等亦产生与之适应的运动反应和功能变化。

1. 运动时心血管活动的调节

（1）神经调节：心脏接受心血管中枢发出的心交感神经和心迷走神经的双重支配。安静时，心血管中枢的活动维持一定的紧张状态，运动或情绪激动时，心交感中枢紧张性明显增加，心迷走中枢紧张性则下降，总的效应是心跳加快、收缩加强、每搏输出量增加、排出量增加。另外，交感缩血管中枢紧张使血管收缩，外周阻力增加。长期坚持有氧运动，对心血管中枢具有调整作用，使心交感中枢紧张性下降，心迷走中枢紧张性升高，交感缩血管中枢紧张性下降，血管舒张，血压下降。

知识链接

每搏输出量和心排出量

每搏输出量（stroke volume，SV）指一侧心室每次收缩射入动脉的血量，简称每搏量，SV 是反映心脏收缩功能的重要指标，受静脉回心血量和心肌收缩力的影响。心排出量（cardiac output，CO）是指一侧心室每分钟射出的总血量，又称每分心输出量，简称心输出量。CO 等于每搏输出量和心率的乘积，即影响 CO 的直接因素是每搏输出量和心率。

（2）体液调节：运动时交感神经兴奋，肾上腺髓质细胞分泌肾上腺素和去甲肾上腺素进入血液，使心率加快，心肌收缩力量增强，心排出量增加，血压升高；使皮肤、肾脏、肠胃等内脏的血管收缩，骨骼肌和肝脏中的血管及冠状动脉舒张，有助于血液的重新分配，以满足机体代谢增强的需要。

（3）局部血流调节：运动时器官、组织的血流量还可通过局部机制得到适当调节。这种调节机制存在于器官组织或血管本身，故也称为自身调节。局部调节通过组织细胞代谢过程中产生的代谢产物来完成。运动使组织代谢活动增强，局部组织中氧分压降低，代谢产物积聚增加，CO_2、H^+、腺苷、ATP、K^+等能刺激局部的微动脉和毛细血管舒张，使局部血流量增多，能向组织提供更多的氧，并带走代谢产物。器官组织血流量能因此保持相对稳定。

（4）冠状血流的调节：在运动或精神紧张等情况下，心肌代谢活动增强，耗氧量也随之增加。此时，机体主要通过舒张冠状动脉，即增加冠状动脉血流量来满足心肌对氧的需求。目前认为，心肌代谢增强引起冠脉血管舒张的原因并非低氧本身，而是由于某些心肌代谢产物的增加所致。在各种代谢产物中，肌苷可能起到最重要的作用，因肌苷具有强烈的舒张小动脉作用。此外，缓激肽和前列腺素 E 等体液因素也能使冠状血管舒张。

2. 运动时心血管功能的变化

（1）心率的变化：运动时心血管系统第一个可测的反应是心率增加。在轻到中等强度运动时，心率改变常与运动强度一致。低强度运动时，心率增至 100 次/分左右；中等强度运动时，可达 150 次/分上下；极量运动时，心率则可超过 200 次/分以上。运动强度与心率的关系是临床上用心率来衡量运动强度的基础。

心率和最大心率

心脏每分钟搏动的次数称为心率。心率是了解循环系统功能的简单易测指标,亦是反映身体整体代谢水平的重要指标。心率有明显的个体差异,不同的年龄、性别和代谢状况,心率都不相同。每个人的心率增加都有一定的限度,这个限度叫最大心率(HRmax)。最大心率随着年龄的增加而有所下降,可用"最大心率＝220-年龄"进行粗略推测。运动中的最大心率只能代表当时身体机能状态下的最大心率。

(2)每搏输出量和心排出量的变化:运动时血流速度加快,静脉回心血量增加,使舒张末期心室容积提高。同时交感神经兴奋及儿茶酚胺分泌增加,使心肌收缩力增强,减小收缩末期心室容积,二者共同作用使每搏输出量明显增加,每搏量的增加和心率的加快使心排出量显著加大。当心率超过150~160次/分时,由于心舒期缩短导致静脉回心血量减少,加之心肌收缩力的增强程度有限,使得每搏出量逐渐减少。当心率超过180次/分时,由于每搏出量的大幅度减少,使得心排出量亦可能随之下降。

(3)血压的变化:运动时的动脉血压变化是许多因素综合作用的结果。动脉血压水平取决于心排出量和外周阻力两者之间的关系。运动时,心排出量增加,故收缩压升高。由于血流的重新分配,骨骼肌血管舒张使外周阻力下降,而其他一些器官血管收缩使外周阻力增加,总的结果是外周阻力变化不大。因此,一般情况下,运动时收缩压增高,而舒张压轻微变化或不变。等长收缩运动时,因心排出量增加不明显,而骨骼肌持续收缩压迫血管,使外周阻力增加,故血压变化主要表现为舒张压升高。长期有氧运动有助于降低血压,高血压患者长期坚持有氧运动对血压降低(尤其舒张压)有较大意义。

血　压

血压(blood pressure,BP)是指血液在血管内流动时对单位面积血管壁的侧压力。平常所说的血压是指动脉血压。在一个心动周期中,动脉血压随着心室的收缩和舒张而发生规律性的波动。心室收缩时,血液对动脉管壁的最大压强值称为收缩压(systolic pressure),收缩压在一定程度上反映心脏收缩力和大动脉的弹性贮器能力;心室舒张时血液对动脉管壁的最小压强值称为舒张压(diastolic pressure),舒张压一定程度上反映出外周阻力高低,即小动脉、微动脉的弹性状况。

(4)运动时器官的血流变化:人体在安静状态下,骨骼肌血流量约占心排出量的20%。运动时机体调节和重新分配各器官的血流量,通过减少某些器官的血流,使骨骼肌血量明显增多,保证心肌和骨骼肌得到更多血量,满足其对氧和营养物质的需要,并及时带走过多的代谢产物。运动状态下,骨骼肌的血流量比安静时增加4~20倍,心肌血流量增加3~5倍,而内脏器官、皮肤等部位的血管收缩,血流量比安静时减少2~5倍。如果持续运动,肌产热增加,体温升高,可反射性地使皮肤血管舒张与血流增加,以有利散热。

3. 运动在心血管疾病防治中的作用及机制　适当的运动可增加体能并在心血管

疾病的防治上具有重要意义。研究表明,运动可以预防和控制高血压,延缓动脉粥样斑块的进展,增加冠状动脉的血流贮备,在冠心病的康复中有重要作用。以前对心功能不全的患者,多主张绝对卧床休息。近年研究表明,除急性期外,适当的运动可使患者症状得到改善,提高心血管疾病患者的整体功能、生活质量和存活率。

运动对心血管疾病防治作用的机制可归纳为以下几方面。

(1)维持或增加心肌氧的供应,减少心肌工作氧耗量:运动可预防或延缓冠脉粥样硬化的进展,并且能增加冠脉侧支循环,增加冠脉直径,从而改善心肌的血流灌注和分布。运动训练能降低安静心率和动脉血压,减少循环血液中儿茶酚胺水平,从而减少心脏负荷,降低心脏的氧耗量。

(2)提高心肌的功能和电稳定性:运动可增加休息和运动时的每搏输出量、射血分数,提高心肌抗缺氧能力,从而增加心肌收缩力和电稳定性。

(3)血管贮备力增强:运动训练可使肌肉内毛细血管数量增加,促进血管内皮产生内皮舒张因子(EDRF),更好地参与心血管功能的调节。运动后血管对缩血管物质的反应性减弱,从而使心脏负荷降低,心功能改善。

(4)提高抗动脉粥样硬化能力:运动通过改善高密度脂蛋白/低密度脂蛋白比值(HDL-c/LDL-c)、改善糖代谢、增加胰岛素敏感性、减少血小板聚集、增加纤溶酶活性、减轻肥胖等变化,从而提高抗动脉粥样硬化能力。

(二)运动对呼吸系统的影响

运动时机体代谢加快,呼吸系统也将发生一系列变化,以适应机体代谢需求和保证运动的顺利完成。

1. 运动与肺通气功能的变化 运动时机体需要消耗更多的 O_2 和排出更多的 CO_2。为此,通气功能将发生相应变化,其主要表现是呼吸加深加快、肺通气量增加。潮气量可从安静时的 500ml 上升到 2 000ml 以上,呼吸频率可由 12~18 次/分增加到 40~60 次/分。结合潮气量与呼吸频率的变化,运动时的每分通气量可从安静时的每分钟 6~8L 增加到 80~150L。

在中等强度运动中,肺通气量的增加主要是靠呼吸深度的增加。剧烈运动时,呼吸深度和呼吸频率均会明显增加。在这个过程中,用于肺通气的呼吸肌耗氧量也随之增加。研究表明,人体在安静时通气的耗氧量只占总耗氧量的 1%~2%,剧烈运动时则可增加到 8%~10%。

选择深、慢的呼吸形式对阻塞性肺疾病的患者是有利的,一方面可以增加通气量,另一方面可以降低呼吸功。

知识链接

潮气量和肺泡通气量

潮气量(TV)是每一呼吸周期中吸入或呼出的气量,即呼吸深度。单位时间内吸入或呼出的气量称为肺通气量(VE),一般以每分钟为单位计算,也称每分通气量。VE=呼吸频率×TV。肺泡通气量(VA)是指每分钟吸入肺泡的,能实际与血液进行气体交换的有效通气量。

2. 运动与肺换气 运动时换气功能的变化,主要是通过 O_2 的扩散与 CO_2 的交换来体现。

(1)通气血流比值:是每分钟肺泡通气量与肺血流之间的比值。肺泡内气体和血液交换效率不但取决于呼吸膜的扩散面积、厚度和通透性,还取决于肺泡通气量和肺血流之间的匹配。通常安静时每分钟肺泡通气量为 4.2L,每分钟肺血流量为 5L,则通气血流比值约为 $4.2/5=0.84$。如果比值大于 0.84,意味着肺泡通气量过剩,而血流不足,有部分肺泡气未能与血液充分交换,增加了肺泡无效腔,使通气效率下降;反之比值小于 0.84,则意味着肺泡通气量不足,部分血液不能得到充分的气体交换,造成机体缺氧。

(2)运动时肺换气的具体变化:①运动时人体各组织器官代谢增强,血氧分压(PO_2)比安静时更低,呼吸膜两侧 PO_2 差增大,O_2 在肺部的扩散速率增大;②运动时血液中儿茶酚胺含量增多,导致呼吸细支气管扩张,使通气肺泡的数量增多;③运动时肺泡毛细血管前括约肌扩张,开放的肺毛细血管增多,从而使呼吸膜的表面积增大;④运动时右心室泵血量增加,肺循环血量增多,使通气血流比值仍维持在 0.84 左右。不参加体育锻炼的人 20 岁以后肺换气功能将日趋降低,而经常参加体育锻炼的人肺换气功能降低的自然趋势将推迟。

3. 运动与氧耗

(1)最大摄氧量(maximal oxygen consumption,VO_2max):最大摄氧量指在长时间进行有大量骨骼肌参与的激烈运动时,人体单位时间内所能摄取的最大氧量。VO_2max 反映了机体运输与利用氧的能力,是衡量人体最大运动能力的主要指标。运动训练可以增加心容积和心肌收缩力量,使最大摄氧量增加。同时,运动训练能促进身体潜在能力的发展,使慢肌纤维线粒体增大、增多,线粒体氧化酶的活性增加,提高机体对氧的摄取能力。

(2)氧亏和氧债:在摄氧量能满足需氧量的小或者中等强度的运动中,只要运动强度不变,即能量消耗恒定时,摄氧量能保持在一定水平,该水平称为“稳定状态”。但在运动起始阶段,因呼吸、循环的调节较为迟缓,氧在体内的运输滞后,致使摄氧量水平不能立即到位,而是呈指数函数曲线样逐渐上升,称为工作的“非稳定期”。这一阶段的摄氧量与根据稳定状态推断的需氧量相比,其不足部分即为“氧亏”。当运动结束进入恢复期时,摄氧量也并非从高水平立即降至安静时的水平,而是通过快速和慢速两阶段逐渐移行到安静水平。这一超过安静状态水平的耗氧量即“氧债”。一般来说,“氧债”与总的“氧亏”是等量的。“稳定状态”是完全的供能过程,而“氧亏”的部分由无氧供能补充。剧烈运动的氧亏更为明显。

(三) 运动对中枢神经系统的影响

中枢神经对全身器官脏器功能起统率调控作用,同时又需要周围器官不断传入信息以保持其紧张度和兴奋性,运动就是这种来自周围的刺激之一。所有的运动都可向中枢神经提供感觉、运动和反射传入。随着运动复杂性的增加,神经活动的兴奋性、灵活性和反应性都得以提高。此外,运动还可调节人的精神和情绪,锻炼人的意志,增强自信心。

(四) 运动对内分泌系统的影响

运动时,作为机体重要的调控系统之一,内分泌系统必然也会充分动员起来,维持和调节机体功能。

内 分 泌

人体的分泌方式包括外分泌和内分泌。内分泌是指内分泌腺体或内分泌细胞将其所产生的生物活性物质——激素,直接释放到体液中并发挥作用的分泌形式。体内主要的内分泌腺有垂体、甲状腺、甲状旁腺、肾上腺、胰岛、性腺、松果体和胸腺等。

1. 胰腺 胰岛是胰的内分泌部分,是散在于胰腺泡之间的细胞群,因其细胞颗粒染色性质不同,可以分为 A 细胞和 B 细胞。A 细胞分泌胰高血糖素,B 细胞分泌胰岛素。胰岛素是由 51 个氨基酸组成的小分子蛋白质,可促进糖原、脂肪、蛋白质的合成代谢,是调节血糖的主要激素。胰高血糖素是由 29 个氨基酸组成的多肽,总效应是促进分解代谢。胰岛分泌调节主要受血糖浓度的影响。血糖升高时,B 细胞分泌活动加强,同时抑制 A 细胞的分泌活动。另外,中枢神经系统还通过迷走神经调节胰岛素的分泌。运动使体内胰岛素水平下降,且降低程度与运动强度、运动时间相关。运动结束后需要 1 小时或更多时间,血浆胰岛素才可能恢复到运动前水平。运动可以提高血浆胰高血糖素水平,后者与运动负荷和时间有关。大强度运动后胰高血糖素水平明显升高。

2. 肾上腺 肾上腺主要产生肾上腺皮质素和肾上腺髓质素。肾上腺皮质素主要有盐皮质激素、糖皮质激素、性激素三种,主要生理效应是调节机体水、盐、糖、蛋白质代谢,并与第二性征及性器官的发育有关。肾上腺皮质素与运动能力呈正相关。运动员的肾上腺皮质功能就比一般人强,但过量运动也可能造成肾上腺皮质功能下降,进而使体力也明显下降。肾上腺髓质素包括肾上腺素和去甲肾上腺素,两者化学结构和生理作用相近,统称为儿茶酚胺。儿茶酚胺通过与靶细胞的受体结合而产生生理效应,其中 α 受体与血管收缩有关,β 受体与糖原分解、脂肪动员、血管扩张、心率增加、支气管扩张有关。去甲肾上腺素主要作用于 α 受体,肾上腺素对两种受体均有作用。肾上腺素的分泌一般由反射引起改变,如情绪激动、肌肉运动等。

3. 性激素

(1)雄激素:主要在睾丸合成,肾上腺皮质、卵巢也能分泌少量的雄激素。其分泌量受多种因素的影响,如昼夜、季节、年龄、性别、体温等,运动可使雄激素的分泌增加。雄激素的生理作用主要是刺激雄性生殖器官和第二性征的发育并维持其功能。此外,雄激素对中枢神经系统和代谢也有明显作用。

(2)雌激素:主要由卵巢和胎盘产生,肾上腺皮质也产生少量雌激素。其主要的生理学作用是促进女性生殖器官与副性征的发育并维持其功能,对中枢神经系统和代谢也有明显作用。雌激素是稳定骨钙的重要因素,女性在绝经后,雌激素水平明显下降,会使骨钙丢失速度加快。运动能使绝经后妇女雌激素水平轻度增加,从而增加骨钙含量。研究表明,全身运动加局部专项锻炼 6 个月后,老年女性跟骨骨密度升高、骨强度增强、骨质疏松率下降。

(五)运动对代谢的影响

代谢(metabolism)是生物体内所发生的用于维持生命的一系列有序化学反应的总称,需要酶的催化。物质代谢和能量代谢是人体生命活动的基本过程。不同运动能力和功能状态的人在运动中的代谢特点也有所不同。因此,在康复治疗中应根据不同运动类型的特点,科学地制订运动处方,以更加有效地促进康复。

知识链接

物 质 代 谢

人体与周围环境之间不断进行的物质交换过程称为物质代谢(material metabolism)。在物质的分解过程中,其所蕴藏的化学能被释放出来,经转化后成为机体生命活动的能量来源。因此,物质代谢与能量代谢紧密相连。糖类、脂肪、蛋白质被称为三大能源物质。糖类是人体最主要的供能物质,蛋白质的主要生理作用是维持机体的生长发育和组织的更新修复,脂肪还具有保暖和保护脏器的作用。

1. 运动对糖代谢的影响 糖也称为碳水化合物,是人体主要的能量来源,一般情况下机体 60% 的热能由糖提供。短时间大强度运动时的能量绝大部分由糖供给;而长时间小强度运动时,也首先利用糖氧化供给能量,当可利用的糖耗竭时才动用脂肪和蛋白质。糖在体内主要以两种形式存在:一是以糖原的形式存在于组织的细胞浆内,主要是肌糖原和肝糖原;二是以葡萄糖形式存在于血液中,即血糖。运动对糖代谢的影响主要涉及对肝糖原、肌糖原以及血糖三个方面的影响。

(1)运动对肝糖原的影响:肝糖原的分解与运动强度和运动时间有关。短时间大强度运动时,肝糖原大量分解释放入血;长时间大强度运动时,肝糖原释放总量逐渐减少,糖异生增加;长时间低强度运动时,肝糖原释放先快后慢。耐力训练可以降低人在长时间运动中肝糖原的分解和糖的异生作用,最后可能引起运动性的低血糖。

知识链接

糖 异 生

在人体内,除了由单糖合成糖原外,丙酮酸、乳酸、甘油和生糖氨基酸等非糖物质也能在肝脏中生成葡萄糖或糖原。这种由非糖物质转变为葡萄糖或糖原的过程称为糖异生。其作用是:弥补体内糖不足,维持血糖相对稳定,促进运动中产生的乳酸代谢,促进脂肪的氧化分解供能和氨基酸代谢。

(2)运动对肌糖原的影响:运动时肌糖原是骨骼肌的最重要能量来源。运动强度越大,肌糖原消耗越多,其消耗量与运动强度和时间呈正比。如以低强度运动(40% VO_2max)至力竭时,肌糖原下降很少,仅为 15%,原因是此时肌主要依靠脂肪酸氧化供能,很少利用肌糖原。以中等强度运动(75% VO_2max)至力竭时,肌糖原消耗速率最大。以高强度运动(90% VO_2max)至力竭时,由于强度大、时间短,肌乳酸快速增多,抑制了糖酵解进行,肌糖原消耗反而比中等强度运动少。恰当的运动训练能提高肌糖原储量,降低运动时糖原利用速率,加快运动后糖原恢复,从而提高人的运动能力。

(3)运动对血糖的影响:人体正常血糖浓度是 4.4~6.6mmol/L。安静状态下,肌摄取血糖的量不多;运动时,骨骼肌吸收和利用血糖增多,以减少肌糖原的消耗,防止肌肉疲劳过早发生,其数量与运动强度、持续时间和运动前肌糖原储量有关。短时间大强度运动时血糖变化不大,但是运动之后血糖却明显上升,这与神经和体液的调节加强有关。中等强度运动初期,肌吸收血糖快速上升,40分钟内净吸收血糖量是运动前的7~20倍。低强度运动时,肌对血糖的摄取是运动前的2~3倍。因此,长时间中等强度的规律运动(如散步、慢跑、太极拳等)最能消耗血糖,是治疗糖尿病的最佳方法之一。

2. 运动对蛋白质代谢的影响　蛋白质的基本组成单位是氨基酸,氨基酸进行分解代谢供能或参与新的蛋白质合成。氨基酸的主要功能是合成蛋白质,成为细胞的构成成分,以实现组织的自我更新。为机体提供能量是氨基酸的次要功能,只在某些特殊情况下,如长期不能进食或体力极度消耗时,机体才会依靠由蛋白质分解所产生的氨基酸供能,以维持基本的生理功能。

知识链接

氨基酸的来源

氨基酸的来源有两类,一类为外源性,即食物蛋白消化吸收,以氨基酸的形式通过血液循环运到全身各组织;另一类为内源性,即集体蛋白质在酶的作用下,分解为氨基酸,机体还能合成部分氨基酸。

(1)运动对蛋白质供能的影响:在机体肌糖原贮备充足时,蛋白质供能仅占总量的5%左右;在肌糖原耗竭时,蛋白质供能可升至10%~15%。机体运动时,蛋白质提供能量的比例取决于运动的类型、强度和时间。一般情况下,长时间低强度持续运动时,氨基酸在肌中的供能比重将会上升,其途径是糖异生。这种形式可以减少乳酸生成以及处理有毒的氨,延缓运动疲劳。耐力训练可以通过加快转氨基与氨基酸的氧化,促进氨的代谢。

(2)运动对蛋白质合成的影响:运动能促进蛋白质,尤其是肌肉蛋白质的合成。表现为肌肉横断面增加,肌肉收缩能力增强。

3. 运动对脂代谢的影响　脂肪在人体的主要功能是储存和供给能量。1g脂肪在体内氧化能产生37.6kJ的能量,是同量糖和蛋白质的2倍多。脂肪在体内的储量很大,是长时间运动的主要能量来源。长时间中等强度运动(60%~85% VO_2max)能够增强脂代谢,维持机体热量平衡,减少过多脂肪堆积,保持正常体重。运动能够提高脂蛋白脂酶活性,使体内三酰甘油清除增加。同时,运动还能够升高高密度脂蛋白浓度和降低低密度脂蛋白浓度,促进胆固醇从周围组织转运回肝脏,消除周围组织包括动脉壁的胆固醇沉积,这对防治动脉粥样硬化以及心脑血管疾病具有非常重要的意义。

二、运动生物力学

生物力学(biomechanics)是生物学和力学融合而成的一门边缘学科,是利用力学的原理与方法研究生物系统结构与功能的一门科学。运动生物力学(sport biomechanics)是生物力学的一个重要分支,是研究人体或生物体在外力和内部受控的肌力作用下的运动规律。运动生物力学是运动系统康复的重要理论基础。

骨、关节和骨骼肌共同组成了运动系统,在运动系统中,骨骼肌是运动的动力,而骨起着支撑和杠杆作用,关节是骨与骨连接成"链"的枢纽,为骨的杠杆作用提供支点。三者的协调活动,使人体能完成各种动作。因此,研究骨、关节和骨骼肌的力学特征,对提高运动功能、预防关节损伤有重要的实际意义。

(一) 骨与关节的生物力学

1. 骨骼生物力学

(1)骨骼的组成:骨骼系统是人体重要的力学支柱,不仅承受着各种载荷,还为肌肉提供可靠的动力联系和附着点。

骨骼由骨组织和骨膜构成。骨组织是由细胞和矿化的细胞间质(骨基质)组成。其细胞包括骨原细胞、成骨细胞、骨细胞和破骨细胞4种类型,分别具有分化成多种相关细胞、接受体内激素刺激、分泌和合成多种有机成分、溶骨、感受骨组织局部应变等作用。而矿化的细胞间质又称为骨基质或骨质,由有机成分及无机成分组成,含水很少。其有机成分是由成骨细胞分泌形成,主要为胶原纤维;无机成分又称骨盐,主要为羟磷灰石结晶。除关节面外,骨的内、外表面均被覆一层致密结缔组织的骨膜,不仅能营养、保护骨组织,还在骨的生长、改建和修复中具有重要作用。根据内部结构的不同,骨可分为密质骨和松质骨,其中密质骨的主要功能是机械和保护,松质骨为代谢。人体中骨骼根据其所在位置、功能的不同由上述两种骨共同组成。

(2)骨的载荷形式:骨骼系统是人体的支架,在完成活动时,承受着来自自身及外界各种形式的载荷作用。根据力和力矩的不同,可将作用于骨的载荷分为拉伸、压缩、弯曲、剪切、扭转和复合载荷,其中最为常见的是弯曲和扭转。弯曲载荷是使骨沿其轴线发生弯曲的载荷,如足球运动员被对方铲球时踩在胫、腓骨上的载荷。骨在弯曲时会同时受到拉伸和压缩,易发生骨折。扭转载荷是加于骨上使骨沿轴线产生扭曲时的载荷,如肢体在各种转动时骨骼所承受的载荷。骨骼的抗扭强度小,因而较大的扭转载荷就易造成骨折。

从受力情况来分析,一长骨若中部受到垂直于长轴的力的作用,该长骨的两端由关节固定,中间部的力使其长度伸长并弯曲,与两端关节固定点形成相反的平行力,越靠近骨皮质部应力越大。若受到扭转力的作用,情况亦是如此,骨的一部分类似于一个圆柱体,圆柱的端面受一对大小相等、方向相反的力矩作用发生角应变,轴心的应变及剪应力为零,圆柱体表面的力最大,即骨皮质部受的力最大,而骨皮质是最坚硬的部位,抗压、扭转力最强。

(3)机械应力对骨生长的影响:骨是一种能再生和修复的生活活性材料,有机体内的骨处于增殖与再吸收两种相反过程中,受诸多因素影响,如性别、年龄、某些激素水平以及所受应力等,尤其应力是比较重要的因素。研究表明,所有骨骼都有其特定的最适宜的应力范围,所受应力过高或过低都会加速其吸收。如果人的活动减少或对骨实施固定,骨骼不再承受通常的应力,骨缺乏应力刺激就会出现骨质的吸收、骨强度降低;相反,如果骨骼反复受到正常生理范围内的高机械应力作用,可刺激骨的生长。如瘫痪患者,其骨骼长期缺乏应力刺激,骨的吸收加快,故而产生骨质疏松;长期失重也会使骨钙丢失,产生骨质疏松;反复承重高应力作用,骨膜下则出现骨质增生。

骨 力 学

骨力学包括两个最基本的元素,即应力和应变,可用于描述骨骼受力后的内部效应。骨的应力是指骨结构受到外来载荷时其表面单位面积所受到的力。应力的大小等于作用于骨截面上的外力与骨横断面面积之比,单位为 Pascal($Pa = N/m^2$),即牛顿/平方米。骨的应变是指骨在外力作用下的局部变形,其大小等于骨受力后长度的变化量与原长度之比,一般以百分比来表示。

2. 关节软骨的生物力学特性 关节软骨是组成活动关节面的有弹性的负重组织,可减小关节面反复滑动中的摩擦,具有润滑和耐磨的特性,并有吸收震荡、传导负荷至软骨下骨的作用。关节软骨的结构和功能特点对关节力学有重要的影响。关节软骨是充满液体的多孔介质,是固液双相性结构材料,其力学性能与固体材料特性和渗透性有关。渗透性是指液体流过多孔固体基质时的摩擦阻力,渗透性越低,在承受载荷时液体流动的阻力也越大。关节软骨的渗透性很低,在快速加载与卸载时(如跳跃),其特性类似于弹性材料,即在承载时变形、卸载后复原,能吸收和缓冲应力的作用,并能使应力分布更加均匀,避免过大或过于集中的应力带来的损伤。在持续、缓慢负载作用时(如长时间的站立),其内的液体被挤出,组织变形。时间越长,被挤出的液体越多,变形越明显,消除载荷后需要充分的时间使其吸收液体,恢复形态。

(二) 骨骼肌的生物力学

1. 运动对骨骼肌类型的影响

(1)骨骼肌纤维分型及特性:骨骼肌由肌纤维组成,人类骨骼肌有 3 种肌纤维。①白肌 I 型纤维(快速糖酵解纤维,fast glycolytic,FG),具有最快的收缩时间和最小的抗疲劳能力。白肌 I 型纤维的线粒体和毛细血管少,有完善的酵解系统,但氧化系统不完善,主要依靠无氧糖酵解来提供能量。适合于由无氧代谢维持的跳、掷等爆发性活动。②白肌 II 型纤维(快速氧化糖酵解纤维,fast oxidative glycolytic,FOG),是一种中间型纤维,其氧化和酵解代谢途径均较完善,毛细血管丰富,线粒体含量相对较多。在速度方面它不如白肌 I 型纤维,抗疲劳特性介于白肌 I 型纤维和红肌纤维之间。适合于跑步、踏自行车等持续性长的活动,在日常活动中使用频率高。③红肌纤维(慢速氧化纤维,slow oxidative,SO),含有丰富的氧化酶,收缩和舒张时间比其他类型纤维都要长,抗疲劳能力比白肌纤维大得多,更适应于有氧代谢。在维持姿势的静力性工作为主的肌中,红肌纤维的比例较高;以动力性工作为主的肌中,红肌纤维的比例较低。

(2)运动对肌纤维类型的影响:运动训练可使运动单位成分发生适应性的反应,使得肌纤维在形态和功能上均随所受的刺激不同而发生相应的变化。研究表明,在白肌纤维中,白肌 I 型和 II 型纤维可以互相转化。耐力训练在减少白肌 I 型纤维的同时,可增加白肌 II 型纤维的比例,而力量训练可增加白肌 I 型纤维的比例。

(3)运动单位募集(motor unit involvement,MUI):是指运动过程中不同类型的运动单位参与活动的次序和程度。运动神经元的神经冲动频率越高,募集的运动单位越多,肌收缩产生的张力就越大,反之则小。一般情况下,最早募集的是慢肌纤维(即红肌)运动单位,其次是快肌纤维(即白肌)运动单位。

2. 骨骼肌的特性

（1）物理特性：①伸展性：骨骼肌在受到外力牵拉或负重时可被拉长；②弹性：当外力或负重取消后骨骼肌长度又可恢复到原来的状态；③黏滞性：由肌活动时肌浆内部各分子之间相互摩擦产生的阻力产生。骨骼肌的物理特性受温度的影响。当温度下降时，肌浆内各分子间的摩擦力加大，肌肉黏滞性增加，伸展性和弹性下降；当温度升高时，肌肉黏滞性下降，伸展性和弹性增加。在运动中做好充分准备活动，使肌肉温度升高，降低黏滞性，提高肌肉伸展性和弹性，可避免肌肉拉伤，这点在气温较低的季节尤为重要。

（2）生理特性：①兴奋性：骨骼肌是可兴奋组织，受到刺激后有产生兴奋（即产生动作电位）的能力；②收缩性：肌肉受到刺激产生兴奋后，即产生收缩反应。肌肉的兴奋性和收缩性是紧密联系而又不同的两种基本生理过程。

3. 骨骼肌在运动中的作用类型　骨骼肌按其在运动中的作用不同，可分为原动肌、拮抗肌、固定肌和协同肌。在不同的运动中，同一块肌肉可能发挥不同作用；在同一运动中，肌肉的作用也可能发生变化。

（1）原动肌（agonist）：是在运动的发动和维持中一直起主动作用的肌肉。其中起主要作用的为主动肌，协助完成动作或仅在动作的某一阶段起作用的为副动肌。如在屈肘运动中，肱二头肌、肱肌、肱桡肌和旋前圆肌是原动肌，其中肱二头肌、肱肌在原动肌中起主要作用，为主动肌；肱桡肌和旋前圆肌起次要作用，为副动肌。在运动功能评定、康复时，找出主动肌和副动肌，对针对性地开展康复有十分重要的意义。

（2）拮抗肌（antagonist）：与原动肌功能相反的肌群为拮抗肌。拮抗肌在功能上与原动肌相互对抗，又互相协调和依存。当原动肌收缩时，拮抗肌协调地放松或做适当的离心收缩，以保持关节活动的稳定性及增加动作的精确性，并能防止关节损伤。如在屈肘运动中肱三头肌就是拮抗肌。

（3）固定肌（synergist）：为了发挥原动肌对肢体的动力作用，需将肌肉近端附着的骨骼做充分固定，这类肌肉即为固定肌。如在肩关节，当臂下垂时，冈上肌起固定作用。

（4）协同肌（synergist）：一块原动肌跨过一个单轴关节可产生单一运动，如多个原动肌跨过单轴或多个关节，就能产生复杂的运动。在复杂运动中，需要其他肌肉收缩来协助运动的开展或消除不利于完成特定运动的因素，这些肌肉即为协同肌。

4. 骨骼肌的运动形式　肌运动是肌力和外力相互作用的结果。骨骼肌收缩时产生两种基本的运动形式：静力性运动和动力性运动。康复中常利用它们进行肌力训练，以预防肌萎缩、增强肌力和提高运动技能水平。

（1）静力性运动：静力性运动亦被称为等长运动或等长收缩。等长运动时，肌收缩力与阻力相等，肌肉的起止点无位移，肌长度不变，不引起关节运动，也不做功。等长运动是固定体位和维持姿势时主要的肌运动形式，如半蹲位时的股四头肌收缩、紧咬下颌时咀嚼肌的收缩等均属肌的等长运动。康复治疗中，对骨折和手术后早期等制动情况下，常采用等长收缩形式进行肌力练习，可以起到防止失用性肌萎缩，促进局部血液循环的作用。此外，此运动形式能有效发展特定关节角度下的肌力。

（2）动力性运动：动力性运动又称等张收缩，是形成运动动作的肌运动形式，有两种。①向心运动（concentric contraction），也称向心收缩，是指肌肉收缩时肌力大于阻力,肌肉起止点相互接近,肌的长度缩短的工作形式。如肱二头肌收缩引起的肘关节屈曲等。该运动的最大特点是动作速度快、功率大,能有效地提高肌肉力量、速度和耐力。康复中还可利用向心运动促发原动肌收缩。②离心运动(eccentric contraction),也称离心收缩,是指肌收缩时肌力低于阻力,肌肉的起止点相互远离,肌肉被拉长的工作形式。离心收缩常被用于对抗重力、控制运动精度、减慢运动速度。如将物体放到桌面上,需要肌收缩握持物体以对抗重力,并使物体缓慢、稳定地被放下。康复中常利用离心运动促发拮抗肌收缩。通常,人体运动很少是单一的向心或离心运动。而且在许多情况下,肌先做离心运动,紧接着做向心运动,形成一个"拉长—缩短周期"。这样的组合方式可以产生更大的力量和运动速度,提高工作效率。例如上楼梯时,股四头肌先离心收缩屈膝,紧接着向心收缩伸膝,使整个身体重心上移。拉长—缩短周期在提高骨骼肌工作的机械效率上具有重要意义。

（3）等速运动:等速运动又称等动收缩(isokinetic contraction),是指在整个关节活动范围内,骨骼肌以恒定的速度进行最大的收缩。等速运动不是骨骼肌的自然收缩形式,要通过专门的仪器来实现。等速运动的特点,一是在整个关节活动范围内外加阻力(负荷)始终随肌收缩力的变化而变化,即阻力(负荷)始终与肌收缩力相匹配;二是在整个关节活动范围的每一角度肌力都能达到最大,可以使肌在整个关节活动范围内得到最大程度的锻炼,而其他运动形式只有在关节活动的某个角度时肌力才能达到最大。康复中可运用等速运动测定关节活动不同角度时的肌力大小,也可用来增加肌力。

5. 骨骼肌收缩与负荷的关系　骨骼肌收缩与负荷的关系主要表现在肌收缩时的长度与张力、张力与速度的变化。

（1）肌收缩的长度—张力关系:这是指前负荷(肌收缩前所承受的负荷)对肌收缩的张力影响。前负荷决定了肌的初长度(肌在收缩前的长度),前负荷增大,肌的初长度增加,肌收缩的张力也增大。因此,预先增加肌的初长度可增大肌收缩的力量。需要指出的是,当肌的初长度增加到某一长度时,肌产生张力达到最大。如果此时再继续增加肌的初长度,肌产生的张力反而会减小。使肌收缩张力达到最大时的初长度,称为最适初长度,其负荷为最适前负荷。一般认为,骨骼肌的最适初长度要稍长于自然长度,在康复中可以运用这一点。

（2）肌收缩的张力—速度关系:这是指后负荷(肌开始收缩时遇到的负荷或阻力)对肌收缩速度的影响。当肌开始收缩时,由于后负荷的存在,肌不能立即缩短,而首先表现为张力增加以克服负荷,当张力增加到等于或超过负荷时,肌才以一定的速度缩短,并移动负荷,直至收缩结束。当肌张力达到最大时称肌的最大张力,肌的缩短速度达到最大时称为最大缩短速度。运动训练可影响肌收缩的张力—速度关系,表现在相同的力量下可产生更大的速度;或在相同的速度下肌产生更大的力量。

6. 人体力学杠杆　人体各种复杂的运动均可以分解为一系列的杠杆运动。

（1）基本概念:杠杆运动有力点、支点和阻力点三个要素。力点是肌肉在骨上的附着点;支点是指杠杆绕着转动的轴心点,在肢体杠杆上,支点是运动的关节中心;阻力点又称重力点,是骨杠杆上的阻力,与运动方向相反。在一个杠杆系统中,阻力点只有一个,即全部阻力的合力作用点为唯一的阻力点。支点到力点的垂直距离为力臂,支点到阻力点的垂直距离为阻力臂。

（2）分类：根据杠杆上力点、支点和阻力点的不同位置关系，可将杠杆分为3类：①平衡杠杆（第一类杠杆）。其支点位于动力点与阻力点之间，主要作用是传递动力和保持平衡。如头颅与脊柱的连接，支点位于寰枕关节的额状轴上；斜方肌等的作用点为动力点，位于支点后方；头的重心构成阻力点，位于支点前方。②省力杠杆（第二类杠杆）。其阻力点位于动力点和支点之间，可用较小的力来克服较大的阻力，有利于做功。如足承重时跖屈使身体升高，跖趾关节为支点，小腿三头肌以跟腱附着于跟骨上的支点为动力点，人体重力通过距骨体形成阻力点。③速度杠杆（第三类杠杆）。其动力点位于阻力点和支点之间，该类杠杆的动力必须大于阻力才能引起运动，虽不省力但可以获得较大的速度和运动幅度。如肱二头肌引起屈肘动作，支点在肘关节中心，肱二头肌在桡骨粗隆上的止点为动力点，前臂的重心为阻力点。

（三）肌腱和韧带的生物力学

肌腱和韧带是运动系统的主要组成部分之一，它们虽然不能像骨骼肌那样主动收缩，但它们对关节运动和个体活动的实现有重要意义。由于在运动中发挥着重要的作用，肌腱和韧带也是人体最易受到损伤的软组织。因此，对肌腱、韧带生物力学特性的了解，是预防运动损伤的主要内容。

1. 肌腱和韧带的拉伸特性　肌腱是机体软组织中具有最高拉伸强度的组织之一，肌腱和韧带都由致密结缔组织构成，主要含有胶原纤维、弹性纤维及成纤维细胞。人体肌腱和大多数韧带都以胶原纤维为主，只有项韧带和黄韧带以弹性纤维为主。在肌腱和韧带中，胶原纤维和弹性纤维的排列决定了其特性，以满足各种不同的功能需求。肌腱的纤维几乎是完全平行排列的，这使它能够承受很高的拉伸载荷。韧带的纤维方向一致性较差，排列情况随韧带的功能不同而变化。当韧带不承受载荷时，纤维松弛呈波浪形；施加载荷时，与载荷方向一致的纤维被拉紧并承受着载荷。

肌腱和韧带受到持续牵拉时会被拉伸，其程度随时间的延长而增加，这种现象称为蠕变，肌腱和韧带与时间的关系可以用蠕变—应力松弛曲线来描述。康复中可以通过经常、持续地牵拉肌腱和韧带，以提高其柔韧性。胶原纤维和弹性纤维的拉伸特性是有差异的。相较于胶原纤维，较低的载荷即可使弹性纤维产生更大的拉伸变形，而且其可变形程度更大，可达原始长度的2倍多。而胶原纤维的抗拉伸能力更强，能承受比弹性纤维更大的载荷而不被破坏，是强度最高的纤维蛋白。但无论是胶原纤维还是弹性纤维，其能承受的载荷都是有限的，过大或突然施加的较高载荷都可能导致其损伤，甚至断裂。因此，在运动前做好充分的肢体牵拉等热身运动对预防运动损伤十分必要。

2. 肌腱力学特征的影响因素　肌腱之所以具有较高的拉伸强度，其原因一是它主要由胶原组成；二是这些胶原纤维总是沿强力作用方向平行排列。肌腱将骨和骨骼肌联系在一起，形成骨—肌腱—骨骼肌复合体结构，对人体运动的实现起着关键作用。肌腱的力学特征与下列因素有关。

（1）解剖部位：不同解剖部位的肌腱所承受的应力和生化环境不同，其生物力学性质也不同。如成年猪趾屈肌腱的极限拉伸强度比趾伸肌腱大两倍，生化分析表明，趾屈肌腱的胶原含量比趾伸肌腱多。

（2）锻炼和固定：锻炼对肌腱的结构和力学性质有长期的正面效应。锻炼对胶原纤维的弯曲角度和弯曲长度有明显影响，还能增加胶原合成，增加肌腱中大直径胶原纤维的百分比，而大直径胶原纤维比小直径胶原纤维能承受更大的张力。如经长期训练后，小猪趾屈肌腱的弹性模量、极限载荷都有增加。而固定对肌腱的力学性质有负面效应。

（3）年龄：年龄是影响肌腱力学性质的重要因素。随年龄的增长，肌腱胶原纤维波浪弯曲角度减小；排列上，成年人呈丝状结构重叠垂直排列，而未成年人排列方向不一致；随着发育成熟，肌腱的极限拉伸强度和极限应变也增加。这些都使青壮年和老年人的肌腱极限拉伸强度显著高于未成年人。所以，与成年肌腱相比，未成年肌腱在低拉伸强度下更容易撕裂。

（4）激光和热疗：激光和热疗后，肌腱明显收缩（缩短）、横截面积显著增加，其延伸性得以恢复。

3. 韧带力学特征的影响因素　韧带是连接骨与骨的负重结构。它与肌腱在组成结构及力学特性上有许多相似点，但它们之间也有许多不同之处。形态上，韧带短而宽，肌腱则长而窄；结构上，韧带的纤维排列方向呈多样性，而肌腱纤维排列整齐。韧带的力学特征与下列因素有关。

（1）温度、负荷加载速度：韧带是黏弹性的生物材料，温度对其伸展性、黏滞性产生较大的影响。温度升高，其伸展能力提升，组织内摩擦降低。负荷施加的速度不同，其伸展性及承载最大能力也不同，加载速度越快，损伤的可能性也就越大。

（2）机械应力的影响：与骨一样，正常的韧带可以重建以适应力学需要。即机械应力刺激增加时，韧带的强度和刚度增加，而机械应力刺激减少时其强度和刚度降低。运动使韧带的机械应力增加，从而促进其强度和刚度提高。关节制动会出现相反的结果。

（3）年龄的影响：随着年龄的增长，韧带的强度和刚度明显下降。50 岁后前交叉韧带所能承受的最大破坏载荷、能量贮存能力及刚度，与 20 岁时相比均要下降 2~3 倍。这种变化与许多因素有关，如随年龄增加，韧带老化、活动量逐渐减少、患病等。

三、制动对机体的影响及康复治疗

（一）制动对机体的影响

制动（immobilization）指人体局部或者全身保持固定或限制活动，以减少体力消耗或脏器功能损害，是临床最常用的保护性治疗措施。制动有三种类型：卧床休息、局部固定（如骨折或脱位后的石膏固定）、肢体和躯体神经麻痹或瘫痪。制动对机体的影响既有有利的一面，也有不利的一面。前者如骨折或关节脱位后的石膏固定，有助于减轻局部损伤的疼痛和肿胀，保证损伤组织的自然修复过程，减少在病情不稳定情况下发生进一步损伤的危险；对于严重疾病和损伤患者，卧床是保证患者度过伤病危重期的必要措施，等等。但长期制动可引起制动或失用综合征，增加并发症，导致新的功能障碍，加重残疾，有时其后果较原发病和外伤的影响更加严重，甚至累及多系统的功能。因此，正确认识制动对机体的不利影响，处理好制动与运动之间的关系，是康复医学工作者的重点之一。

1. 制动对心血管系统的影响

（1）心率变化：严格卧床者，交感肾上腺素系统较副交感胆碱能系统占优势，使基础心率增加，严格卧床 10 日者基础心率可增加 12～23 搏/分。基础心率保持在一定水平对冠状血流极为重要，因为冠状动脉的灌注在于心搏的舒张期，基础心率加快，舒张期会缩短，进而使冠状动脉血流灌注减少，易引发心肌缺血。所以，长期卧床者，即使从事轻微的活动也可能导致心动过速或心绞痛。

（2）血容量变化：人体从卧位到直立位时约有 700ml 血液转移到下肢，这是产生直立性低血压的生理原因。卧位时则相反，有 500～700ml 的血液（约为全身血量的 11%）流向肺和右心，使中心血容量增加，右心负荷加重，对心脏压力感受器的刺激增强，反射性地使抗利尿激素释放减少，肾脏滤过率增加，尿量增多（卧床数日即会明显增多），最终使整体血容量减少，人的整体功能减退。同时，虽然血容量减少，但血液中的有形成分含量变化不大，导致血液黏滞度明显增加，而这正是很多心血管系统疾病的重要致病因素。

（3）每搏输出量下降：长期卧床使肌肉泵作用降低，静脉回流减少，静脉顺应性增加（静脉能存储更多的血液），加之总的血容量减少，导致心室充盈量下降，每搏输出量减少，在直立位时更加显著。此时，虽然有前述心率增加的因素，但每搏输出量的减少抵消了心率增加的影响，最终使心排出量明显下降。心排出量下降是造成运动能力降低的主要因素。

知识链接

肌肉泵作用

人体血液循环的动力并不仅仅来自于心脏。在运动时，由于肌肉（尤其是下肢肌肉）的收缩对静脉产生了节律性的挤压，促使静脉血不断向心脏回流，这种现象被称为"肌肉泵作用"。

（4）直立性低血压：直立性低血压是指由卧位转换为直立位时出现的血压明显下降，其体征有面色苍白、恶心、出汗、头晕，收缩压下降，心率增快，脉压下降，可能产生晕厥。其发生机制与交感肾上腺系统反应不良、心脏压力反射能力障碍、循环血流量减少及静脉回流不足等因素有关。

（5）有氧运动能力降低：最大摄氧量（VO_2max）是衡量心血管功能的常用指标，它既能反映心排出量，又能反映氧的分配和利用情况。制动对 VO_2max 的短期影响主要与心排出量减少和血容量减少有关，长期影响则主要与氧的输送和利用下降、肌肉功能减退、肌力和耐力下降、肌肉代谢减弱等因素有关。

（6）血流速度减慢：由于制动后，每搏输出量下降、心排出量下降、交感神经兴奋性降低、血管外周阻力增加及血液本身理化特性的改变，会引起血流动力学上的一系列变化。除冠状动脉血流速度基本不变外，其余各动脉血流速度均有所减慢，以腹主动脉、股动脉及大脑中动脉血流速度减慢最为明显。这种血流动力学的变化为动、静脉血栓形成提供了条件。

（7）血栓形成：血液黏滞度增加、血流速度减慢，加之血小板凝聚力和纤维蛋白原水平增高，为血栓形成提供了良好的环境，使卧床者血栓形成的几率明显提高。最常见的是深部静脉血栓形成,而其继发的肺栓塞、脑栓塞等是极致命的并发症。同时,冠状动脉粥样硬化部位血栓形成的几率也会增加,容易诱发心绞痛和心肌梗死。研究表明不能步行的脑血管意外患者发生深静脉血栓的危险性是可以步行者的5倍,病变累及肢体发生血栓的危险是未累及肢体的10倍。防止静脉血栓形成的主要办法是早期活动、各种形式的腿部加压,必要时可小剂量使用肝素。

2. 制动对呼吸系统的影响

(1)肺通气效率降低:卧床卧位时横膈上移,胸腔容积减小,膈肌运动部分受阻,胸廓弹性阻力加大,导致胸廓扩张受限,肺顺应性变小,使呼吸幅度减小。卧床数周后,患者全身肌力减退,呼吸肌肌力也下降,加之前述因素,使肺活量明显下降,肺通气效率降低,气体交换受阻。

(2)肺通气/血流比例失调:肺循环是低压系统,单独依靠肺动脉血压并不能保证全肺血液的充分灌注,直立位、运动等有助于改善这种情况。长期卧位时,血液更多地灌注上肺部,但其通气量没有增加,使通气/血流比值减小,血氧饱和度下降,而下肺部的血流量减少,但通气量却没有减少,所以下肺部的通气/血流比值增加,使肺泡无效腔增加,从而影响正常的气体交换。

(3)坠积性肺炎发生率增加:长期卧床可导致支气管平滑肌收缩无力,气管纤毛的摆动功能下降,分泌物黏附于支气管壁,排出困难。长期仰卧位,大量支气管分泌物沉积在背部肺叶;长期侧卧位,下部支气管壁附着的分泌物较上部为多。同时,由于咳嗽无力和卧位不便咳嗽,不能有效地清除呼吸道内的分泌物,导致分泌物沉积于下部支气管中,使坠积性肺炎、支气管感染与支气管阻塞的发生率大大增加。

3. 制动对运动系统的影响

(1)制动对骨骼肌的影响:①肌代谢障碍:在制动的最初几个小时内,肌蛋白的合成速度便开始下降,肌细胞内脂肪和结缔组织相对增多。制动30天,肌细胞胰岛素受体对胰岛素的敏感性下降,导致肌细胞对葡萄糖利用障碍,产生葡萄糖耐量降低。制动45天,肌线粒体密度减小,氧化酶活性降低,总毛细血管密度降低,毛细血管长度缩短,导致肌局部的血流量减少,因缺血、缺氧而使有氧活动减弱,无氧酵解活动加强,进一步影响糖代谢过程。②肌萎缩:全身或局部制动均可造成失用性肌萎缩,以神经性瘫痪引起的肌萎缩最为明显。肌萎缩速度是非线性的,制动早期肌萎缩最快,呈指数下降趋势。制动1个月肌横截面积减少10%~20%;制动2个月肌横截面积减少50%。快肌纤维横截面积减少超过慢肌纤维。正常人卧床时主要使用背肌和下肢肌翻身,制动后背肌和下肢肌使用减少,故其萎缩最明显。肌萎缩导致肌与肌腱结合部的强度降低,被动牵拉更加困难,这是制动后关节功能障碍的重要原因。③肌力下降:由于肌萎缩、支配神经的兴奋性下降、运动单元募集减少等因素,制动会导致肌力显著下降,其下降速度要比肌萎缩更快。肌力每天可下降0.7%~1.5%,每周可下降10%~15%,3~5周内可达20%~50%。肌力下降又是造成步态不稳、运动协调性下降的主要原因之一。

(2)制动对骨和关节的影响:①骨代谢异常:制动1~2天尿钙即开始增高,5~10天内显著增高,7周时达到高峰。由于大量的钙随尿液排出,使血钙降低,低钙血症又促进了骨组织中的钙转移至血中,从而产生了高钙血症,最终导致骨钙负平衡。制动

30~36周,骨钙丢失的总量约为4.2%。②骨密度降低:维持正常骨质需要原有骨质的吸收和新骨质的形成达到动态平衡。制动会导致这种平衡发生紊乱,表现为骨质吸收超过骨质形成,特别是骨小梁和骨皮质的吸收增加,使骨密度减低,出现骨质疏松。骨密度降低主要发生于身体承重的下肢骨和与维持躯干姿势相关的骨,以承重最大的跟骨骨密度降低最甚。神经性瘫痪引起的骨密度降低最为显著。如急性脊髓损伤后6个月,完全瘫痪肢体的跟骨骨密度丢失可达67%。短期制动所致骨密度减低可以较快逆转,但长期制动所致的恢复较缓慢,要比制动的时间长5~10倍。③关节退变和功能障碍:固定是骨骼与肌肉损伤后常用的保护性措施,但固定后会出现一系列问题,影响关节功能。固定后滑膜粘连、纤维连接组织增生,致关节僵直;关节囊壁的血管滑膜增生,纤维结缔组织和软骨面之间发生粘连,继而关节囊收缩,同时新生胶原纤维形成纤维内粘连,妨碍了韧带纤维平行滑动,导致关节挛缩;关节周围肌腱和韧带的刚度降低、强度下降、能量吸收减少、弹性模量下降使其易断裂,肌腱附着点也变得脆弱易撕裂;关节接触面的软骨退变和损伤,其破坏程度取决于负荷的大小和持续时间。制动30天可以造成严重关节退变和活动范围受限。

4. 制动对中枢神经系统的影响 长期制动以后,产生感觉剥夺和心理社会剥夺。由于感觉输入减少,可产生感觉异常和痛阈下降。与社会隔离,信息接收减少,加之原发伤病的痛苦,可产生焦虑、抑郁、情绪不稳和神经质,或出现感情淡漠、退缩、易怒、攻击行为等,严重者有异样触觉、运动觉、幻视与幻听。此外,长期制动会使认知能力下降,判断力、解决问题能力、学习能力、记忆力、协调力、精神运动能力、警觉性等均出现障碍。

5. 制动对消化系统的影响 受长期卧床导致的运动缺乏和精神因素的影响,可造成胃液分泌减少,胃肠蠕动减弱、胃排空速率减慢,食欲下降,影响营养物质的摄取和吸收,可产生一定程度的低蛋白血症等。长期卧床还会导致便秘,一是由于食物在消化道内停留时间过长,水分吸收过多,使大便变得干结;二是卧床使排便习惯发生重大改变所致。

6. 制动对泌尿系统的影响 尿排出钙磷增加、尿潴留、尿路感染、尿石症是长期卧床导致的泌尿系统棘手问题。如前所述,长期卧床会导致排尿增加,随尿排出的钾、钠、氮、磷也相应增加,加之骨代谢异常导致的高钙尿症,为尿石的形成提供了物质基础。卧床时重力的引流作用降低、腹压减小、腹肌无力、膈肌活动受限、盆底肌松弛等都不利于膀胱排空,如有神经损伤还会使括约肌与逼尿肌活动不协调,这些都会造成尿潴留。尿液潴留使产生尿素酶的细菌高度繁殖,分解尿液产生氨,致尿液pH升高,促进钙和磷的析出和沉淀,形成结石。结石必然给肾盂和膀胱黏膜造成微细创伤,增加细菌感染的机会,加上长期卧床患者往往需要导尿,尿路感染的几率进一步增加。同时,由于抗菌药物难以进入,结石又成为细菌生长的绝佳核心,导致尿路感染不易控制、反复发作,如此形成感染—结石—感染的恶性循环。

7. 制动对皮肤的影响 制动可使皮肤及其附件产生萎缩和压疮,皮下组织和皮肤的坚固性下降。食欲不佳和营养不良加速了皮下脂肪的减少和皮肤的角化,皮肤卫生不良导致细菌和真菌感染以及甲沟炎。大面积压疮使血清蛋白质尤其是白蛋白减少。血清蛋白质减少使组织渗透压下降,加速了液体向细胞间渗出,引起水肿。常翻身、清洁、按摩皮肤有利于防止皮肤萎缩及压疮形成。

知识链接

压疮的分度

压疮根据其对组织破坏严重程度分为四度：

Ⅰ度：具有红斑，但皮肤完整。

Ⅱ度：损害涉及皮肤表层，可能影响真皮。

Ⅲ度：损害涉及皮肤全层及皮下脂肪交界的组织，但未穿透皮下组织，在筋膜之上。

Ⅳ度：损害广泛涉及肌肉、骨骼及结缔组织。

8. 制动对代谢和内分泌的影响　长期卧床往往伴有代谢和内分泌的障碍，其出现较肌肉骨骼和心血管系统并发症为晚，恢复也较迟。代谢和内分泌变化的原因除了不活动外，还可能与原发伤病有关。

（1）负氮平衡：制动期间抗利尿激素分泌减少，尿量增多，尿氮排出明显增加，加之制动引起的食欲减退所致的蛋白质摄入减少，可出现低蛋白血症、水肿和体重下降。

（2）内分泌变化：包括抗利尿激素分泌下降、肾上腺皮质激素分泌增高、雄激素水平降低等。长期卧床会导致糖耐量降低，出现这种情况的原因并不是胰岛素分泌减少，事实上由于糖耐量降低所致的血糖增高，反而会刺激胰岛素的分泌。出现这种情况的真正原因是胰岛素的利用率下降。

（3）水电解质改变：高钙血症是制动后常见而又容易被忽视的水电解质异常。在因骨折固定或牵引而长期卧床的儿童中，高钙血症的发生率可达50%。卧床休息4周左右可以发生症状性高钙血症。

（二）长期制动的康复措施

长期制动会引起制动综合征（失用综合征），其本质是全身各系统的功能紊乱，不但会加重残疾，甚至可能威胁生命。其预防和康复的基本原则就是针锋相对，以动制静，使全身功能，包括体能与智能两方面均活跃起来。

1. 主动运动　预防和消除制动综合征最简单、最有效、作用最广泛的是主动运动，可增加人体各系统的功能容量。

主动运动对正常人或长期卧床的患者均可增加肌力。慢性病患者以最大肌力的20%~30%每日收缩数秒钟即可以保持肌力。以次最大负荷（最大负荷的65%~75%）进行训练，可以使失用性肌萎缩的速度降至每星期6%以下。随着肌力的增加，肌肉的体积、肌肉毛细血管密度、肌纤维线粒体体积和氧化酶活性等都会增加，肌肉的各项功能得到综合改善。此外，主动运动可以对骨骼肌施加压力，减缓骨质疏松。

主动运动训练可保持和提高心血管系统功能。可使左心室壁增厚，舒张期容积增大，心排出量和最大摄氧量增加，从而增加心血管系统的功能储备，提高运动能力。最有效的办法是主动而渐进的抗阻力训练，特别是大肌群的运动。开始取最大心率的65%以下，以后渐增至70%~80%。比较简单而普遍适用的指标是运动后心率每分钟增加20搏。

主动运动可改善代谢和内分泌。例如主动运动可以保持血中胰岛素水平，同时提高胰岛素效率，从而降低空腹的血糖水平。再如经过20日的训练，可以使卧床者升高的促肾上腺皮质激素水平和增高的血清脂蛋白水平降至正常。

不同的运动方式适用于不同的情况。例如,等长收缩适合于牵引或石膏固定等关节制动的非中枢神经系统损伤患者,基本方法是用最大肌力每次收缩 3~10 秒,每组收缩 1~5 次。上肢等长收缩的最简单方法是用力握拳,可以使整个上肢的肌肉同时得到锻炼;下肢等长收缩可在卧床患者足底置一垂直木板,令其用力蹬板,可使整个下肢以及背部的肌肉得到锻炼。再如,等张收缩减少蛋白质损失的效果是等长收缩的 2 倍,次最大量的训练甚至可以形成正氮平衡。其基本方法是取可重复 10 次的最大负荷的 50% 或 75%,每组 10 次,每日练习 2 组,每周训练 3~5 日。等张收缩的基本原则是较小负荷、较多次数,不必追求最大负荷。因为增加等张收缩的负荷并不会带来康复效果的直线上升。观察发现,即使是用 100% 负荷的训练,肌力恢复的速度也只能达到每周 10%。

2. 关节被动运动及保持良好体位　一些卧床患者由于体弱,或神经系统的损害,不能进行主动运动,久之将引起关节挛缩等一系列并发症,此时应予关节以被动运动。关节被动运动不仅能预防关节挛缩,也可以维持肌肉弹性,延缓其萎缩。关节被动运动必须活动到每个关节,做各个轴向的全范围运动,每日 1~2 组,每组每个关节活动 3~5 次,每次在极限位置停留 1~2 秒。

防止关节挛缩的另一种办法是正确的体位摆放,从而保持关节于功能位。肢体摆放在功能位有助于减轻关节挛缩、缓解肌疼痛。如用防垂足板托起足部,以预防足下垂;仰卧两臂外展,前臂垫枕以预防肩内收畸形,等等。同时,体位摆放时使压力分布在最大体表面积上,并避免骨突处受压,可以有效地预防压疮。

3. 防止直立性低血压　长期卧床者防止直立性低血压的办法,一是进行腹肌和下肢肌肉的收缩,减少血池的作用;二是下床前将双下肢用弹力绷带包绕,或穿紧身腹带。用盐皮质激素以维持血压,补充液体以减轻血池作用也可考虑。比较简单的办法是:在病情允许的情况下尽早使患者处于半卧位,逐渐转为坐于床沿的垂足位,最后取直立位。对于瘫痪或其他残疾者可用倾斜床使之直立。倾斜自 30° 维持 1 分钟开始,每日 2 次,渐增至每次 30 分钟,然后每星期增加 5°~10°,最后达到每次 75° 维持 20 分钟。

4. 步行训练　步行时参与的系统多,运动的肌群广,对人体功能有综合的改善,如提高心血管系统功能、改善代谢和内分泌、防治骨质疏松等。步行训练可分为功能性和治疗性两种。功能性步行训练以恢复行走能力、促进患者生活自理、重返社会为目的。如训练偏瘫、截瘫患者,独立或在辅助器具帮助下,重新恢复步行能力。治疗性步行训练则以改善机体整体功能为目标,适用于大多数患者。如对冠心病患者而言,步行训练就是改善心血管功能的重要措施。需要指出的是,在对冠心病患者进行步行训练时,要密切观察其适应状况,在出现疲劳或不适时要及时中止,最好在心电监护下进行,并注意避免可能诱发的意外因素。

5. 呼吸训练　长期卧床患者应当进行呼吸训练,呼吸体操是每小时进行 3~5 次慢而深的呼吸。应当同时使用胸式呼吸和腹式呼吸,也应当鼓励咳嗽。由于呼吸肌麻痹而使肺活量下降到正常的 60% 以下者,应用正压呼吸,每日 2 次,每次扩张肺 3~5 次。采用肺活量计可以使患者得到反馈,提高呼吸练习的积极性。

为了预防坠积性肺炎,应当定时翻身、进行体位引流,并用喷雾吸入的方法稀释痰液。发现有局部积液或阻塞时,首先应进行体位引流,在适当体位下进行拍打和震颤可以增加体位引流的效果。负压吸引也是排痰的简便而有效手段,可以经常采用。

6. 增加感觉刺激　首先是增加本体感觉刺激,最基本而简单有效的感觉刺激是体操运动。运动本身可以保持患者的自我意志,也保持空间定向力。不能进行主动运动的,可采取被动运动。被动运动也能提供丰富的本体感觉刺激,可以增加感觉与运动、周围与中枢的联系,这一点上和主动运动类似。

同时要增加社会信息刺激,防止社会隔离。一是鼓励家属访问,以经常和患者交换家庭与社会信息。二是进行群体治疗,如作业治疗、文娱活动等。对智力水平良好者可予以智力上的挑战,如提出恰当的数学、设计和评论题目让患者解答,可使患者在体会到自我价值的同时,改善其对残疾的焦虑和抑郁情绪。

7. 其他　对症处理长期卧床的各种并发症也十分必要。首先应当有充分的营养,尤其是蛋白质的补充。虽然高钙尿症与钙的摄取无关,但充分补充钙仍能减轻骨质疏松。进食富含粗纤维的蔬菜和水果,以及一些能软便的药物,有利于防止便秘。建立定时排便的习惯也是手段之一。

第二节　神经学基础

神经系统是机体内起主导作用的系统,分为中枢神经系统和周围神经系统两大部分。中枢神经通过周围神经与人体其他器官、系统发生极其广泛而复杂的联系,使人体各项功能都直接或间接地处于神经系统的调节控制之下。因此,神经系统的损伤必然导致人体功能障碍。全面了解神经发育及其功能恢复的规律,对康复治疗具有至关重要的指导意义。

一、神经的发育

(一)中枢神经系统的发育

1. 中枢神经的发育机制

(1)神经的诱导:在胚胎发育中,一部分细胞在一定时期对其邻近的另一部分细胞产生影响,决定后者分化方向,这种作用称作诱导。在胚胎发育时期诱导作用是一个普遍现象,神经的发育也与诱导作用密切相关。诱导既可产生于细胞间的直接接触,也可由组织产生的一些生物活性物质介导,这些物质形成的浓度梯度,影响了组织的定向分化和形态发生。神经的诱导包括原发性诱导和次发性诱导。前者是中胚层向外胚层释放神经化因子,使神经组织从其他组织中分化出来;后者是中胚层向外胚层释放中胚层化因子,它的浓度差决定了中枢神经系统的区域分化,其结果是中胚层的前部、中部和后部分别发育为前脑、中脑及后脑、脊髓。

(2)神经细胞的分化:细胞分化是指细胞之间逐渐产生稳定性差异的过程。其本质是由前体细胞逐渐发展成具有不同形态结构、生理功能和生化特征的终末细胞。与其他细胞和组织一样,神经细胞也是由胚胎干细胞分化而成的。在发育过程中,细胞分化伴随着细胞的增殖不断深入。如桑椹胚分化成滋养层和内细胞群,后者分化成上、下胚层,上胚层分化出内、中、外三个胚层,最终各个胚层再分化形成各种组织、器官。神经生长因子(nerve growth factor,NGF)在神经细胞的分化发育中起到重要作用,它能促进神经细胞有丝分裂,能对神经元的进一步分化产生影响,还能引导神经纤维的生长方向。

(3)神经细胞的迁移:神经系统的发育从神经干细胞的增殖、分化开始,然后迁移到特定位置,最后形成正确的网络连接。在这个过程中,神经细胞的迁移是神经系统发育过程中的一个重要步骤。灵长类动物的前脑中有 10^9 个神经元参与迁移,最长的迁移路径可达数厘米。神经元通过迁移到达特定位置,聚集成核团或是形成分层结构,为形成正确的神经回路做好准备。神经系统的迁移既可发生在胚胎时期,也可发生在出生后,前者以室管膜区刚成熟的神经元迁移为代表,这与大脑皮质、脊髓背角分层等有关,后者如小脑颗粒细胞从外颗粒层迁往内颗粒层、前脑亚室管膜层神经元经头端迁移至嗅球成为中间神经元等。根据迁移过程中,神经元与胶质细胞的相互作用可将迁移分为两类,一是由胶质细胞导向的迁移,二是不依附于胶质细胞的迁移。在无胶质导向的迁移中,迁移途径内有一些导向分子能促进迁移,而在途径的外围有排斥迁移的物质,从而实现定向迁移。在胶质导向的迁移中,神经沿着胶质细胞做类似阿米巴样运动的"爬行",胶质细胞本身会对迁移进行引导。近来的研究发现,导向分子在这个过程中也发挥着作用。

(4)神经细胞的增殖和凋亡:在神经系统的发育过程中,细胞的增殖和凋亡贯穿始终。前者是细胞通过分裂而使数量增多,这个过程往往伴随着分化;后者是部分细胞在预定的时期主动死亡,又称为程序性细胞死亡。增殖和凋亡的动态平衡保证了细胞向特定组织和器官的分化。

2. 中枢神经的发育过程　神经系统是人体发育最早、最迅速的系统,它起源于胚胎时期的神经管和位于神经管两侧的神经嵴。神经管分化为中枢神经系统,其头端最终发育成脑,尾端发育成脊髓。人在出生时,脑重 350~400g,已具备了成人脑所具备的沟回,脑细胞数量约 140 亿个,也与成人相同,但沟回比成人浅,且神经细胞的轴突与树突形成不足,髓鞘化不完善,尚未形成大脑各区间复杂的交织,此时的运动呈总体性,缺少精细动作。到 2 岁左右,脑重量约为成人脑重的 75%,此后脑在"量"上的发育趋缓。因此 2 岁前是脑发育最快、最关键的时期。但这期间由于大脑皮质、锥体束发育尚未成熟,一些运动功能是皮质下区进行调节和控制的,因此大脑病变时常不易发生运动功能的改变,导致脑的疾患难以被及时发现。到 6 岁左右,大脑半球的神经传导通路几乎都已髓鞘化,大脑皮质各区间增加了暂时联系的可能性,分化作用也大大加强,运动变得快速、正确,条件反射也已较稳定而巩固。8 岁左右,大脑增加到 1 300g,接近成人的脑重,同时神经细胞体积增大,细胞分化基本完成,神经细胞的突起分支变得更密,出现了许多新的神经通路,运动更加准确、协调,行为变得更有意识,但对第二信号系统的语言和文字反应尚未完善,抽象思维能力差。此后,直到成年,联络神经元的结构和皮质细胞结构功能仍在快速地发展和形成着,抽象思维能力得到完善,大脑功能逐渐成熟。小脑在 1 岁内发育很快,到 3 岁时小脑已基本与成人相同,能够维持身体的平衡和准确性。脊髓在出生时已发育得比较成熟,其下端达第 3 腰椎水平(成人在第 1 腰椎水平上),4 岁时达第 1~2 腰椎水平。

(二)周围神经的发育

周围神经系统由胚胎时期的神经嵴演化而成,它联络于中枢神经和其他各系统、器官之间,主要功能是传导神经冲动。分类上,按其连接部位,可分为脑神经、脊神经;

按其所支配器官的性质,可分为躯体神经系和内脏神经系(自主神经);按其髓鞘化程度,可分为有髓鞘和无髓鞘两种,除自主神经的节后纤维无髓鞘以外,其余均有髓鞘。脑神经共有 12 对,主要支配头面部器官的感觉和运动,多在出生后 3 个月左右基本完成发育,但神经的髓鞘化依神经种类不同而有所差异。如听觉系统神经纤维在胎儿第 6 个月时开始髓鞘化,但其过程缓慢,直到 4 岁还未完成。相反,视觉神经纤维直到出生前很短时间才开始有髓鞘形成,但以后的发育非常迅速。脊髓神经共有 31 对,从胎儿 5~6 个月开始形成,2 岁左右进入髓鞘形成阶段,4 岁时已相当成熟,以后仍在缓慢髓鞘化直至成年。由于婴儿时期神经纤维髓鞘形成不全,故兴奋传导易波及邻近神经而引起泛化现象。

二、反射

(一) 概念

反射是指在中枢神经系统参与下的机体对内外环境刺激的规律性应答,是神经活动的基本形式。运动也是反射,是比较复杂、综合的反射。按反射的形成特点可以将其分为非条件反射和条件反射两类。

非条件反射是指在出生后无需训练就具有的反射。按生物学意义的不同,可分为防御反射、食物反射、性反射等,如进食时口舌黏膜遇到食物引起唾液分泌。非条件反射能使机体初步适应环境,对个体生存与种系生存有重要的生理意义。

条件反射是指在出生后通过训练而形成的反射。它可以建立也能消退,数量可以不断增加。条件反射的建立扩大了机体的适应范围,当生活环境改变时,条件反射也能随之改变。因此,条件反射较非条件反射有更大的灵活性,能更好地适应复杂变化的生存环境。

知识链接

条件反射与非条件反射

正常情况下,在人的一生中纯粹的非条件反射仅在出生后的较短时期内容易见到,以后由于条件反射的不断建立,条件反射与非条件反射越来越不可分地融合在一起,并且以条件反射为主导。

(二) 反射弧

反射活动的结构基础称为反射弧,一般反射弧由两个以上的神经元构成。一个典型的反射弧包括感受器、传入神经、神经中枢、传出神经和效应器五个部分,反射弧中任何一个环节中断,反射即不能发生,就导致出现功能障碍。

人的个体活动是十分复杂的,当反射活动发生时,感觉冲动传入脊髓或脑干后,除了在同一水平与传出部分发生联系并发出传出冲动外,还有上行冲动传导到更高级中枢,乃至大脑皮质的中枢,通过高级水平的进一步整合,再发出下行冲动来调整反射的传出冲动,使反射活动更具有适应性。因此,在高级神经中枢受损时,人的反射活动就会出现低级神经中枢的特征,即出现病理反射。但人的高级神经中枢是在出生后逐步成熟的,所以"病理反射"在婴幼儿时期是可以见到的,并不能作为其中枢神经系统损伤的充分诊断依据。

（三）感受器

感受器是人体内接受内外环境刺激,感受内外环境变化,并将之转换成神经过程的结构,是反射弧的重要组成部分。感受器的分类方法很多,在康复医学中经常利用的有本体感受器以及痛觉和温度觉感受器。

1. 本体感受器　本体感受器是接受身体本体活动刺激的末梢器官,主要分布在骨骼肌、肌腱、关节、内耳迷路、上位颈椎等处,分为骨骼肌内感受器、关节感受器、皮肤感受器、前庭器官和颈感受器。它们通过感受机体本身的机械应力,如触摸、挤压、牵拉、振动、摩擦等,感知身体在空间的运动和位置的变化,再通过中枢神经调整肌肉的长度和力度,最终达到维持姿势和调整运动的目的。我们能够在闭眼状态下穿衣、吃饭就是本体感受器在发挥作用。

骨骼肌内感受器有肌梭和腱梭两种。肌梭是一种感受肌肉长度变化或牵拉刺激的特殊梭形感受装置,多分布于抗重力肌。当体位改变时,肌肉受牵拉变长,肌梭同样受到牵拉,使其敏感性增高,向传出神经发出的冲动增多,到达脊髓后,经传出神经纤维使肌肉收缩。腱梭是一种张力感受器。当肌肉收缩张力增加时,腱梭因受到刺激而发生兴奋,冲动沿神经传入中枢,反射性地引起肌肉舒张,并使拮抗肌所受的抑制解除,防止肌肉因过度牵张而撕裂。关节感受器位于关节韧带、关节囊和关节周围的结缔组织中,主要感知运动觉和位置觉。皮肤感受器分布在皮肤和皮下组织中,可以感受触、压、痛、温度等刺激,既能向感觉皮层传达信息,又能直接参与调节身体的反射活动。前庭和颈感受器分别位于内耳和前三节颈椎,主要在调整姿势反射和维持平衡上发挥作用。

康复中常用的神经肌肉本体促进术（proprioceptive neuromuscular facilitation, PNF）,就是利用正确的感觉输入来刺激本体感受器,引发反射,以调整肌张力,进而提高肌肉的随意控制能力的。如在肌张力低下时,通过快速地拍打皮肤和肌肉,促进肌肉收缩;又如通过挤压关节,改善肌张力及对运动的控制等。

2. 痛觉和温度觉感受器　根据功能可以分为三类。①机械型:分布于皮肤,用尖端直径为2mm的小棒,施加 10～100g 的压力才能引起痛觉;②机械温度型:分布于皮肤,对于 40～50℃ 的温度刺激和机械刺激引起的痛觉和温度觉有反应;③多型:分布于皮肤、骨骼肌、关节和内脏器官,对机械、温度和化学致痛物质的刺激反应敏感。

康复常用的感觉刺激疗法就是对患者施加各种感觉刺激,并通过改变刺激的种类、频率、强度、时间等要素,起到兴奋或抑制神经系统的作用,从而诱导运动的出现、改善神经系统功能。如利用冷敷或热敷的温度刺激,利用刷子、毛巾擦刷皮肤的机械刺激,等等。

（四）常见反射及应用

反射都要通过神经中枢对传入信息的整合才能最终表达出来,因此,可以按神经中枢的水平来对反射进行分类。

1. 脊髓水平的反射　脊髓反射主要作用是抵抗重力,维持身体姿势,逃避伤害性刺激。正常情况下,它受到高位神经中枢支配,运动模式复杂,难以单独表现出来。脊髓反射主要有牵张反射、屈肌反射、对侧伸肌反射等,基本都是通过肌梭、腱梭等本体感受器来实现调节。

（1）牵张反射（stretch reflex）：是骨骼肌受到外力牵拉使其伸长时，引起受牵扯肌肉收缩的反射，包括肌紧张和腱反射。牵张反射见于所有的骨骼肌，其意义在于维持骨骼肌的张力，对直立姿势的维持至关重要。

肌紧张：是肌肉受到缓慢而持续的牵拉作用引起的肌肉静态紧张性牵张。如当人站立时，由于受到重力作用，下肢伸肌受到缓慢而持续的牵拉，引起该肌肉的收缩，而保持身体的静态平衡。肌紧张是姿势反射的基础。

腱反射：是快速牵拉肌腱引起的肌肉动态性牵张。如用叩击肌腱的方法引发的膝跳反射、跟腱反射等。

临床上常用让肢体负重、进行关节挤压等方法来刺激本体感受器，诱发牵张反射，帮助患者建立正确的运动模式、维持正常肌张力，提高患者对运动的控制能力。

（2）屈肌反射（flexor reflex）：远端肢体皮肤感受器受到刺激时可以引起屈肌收缩、伸肌松弛，引发关节的屈曲运动，称为屈肌反射，它有避免伤害性刺激的保护作用。当刺激强度达到一定程度时，可以同时使对侧肢体伸直，引出对侧伸肌反射（crossed extension reflex），这是一种姿势反射。这时，人的一侧肢体屈曲，对侧肢体伸直以支持体重，是行走、跑步等运动的基础。

（3）节间反射（intersegmental reflex）：是通过脊髓邻近节段神经元之间存在的突触联系，使上下节段之间神经元的活动协同的反射。表现为人的肢体活动有一定程度的协调性，如牵拉近端关节屈肌可以引起同侧肢体的反射性屈曲等，当快走、跑步时节间反射更加明显。偏瘫患者出现的共同运动、联合反应就与失去高位中枢控制后，节间反射异常加强有关（详见后）。

2. 延髓脑桥水平的反射

（1）阳性支持反应（positive supporting reaction）：当人的足底及跖趾关节接触地面时，会立即引起该侧下肢强直，以试图承重。因此，在偏瘫患者早期的体位摆放问题上，不能采用足踏踏板的做法，否则会导致其下肢伸肌痉挛。

（2）颈紧张性反射（tonic neck reflex）：其主要作用是调整四肢、躯干肌张力，维持身体各种姿势，是一类姿势反射。有以下两种，偏瘫患者等可见。

1）对称性颈紧张反射（symmetric tonic neck reflex）：被动后屈头部时，上肢伸展，下肢屈曲；被动前屈头部时，上肢屈曲，下肢伸展。

2）非对称性颈紧张反射（asymmetric tonic neck reflex）：被动将头转向一侧，出现面侧上下肢伸展，头后侧上下肢屈曲。

（3）紧张性迷路反射（tonic labyrinthine reflex）：随着头部位置的改变，引起内耳传入冲动的变化，使肌肉紧张性发生改变，表现为仰卧位时全身伸肌紧张性增高，俯卧位时屈肌紧张性增高。因此，偏瘫患者早期不提倡仰卧位。

（4）抓握反射（grasp reflex）：刺激手掌可引起手指屈曲内收活动，呈抓握状态，称为抓握反射。因此，偏瘫患者早期手握毛巾的做法是错误的，可导致手部肌张力严重升高，不能实现正常活动。

3. 中脑水平的反射 主要是翻正反射（righting reflex），即指维持和恢复头在空间的正常位置，以及头与躯干、肢体位置关系的一种自动平衡运动性反射。有以下几种。

（1）迷路翻正反射：通过迷路诱发的保持头部正常姿势的反射。它与躯干位置无关，只要迷路正常，头部位置就能保持正常。

（2）颈翻正反射：头向任何方向运动时，颈部本体感受器都会受到刺激，并会由此引发一系列躯干的反射性运动，称为颈翻正反射。

（3）躯干翻正反射：仰卧位时，头转向一侧，肩也转向同侧，随后是骨盆，使三者恢复正常位置；侧卧位时，皮肤受到压力刺激后引起的非对称性反射，表现为头抬起转向直立位，受压侧肢体，甚至未受压侧肢体和躯干屈曲。无论哪种情况，都是试图在头部位置不正常时，通过调节躯干重新恢复躯体的相对位置。

（4）视觉翻正反射：通过视觉保持头部正常位置的反射。如在双侧迷路破坏、视觉正常的情况下，动物的头部依然能保持正常位置，若同时遮住双眼头部，正常位置就难以保持。

翻正反射不是孤立起作用的，在动物试验中可以看到，当动物被推倒或翻转后，头部位置不正常，视觉与前庭迷路感受器受到刺激，反射性地引起头部位置首先复正。头部复正造成颈肌扭转，颈肌内的感受器发生兴奋，导致躯干翻转，使动物恢复直立。康复中，可以借助翻正反射来调整姿势，保持动态平衡，促进翻身、坐起、站立等基本活动的改善。

4. 大脑水平的反射　主要是平衡反应（balancing reaction），它是为了对抗重力和保持平衡而对全身肌张力进行不间断调节的大脑水平反射活动。平衡包括静态平衡和动态平衡。静态平衡主要依靠牵张反射维持，动态平衡则主要依靠中脑水平的翻正反射和大脑水平的平衡反应维持。常见的大脑水平的平衡反应如下。

（1）降落伞反应（parachute reaction）：人体在垂直下落时，出现四肢外展、伸展，足趾展开，扩大与地面的接触面，做好落地准备。

（2）防御反应（protective reaction）：是人在水平方向急速运动时产生的平衡反应。包括坐位反应、立位反应、膝位反应等。如站立时，突然将人的身体向后推，会出现踝关节、足趾的背屈，同时上肢向前上方举起；将身体推向一侧，对侧下肢会外展以继续保持平衡。

（3）倾斜反应（tilting reaction）：是人体支撑面的倾斜角度发生改变时出现的姿势反应。生活中如乘车急转弯时可以诱发。

（五）反射的发育

运动发育是以正常的姿势反射为基础的，而反射按一定顺序规律性地出现、消退或保留。低水平的反射会随着高位神经中枢的逐渐发育成熟而受到抑制，不再被单独、刻板地表达，这就是所谓的消退，但成人在偏瘫等病理情况下会再次典型地表现出来。反射的推迟出现、低水平反射的推迟消退或保持终身多属异常现象。

脊髓水平的反射多在出生 2 个月后消退；延髓水平的阳性支持反应和颈紧张性反射多在 3 个月以后开始出现，8 个月后消退；中脑水平的迷路及视觉翻正反射多在 1~2 个月时出现，并持续终身；大脑水平的平衡反应多在半岁以后开始出现，并持续终身。

三、运动的发育

运动的发育是极具规律的。中枢神经系统患病后（如偏瘫、小儿脑瘫等），运动的恢复也遵循这些规律，虽然其过程不像最初时那样一成不变，但对这些疾病的康复同样具有十分重要的指导意义。

（一）运动发育的一般规律

1. 先头后尾　运动功能自头端向足端发展,按抬头→翻身→坐→爬→站→走这一趋势逐渐成熟。上肢的有意识运动也早于下肢。

2. 先泛化后集中　即由全身性的、泛化的动作,逐渐发育成局部的、准确的动作。如1~2个月的小儿,若将其脸用手帕盖住,则小儿表现为全身乱动,到了5个月的时候,小儿可表现为双手向脸部乱抓,但不一定能拉下手帕,而到了8个月时,即能迅速而准确地拉掉手帕。

3. 先粗大后精细　粗大动作的发育先于精细动作,如抬头、翻身、起坐等动作的出现早于手指的抓、捏等精细动作。

4. 从近到远　协调运动先出现于离身躯近的肌群,而后发展到远端。如上肢的协调运动最早出现在肩部,随后是肘、腕,手的动作,最后才发育成熟。

5. 先"正"后"反"　如抓握、站起、往前走、上楼梯等动作的成熟先于放下、坐下、停步和倒走、下楼梯等。

（二）小儿运动的发育

1. 全身粗大运动的发育　在出生的最初1~2周几乎没有自发的全身运动,全身呈屈曲优势位,头可略向两侧移动,拇指握在掌中。2~3个月会抬头,上肢在仰卧位时能缓慢举起。4~5个月能用上肢在俯卧位时支撑上半身,并保持头部垂直,能伸手抓物。6~7个月能熟练地翻身,能独坐起。7~8个月开始会爬。10个月左右能完成从仰卧→俯卧→坐位的体位改变,能扶站。11个月能独自站立。1岁左右能扶走,平衡能力开始有较快的提升。12~15个月会独走。1岁半能比较平稳地走路,能独自上下楼梯。2岁左右开始跑。

2. 精细运动的发育　精细运动的发育以上肢为代表,上肢精细运动又以手指功能的发育为代表。将手伸向物体、抓住物体再放开物体是最主要的形式。抓握动作最初是全手掌和全手指的抓握,随后发展成拇、食、中指的捏拿,然后是拇、食指的拈拿,2岁以后能逐步独立使用手指。

3. 知觉运动的发育　是指使知觉与其相应的运动变得协调的过程,学习是知觉运动发育的主要方式。知觉是在感觉的基础上,经过思维、记忆（尤其过去的经验）等高级神经活动参与形成的对外界的整体认识。感觉按照视觉、触觉、本体感觉、听觉的顺序发育。较早能观察到的知觉运动是眼手的协调运动,约在2月龄左右出现,表现为将手伸向物体,7月龄左右能顺利完成对目标的伸手和抓握,标志着视觉和本体感觉参与的知觉运动的形成,但还不完善和完整,需要通过学习来逐步健全。康复中可以通过训练来提高知觉运动水平,以改善动作和行为,提高智商等。

四、运动的控制

神经系统对运动实行分级控制。脊髓是躯体运动控制的最基本中枢,脊髓水平的牵张反射是随意运动的基础;运动的最高位中枢是大脑皮质运动区,它通过锥体系和锥体外系对各种躯体运动进行控制和调节。

（一）大脑皮质运动区

按Brodmann分区系统,大脑皮质被分为52个区。能引起肌肉运动的区域称为运动区,中央前回（4区、6区）是主要的运动区（图3-1）。

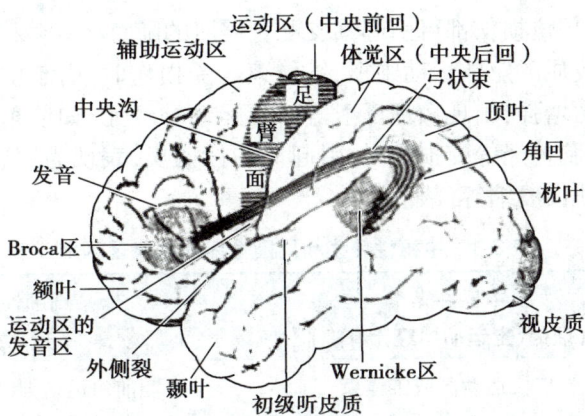

图 3-1 大脑皮质运动区

运动区有下列功能特征：①交叉性支配：即一侧皮质主要支配对侧躯体的肌肉。但头面部肌肉的支配多数是双侧性的。②具有精细的功能定位：即一定部位皮质的刺激引起一定肌肉的收缩。③代表区的大小与功能呈正相关：运动愈精细而复杂的肌肉，其代表区也愈大，如手与五指所占的区域几乎与整个下肢所占的区域大小相等。④倒置分布：即下肢代表区在顶部，上肢代表区在中间部，头面部肌肉代表区在底部，但头面部代表区内部的安排仍为正立而不倒置（图 3-2）。

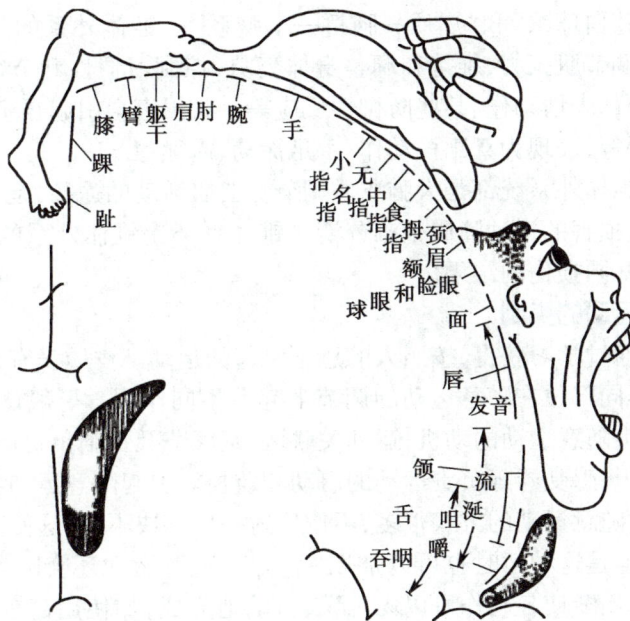

图 3-2 运动的皮质支配示意图

（二）运动传导通路

1. 锥体系 锥体系统是指由大脑皮质发出并经延髓锥体而后行达脊髓的锥体束（皮质脊髓束）和由大脑皮质发出抵达脑神经运动核的皮质脑干束。两者都是上运动神经元下传抵达支配肌肉的下运动神经元的最直接通路。其功能在于发动随意运动，调节精细动作，保持运动的协调性。

锥体系的任何部位损伤都可引起其支配骨骼肌的随意运动障碍,出现瘫痪。上运动神经元,如大脑皮质的躯体运动中枢、锥体束等受损伤时,引起中枢性瘫痪,表现为腱反射亢进,肌张力增强,出现病理反射等。下运动神经元,如前角运动细胞、脑干躯体运动核、脊神经、脑神经等受损伤时,引起周围性瘫痪,表现为深、浅反射均消失,肌张力减弱或消失,肌肉萎缩等(表3-1)。

表 3-1　中枢性瘫痪和周围性瘫痪的表现区别

	中枢性瘫痪 （硬瘫、上运动神经元麻痹）	周围性瘫痪 （软瘫、下运动神经元麻痹）
损害部位	皮质运动区或锥体束	脊髓前角运动神经元或运动神经
瘫痪范围	常为广泛的	常为局限的
肌紧张	增强或痉挛	减退或松弛
腱反射	增强	减弱或消失
浅反射	减弱或消失	减弱或消失
病理反射	阳性	无
肌萎缩	不明显	明显

2. 锥体外系　锥体外系是指锥体系以外的控制骨骼肌活动的传导路,包括"皮质—新纹状体—苍白球系"和"皮质—脑桥—小脑系"。锥体外系的作用主要是在大脑皮质的控制下调节肌张力,维持和调整身体姿势,控制习惯性和节律性动作。如步行时双臂摆动、面部表情动作、某些防御性反应等。其损害会引起自主运动障碍、肌张力改变、运动缓慢等,表现为舞蹈样动作、手足徐动、震颤等。

锥体系统和锥体外系统都是大脑皮质调节骨骼肌活动的途径,是不可分割的统一体。临床上,皮质损害的运动障碍很难分清是锥体系还是锥体外系的,前述中枢性瘫痪实际上是两者共同损伤的结果。

（三）随意运动的机制

随意运动是通过学习获得,按照人的意志引起的运动。皮质没有专门的随意运动控制区,皮质的不同部位在随意运动的调节上起着不同作用。一般认为,脑干网状结构和边缘系统产生随意运动的动机;运动关联区、基底节及丘脑负责运动的设计;大脑运动区、小脑、脑干、感受器等负责运动的启动和监控。引起随意运动各部分之间的联系是暂时的,因此随意运动的方式很多,不像反射一样一成不变,这使其具有了高度灵活性和可塑性。但是这种暂时也可以加以"固化",随意运动还会随着动作的反复进行而越来越熟练,逐渐使各动作可以无意识、自动地完成,如使用键盘打字,最初是双眼紧盯、逐键敲击,经过反复训练后即便不看键盘,也能流利地输入。

（四）异常运动的控制

1. 与异常运动有关的因素

（1）认知与知觉障碍:这些障碍会妨碍患者的再学习和再训练,还能使患者不能采取恰当的运动或运动计划紊乱。在知觉和认知障碍持续的情况下,运动功能的恢复是十分有限的,它们的存在与否及严重程度是判断患者运动功能恢复预后的重要指标。

(2)关节活动度减小:中枢神经系统损伤导致的制动,会使患者出现肢体挛缩、关节活动度减小,长期制动还可能导致肌肉被结缔组织替代,出现肌肉萎缩、关节僵硬。关节挛缩还可能导致肌张力增高、运动模式改变等,出现不正确的运动和姿势。

(3)肌力低下:肌力低下或无力会导致肌肉不能正常收缩,不能发生运动或不能使运动协调和控制姿势。肌力低下可能由上运动神经元病变激发对下运动神经元的异常抑制,脊髓运动神经元突触传递发生变化或肌纤维与神经肌接头的结构与功能发生变化等引起。

(4)感觉障碍:运动觉和其他感觉障碍会使患者难以协调和维持肌肉收缩,使运动的发动和速度缓慢,缺乏效率和准确性。感觉障碍也是判断运动功能恢复的一个重要指标。

(5)适应性降低:中枢神经系统的病损会使患者难以根据环境改变而对运动进行适当的控制,失去运动的目的性和选择性,缺乏自主运动,不能控制精细运动,出现姿势和动作异常。

(6)肌张力异常:肌张力是维持身体各种姿势以及正常运动的基础,异常的运动模式多与肌张力的异常有关。当肌张力低下时,肌肉松弛,收缩无力;肌张力增高时,运动阻力增大,出现异常的姿势和运动模式,动作僵硬刻板。

肌张力低下常见于周围运动神经损伤和脊髓休克时。后者是脊髓因损害突然与高位中枢离断后暂时丧失活动能力而进入无反应状态,表现为损伤平面以下的脊髓所支配的骨骼肌张力降低甚至消失,这种现象持续数周至数月不等,之后表现为中枢神经系统损伤典型的"硬瘫"。中枢神经系统损伤都有类似脊髓休克的表现,如脑卒中在最初的阶段也表现为"软瘫"。

肌张力升高表现为强直或痉挛。强直是原动肌和拮抗肌同时收缩,无论运动的速度、方向、幅度、肌肉当时的收缩状态如何都会遇到相同的阻力,是静态牵张反射的易化,被动运动患肢时如折铅管,其阻力一般比痉挛者小。痉挛是肌肉对被动运动的阻力增高,而且阻力大小与运动速度有关,速度高的阻力较大。此外,在脑卒中的康复中,痉挛还指过度活跃的牵张反射,其表现为上肢处于屈曲姿势、下肢处于伸展姿势,相互拮抗的肌肉过度协同收缩,刻板的运动协调。

2. 常见的异常运动模式

(1)原始姿势反射:正常情况下,姿势反射受到高位中枢的抑制而不会单独、明显地表现出来,但在高位中枢,尤其是皮质受损时即被释放,而且被夸张地表达。常见的姿势反射在本节前面的内容中已经有详解,本处不再赘述。

(2)联合反应(associated reaction):是较原始的、异常的张力性反射,是脱离随意控制所释放的姿势反应。表现为健侧肢体或身体其他部分有力(抗阻)、随意的运动,会诱发患侧肢体的肌张力增高或不自主的运动。常在偏瘫的痉挛期出现,痉挛越严重,联合反应越有力、越持久,其持续时间比健侧运动时间更长,在健侧肢体停止运动后才逐渐消失。

联合反应呈规律性的表达:①上肢联合反应表现为对称性,即患侧出现的运动与健侧的运动类型相同,健侧屈曲会引起患侧屈曲,健侧伸展会引起患侧伸展。②下肢的联合反应表现为反向性,即患侧出现的运动与健侧的运动类型相反,健侧屈曲引起患侧伸展,健侧伸展引起患侧屈曲。③上、下肢之间的联合反应表现为同侧对称,即上肢屈曲引起下肢屈曲,上肢伸展引起下肢伸展。另外,躯干肌肉的强力收缩也会引起联合反应,如咳嗽、打喷嚏时。

联合反应和联合运动是不同的,这一点值得注意。后者是人两侧肢体相同的运动,是伴随随意运动的、自动的调整,是正常的、协调良好的运动。偏瘫患者患侧运动时,健侧也可出现联合运动。

(3)共同运动(synergy movement):是中枢神经系统受损后,对低级中枢的控制减弱,肢体伸肌与屈肌在功能上的交互抑制失去平衡,不能随意地、有选择地控制运动所需的不同肌群,而出现的异常、固定、刻板的运动模式。表现为肢体在做随意运动时不能做出单个关节的分离运动,只能多个关节同时运动。共同运动可以分为屈肌共同运动和伸肌共同运动两大类(表3-2)。

表3-2　共同运动的基本模式

部位		屈肌共同运动	伸肌共同运动
上肢	肩带	向上,向后	前突
	肩关节	屈曲,外展,外旋	伸直,内收,内旋
	肘关节	屈曲	伸直
	前臂	旋后	旋前
	腕关节	掌屈,尺偏	背屈,桡偏
	手指	屈曲	伸直
下肢	骨盆	上提	
	髋关节	屈曲,外展,外旋	伸直,内收,内旋
	膝关节	屈曲	伸直
	踝关节	背屈,内翻	跖屈,内翻
	脚趾	伸直(背屈)	屈曲(跖屈)

上肢屈肌的共同运动可以由对侧健肘抗阻屈曲引起,患侧屈肘的动作最早出现,表现最强;肩外展、外旋的动作出现最晚。上肢伸肌的共同运动可由健肘抗阻伸展引起,胸大肌表现最强,表现为肩内收伴内旋;肘伸展表现最弱。因此,偏瘫患者的上肢典型姿势是肘屈曲、肩内收、前臂旋前。

下肢屈肌共同运动可由健踝抗阻跖屈引起,此时髋屈曲表现最强。下肢伸肌的共同运动可由健踝抗阻背屈引起,此时膝伸直、髋内收、踝跖屈的表现强烈。

五、神经系统的损伤

神经系统的损伤可由多种致病因素引起,如外伤、感染、中毒、缺血、营养缺乏、肿瘤以及先天因素等。

(一)神经系统病理反应的特殊性

神经系统是生命活动的中枢,由高度分化的组织构成,在解剖、生理上比较特殊,因此在病理方面就和其他器官(如肺、胃等)有着不同规律:①病变定位和功能障碍之间的关系密切:例如一侧大脑中央前回病变可导致对侧肢体偏瘫,尺神经损伤会导致小指和无名指尺侧感觉功能障碍等。②对小病灶易感：即便是很小的病灶都可导致功能障碍，而肺、胃等器官发生小灶性病变不一定会影响其功能。③相同的病变发生在不同部位，可出现不同的表现及后果：如额叶前皮质区（联络区）的小梗死灶症状较轻，而如发生在延髓则可能致命，所以病变的定位常作为诊断的依据。④某些解剖生理特征具有双重影响：如颅骨既具保护作用，同时又是引起颅内高压和脑疝的重要因素。

（二）神经系统的一般病理

神经系统由神经细胞（神经元）和神经胶质组成。神经元是一种高度分化的细胞，是神经系统的基本结构和功能单位。它具有感受刺激和传导兴奋的功能，由胞体和突起两部分构成，突起根据形状和功能又分为树突和轴突。神经胶质数目较神经元多，突起无树突、轴突之分，胞体较小，不具有传导冲动的功能，对神经元起着支持、绝缘、营养和保护等作用，终身具有分裂增殖能力。

1. 直接损伤　神经元对损伤的病理反应一般都是属于退行性变的范畴，出现变性、萎缩或坏死。对于缺氧、中毒、感染等急性损伤，表现为神经细胞核固缩，胞体缩小变形，胞浆 Nissl 小体消失，随着细胞坏死后酶性分解过程的发展，最终溶解和消失。慢性病变表现较特殊，如单纯性萎缩、神经元纤维的缠结、神经细胞胞浆中出现特殊的包涵体（如 Lewy 小体）等。神经元的轴突损伤后会发生以下反应：①轴突变性：表现为近、远端肿胀，断裂、崩解、被吞噬细胞吞噬消化，近端随后再生并向远端延伸。②髓鞘脱失，髓鞘崩解形成脂质和中性脂肪。③周围神经断端远侧 Schwann 细胞（施万细胞）反应性增生；而在中枢神经系统则为少突胶质细胞增生，两者均参与再生轴突的重新髓鞘化过程。④损伤引起 Ca^{2+} 内流，进而引发神经毒性反应，可导致损害程度的进一步加重。⑤与受损神经元有突触连接的神经元也将变性。

2. 继发损伤　神经系统损伤时，除损伤区域的神经组织直接受损外，还会继发引起一系列损伤。脑卒中引起的缺血、缺氧继发神经元细胞膜改变引起 Ca^{2+} 大量内流会加重脑损伤。脊髓损伤中由于轴突断裂会逆行性引起灰质神经元的损伤和白质的上、下行纤维出现典型的 Waller 变性。周围神经损伤后，远端轴突发生 Waller 变性，近端神经纤维也发生溃变。

3. 神经系统的再生　成人中枢神经系统，无论是神经元和轴突都缺乏有效的再生，再髓鞘化基本不发生；周围神经系统在损伤部位离作用器较近或瘢痕形成不严重的情况下可出现轴突再生，脱髓鞘可修复，并可使功能得以恢复。

（三）中枢神经系统损伤后的常见并发症

中枢神经系统疾病最常见、最重要的并发症是颅内压升高、脑水肿和脑积水，三者可合并发生，互为因果，其后果比原发病更严重，常可导致死亡。

1. 颅内压升高及脑疝形成　侧卧位的脑脊液压超过 2kPa（正常为 0.6~0.8kPa）即为颅内压增高，任何引起颅内容物体积增加的病变都可以引起。常见的原因有脑出血和血肿形成（如创伤、高血压脑出血等）、脑梗死、肿瘤、炎症（如脑膜脑炎、脑脓肿等）等。临床表现有头痛、呕吐、眼底水肿、意识障碍等，严重的可致死亡。升高的颅内压可引起脑移位、脑室变形，使部分脑组织嵌入颅脑内的分隔（大脑镰，小脑天幕）和颅骨孔道（如枕骨大孔等），导致脑疝形成。常见的有扣带回疝、小脑天幕疝、枕骨大孔疝等。

2. 脑水肿　脑水肿即脑组织中贮积液体过多,缺氧、梗死、炎症、中毒等原因均可引起,是颅内压升高的重要原因,严重的可伴发脑疝。脑水肿的发生与血-脑屏障和脑组织无淋巴管的特殊解剖生理结构有关,以血管源性脑水肿和细胞毒性脑水肿多见。前者是血管通透性增加,血液中的液体大量渗入细胞间隙的结果,最常见;后者多见于缺血或中毒等造成细胞损害,致细胞内水钠潴留而引起。两型常同时存在,尤其在缺血性脑病时更为显著。

3. 脑积水　脑脊液量增多伴脑室扩张称为脑积水。脑积水发生的主要原因是脑脊液循环通路被阻断。引起脑脊液循环受阻的原因很多,如先天畸形、炎症、外伤、肿瘤、蛛网膜下腔出血等。轻度脑积水时,脑室轻度扩张,脑组织呈轻度萎缩。严重脑积水时,脑室高度扩张,脑组织受压萎缩、变薄,脑实质甚至可菲薄如纸,神经组织大部分萎缩而消失。成人脑积水,因颅腔不能增大,颅内压增高的症状发生较早也较严重;婴幼儿颅内压增高较轻,颅内压增高的症状出现较晚,患儿智力减退,肢体瘫痪。

六、中枢神经系统损伤后的康复

长期以来,对于中枢神经损系统损伤后的功能恢复一直持悲观态度,认为其是"不可再生"的。但随着研究的深入,越来越多的证据表明中枢神经损系统损伤后具有重新恢复结构和功能的能力,即能在一定程度上再生。这样的实例很多,典型的如切除了一侧大脑半球后,仍保持运动、整体感觉和大致社交能力;因疾病导致锥体束破坏93%,经训练后恢复正常生活和全日制工作的例子等。人们提出了很多理论来解释这些中枢神经系统损伤后功能恢复的现象,其中最主要的是可塑性(plasticity)理论。

(一) 中枢神经系统的可塑性

神经系统的可塑性是指神经系统有在结构和功能上进行自身修改以适应环境变化的能力。从广义上看,中枢神经系统,尤其是大脑强大的学习能力也是可塑性的具体表现之一。其主要观点是:中枢神经系统在损伤后能进行自我修复,并具有非常强大的代偿能力,可以通过不同的训练(本质也是一种学习)使中枢神经系统结构及功能不同程度地重建。中枢神经系统可塑性的主要机制如下:

1. 大脑皮质的功能重组　正常情况下,大脑不同的皮质区域有不同的功能,但当某一区域皮质受损时,其他区域的皮质可以承担起受损皮质的功能,实现功能的重组。其机制主要有两种,一是对侧代偿,即大脑双侧半球对应部位的功能具有互相代偿的能力;二是同侧代偿,即由病损周围的皮质来完成受损皮质的功能。研究表明,两种机制是同时存在的,病变程度可影响其作用的发挥,当受损较严重时,对侧代偿的作用增强。另外,人的大脑在进化过程中形成了古、旧、新脑三个部分,当属于新脑的大脑皮质受损后,有的较粗糙和低级的功能可以由古、旧部分来完成。

2. 潜伏通路的启用　中枢神经系统的每个神经细胞通过突触与其他神经细胞之间存在着大量、广泛的联系,这些联系通路远远超过日常各种活动的需要,大多数平时处于"休眠"状态,称为潜伏通路。当主要通路受损后,潜伏通路激活,逐渐承担起主要通路的作用。

3. 神经发芽　是中枢神经系统可塑性的形态学基础。分为再生发芽和侧枝发芽。前者是损坏的突触本身的再生或重建,在中枢神经系统中较少见到;后者是从未受损神经细胞的树突或轴突向受损神经细胞生长新芽,比较常见。神经发芽能使功能得到改善和恢复,而正确的功能训练能促进发芽并引导其向正确的方向发展,反之会误导发芽。

4. 神经细胞的再生 一般情况下,神经细胞的变性是不可逆的,也不能通过神经细胞的分裂补充,即不可再生(不可再生的概念并不适用于轴突、树突和突触连接)。但现在发现,成人脑中的神经干细胞具有分化成神经元和神经胶质细胞的潜力,并在实验室条件下培养成功,未来有可能发现诱导神经细胞在人体内再生的办法,也可能发展出以体外培养为基础的神经移植技术,那将是一次划时代的飞跃。

5. 突触的调节 一是表现在失神经过敏。当在失神经支配后,突触后的细胞对神经化学递质的敏感性加强,维持组织失神经后的兴奋,防止组织器官的萎缩,使其适合侧枝发芽和建立功能性突触,易于发生神经再支配。二是与突触的效率和使用频率相关,使用频率越高、效率越高。其宏观的外在表现就是运动或动作的熟练,这也是技能在一定长时间不使用后会生疏的原因,这同样适用于潜伏通路启用后代替原通路的重塑过程。

6. 脊髓的可塑性 脊髓和大脑一样具有可塑性,其主要形式是通过附近未受伤神经元轴突的侧枝发芽,重新建立与靶细胞的突触联系。但在临床观察中发现,脊髓较脑的可塑性差,原因可能是脊髓的横截面远比脑小,"战略纵深"不如脑大,易出现完全性伤害,代偿的可能性较低。

与中枢神经系统可塑性有关的机制还有很多,如长时程增强现象、长时程抑制现象等。目前,对中枢神经系统可塑性问题的研究仍处于发展阶段,正在逐步深入。

(二) 有利于中枢神经系统功能恢复的因素

中枢神经系统损伤后一般划分为4个阶段:24小时以内为急性期;3个月以内为早期恢复期;3个月到2年以内为后期恢复期;2年以上为晚期。

1. 急性期的有利因素

(1)抗类啡肽药物:中枢神经系统损伤时,β-内啡肽样免疫活性物会急剧增加,可以起到镇痛效果,但同时可引起血管收缩,造成血流量下降,引起继发性缺血,进一步加重损伤。抗类啡肽药物可以改善中枢神经系统循环状况,远期对功能恢复有十分积极的影响。另外,促甲状腺素释放激素能对抗类啡肽的很多作用,但不影响其镇痛效果,对脊髓损伤效果较好,但对脑卒中效果不佳。

(2)神经节苷脂:脑细胞表面较集中地分布有神经节苷脂,在伤后48小时内应用能减轻水肿,维持钠钾泵的活性,保持膜结构的完整,以限制中枢神经系统损伤的范围,为康复创造条件。

(3)Ca^{2+}连锁反应抑制剂:中枢神经系统损伤引起的局部缺血,会导致细胞外Ca^{2+}大量内流,进而加剧局部缺血,加重中枢神经系统的损害(图3-3),Ca^{2+}通道阻滞药等的应用可极大地减轻中枢神经系统的损伤。据研究,中医的生脉散、参附汤等有类似Ca^{2+}阻滞药的作用,不仅如此,它们还能降低细胞的耗氧量,提高细胞对缺氧的耐受性。

(4)其他:正如下图所示Ca^{2+}连锁反应会产生花生四烯酸,并由此产生自由基、前列腺素、白三烯等,这些物质都会引起脑细胞的损害。因此,花生四烯酸释放和分解抑制剂及自由基清除剂的应用都可以起到减轻脑损伤的作用。

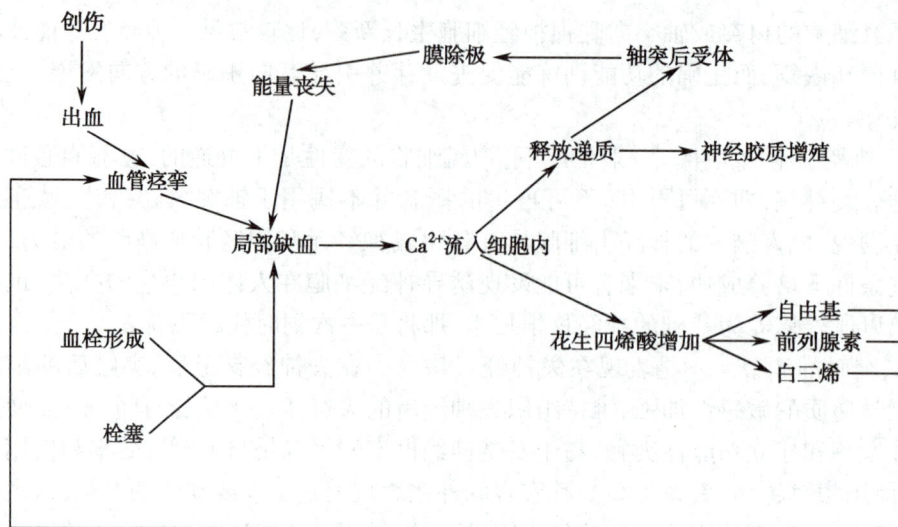

图 3-3　中枢神经系统损害的病理生理

2. 伤后早期的有利因素

（1）自发性恢复：急性发病后，病灶周围出现的水肿、血管痉挛甚至封闭等都会有自发性的改善。如在伤后几小时或几天会出现血管的再沟通和形成侧支循环，能使病灶局部的血液循环得到一定程度的恢复。另外，中枢神经系统损伤后，由于广泛的未受损部分的代谢受到抑制，其功能不能正常发挥，引起一种特殊的"休克"，随着急性期的过去，这种抑制会逐渐消失，完好部位的功能得到恢复，个体上表现为好转。中枢神经系统可塑性机制也将开始发挥作用。

（2）功能训练：无论是在中枢神经系统损伤的早期、中期还是晚期，功能训练都具有十分重要和不可替代的作用，这已被无数的事实所证明。其原因一是因为突触的效率取决于使用频率，只有通过反复训练，才能使过去相对无效的突触（潜伏通路的启用）和形成的新突触（侧枝发芽）的效率及反应，与原来的更加接近。二是在功能重组中实际上是由未受损部位承担受损部位的功能，而这种功能其原先并不具备，即使承担也是承担次要和粗大的部分，必须经历由陌生到熟悉，由粗大到精细的过程，而这个过程就是功能训练。三是人生活的环境是一个开放的环境，需要随时根据外周信息对运动和行为进行调整，而对信息的反馈是多样的，必须通过训练使患者善于接收信息并正确利用反馈，否则个体适应环境的生存能力将不能得到有效恢复。必须强调，除非病情极轻，否则中枢神经系统的自发恢复是十分有限的，要想提高中枢神经系统的恢复程度，以使患者能够重新适应环境，恢复独立生活能力，最终重返社会，功能训练必不可少，这是中枢神经系统损伤后康复的重中之重。

（3）药物：①谷氨酸对抗剂：中枢神经系统损伤时只有少数神经元急性死亡（原发性神经元死亡），受损区域内更多的神经元在 24 小时内死亡，由于缺血和由此引发的缺氧和低血糖将使受损区外的大量神经元在 2~7 日内死亡，引起继发性神经损伤，谷氨酸是引起这一系列反应的重要原因之一。②神经营养因子：是能对中枢和周围神经系统发挥营养作用的物质，能起到保护神经元、修复创伤，促进神经元的生长、发芽和移植神经组织生长等作用。其他有利于恢复的药物还有神经节苷脂、苯丙胺等。

3. 后期及晚期的有利因素

（1）自发性恢复：潜伏通路的启用、突触效率的变化、侧枝发芽常于伤后早期开始，但要达到理想的恢复程度尚需数月到 1 年之久。1 年之后，与自发性恢复有关的主要是对侧半球代偿，古、旧脑代偿和行为代偿等。行为代偿是利用一种行为来代替失去的行为，可以自发出现，也可以通过学习发展出来，这同样可以减轻损伤造成的功能障碍。如可以训练用不同的肌群来完成行走这一同样的动作，又如正常人一般习惯用眼（视觉）来观察环境，国外有报道通过训练用耳（听觉）来观察环境的，个别甚至可以在普通的街道上骑自行车。

（2）药物：主要是神经营养因子和神经节苷脂等。

（3）功能训练：仍是不可替代的疗法，需要长期坚持。

4. 影响中枢神经系统恢复的其他因素

（1）康复治疗介入的时间：康复介入得越早，其功能恢复的效果越好。一般认为，只要患者神志清楚、生命体征平稳、神经体征不再发展后 48 小时即可开始康复治疗。早期可以以姿势的摆放、推拿、被动关节活动为主，循序渐进。

（2）年龄因素：一般来说，年龄越小，中枢神经系统的可塑性越强，如发生在幼年或发育期的中枢神经系统损伤，其功能恢复的情况一般比同样的损伤发生在成年要好。但可塑性的变化并不随年龄的增长呈线性变化，它有一个关键期，在这个关键期后可塑性大大降低，但可塑性不会降低到"零"。事实证明，即使是 60 岁以上的老年患者也存在功能重建的可能。另外，这种可塑性的变化是由神经系统"易变性"决定的，这种易变性除了表现为可塑性之外，也表现为更容易受损。如幼儿左侧大脑损伤后往往伴有明显的智力缺陷，同样的损伤发生在成年人中却不会出现。因此，年龄对中枢神经系统损伤后恢复的影响不能一概而论。

（3）环境：在发育过程中，环境和基因同时起到决定性的作用，在中枢神经系统损伤后的康复中，环境同样起到十分重要的作用，优良环境甚至可以当作一种疗法来看待。优良环境除了一般的光线、温度、空气质量等因素外，还应有容易引起患者兴趣的丰富刺激（如美丽的花朵、有趣的笑话等）、开放的空间（经常有新的事物进入其中）和富于变化的信息（避免每天雷同），患者每天在优良环境中停留 2 小时对其康复有巨大的帮助。对于昏迷的患者，也可以通过适当的感觉信息输入营造"良好的环境"，如经常对患者说话、播放婉约动人的音乐、改变头部位置（刺激前庭感受器）等。

（4）心理因素：心理因素在中枢神经系统的康复中起到十分重要的作用。乐观、勇于面对现实、有克服困难的信心将对康复起到积极的推动作用；相反，情绪淡漠、治疗不主动的患者康复效果就差。在帮助患者树立良好的精神心理状态上，家庭和康复医师起到的作用至关重要，必要时应该进行心理辅导。康复心理学的有关内容将在本章第三节进行阐述。

七、周围神经系统病损后的康复

周围神经系统（外周神经系统）是连接中枢神经系统和全身各器官的神经，包括与脑相连的 12 对脑神经和与脊髓相连的 31 对脊神经。按支配器官不同性质，可以将其分为躯体神经和内脏神经两大类。前者分布于皮肤和运动系统，具有感觉和运动的作用；后者又称为自主神经系统，主要分布于内脏、心血管和腺体，控制内脏的感觉和运动(广义的运动,包括分泌等),分为交感神经和副交感神经。

引起周围神经损伤的原因众多,常见的有外伤、中毒、感染、营养缺乏、代谢障碍、先天因素等。习惯上将属于炎症的称为神经炎,将外伤引起的称为神经损伤,将由营养缺乏、代谢障碍、中毒等引起的称为神经病。

(一)周围神经病损的分类

1. Seddon 分类法

(1)神经失用:出现暂时性的神经传导功能障碍,神经纤维本身没有明显的形态学改变。其功能可在数日至数周内自行恢复。

(2)轴突断裂:神经鞘膜完整,轴突在髓鞘内断裂,损伤的远端神经纤维由于缺乏营养支持而发生变性和解体(Wallerian 变性)。经过一段时间,轴突再生后功能自行恢复。

(3)神经断裂:神经束或神经干完全断裂,或被瘢痕组织分隔。需经手术缝合后其功能才能得到恢复或部分恢复。

2. Sunderland 分类法

(1)Ⅰ度损伤:类似 Seddon 分类的神经失用。

(2)Ⅱ度损伤:类似 Seddon 分类的轴突断裂。

(3)Ⅲ度损伤:包括轴突和鞘管在内的神经纤维横断,但神经束膜(将神经纤维分隔成束的保护性结缔组织的第二层,最外层为神经外膜,最内层为神经内膜)完整。有自行恢复的可能,但由于神经内瘢痕化,恢复常不完全。

(4)Ⅳ度损伤:神经束遭到严重破坏或断裂,但神经干仍通过神经外膜保持连续性。极少能自发性恢复,需要手术。

(5)Ⅴ度损伤:整个神经干完全断裂,必须手术修复才有功能恢复的可能。

Sunderland 分类法的第Ⅲ、Ⅳ、Ⅴ度损伤相当于 Seddon 分类的神经断裂,但是根据断裂的程度划分得更细。

(二)周围神经病损的病理

1. 神经本身的病理改变 周围神经损伤后的病理改变与损伤的程度相关,Ⅰ度损伤可不出现形态学上的改变,Ⅱ度以上的损伤均会出现神经纤维的变性。周围神经损伤典型的病理改变一是损伤部位出现炎症反应,严重的损伤后期可出现纤维增生、瘢痕形成;二是损伤部位的远端出现 Wallerian 变性;三是损伤近端出现类似远端的变性,但比较局限,一般仅影响1~2个郎飞结,神经胞体也会受到影响,而且损伤离胞体越近,对胞体的伤害越大,可能导致神经细胞的死亡。

2. 神经外组织的病理改变 周围神经对其所支配的组织有两方面的作用:一是控制所支配组织的功能活动,即功能性作用;二是通过神经末梢释放某些物质,持续地调整被支配组织的代谢活动,影响其结构、生化和生理的变化,即营养性作用。周围神经损伤后,受其支配的组织与神经失去联系,一方面导致功能障碍,另一方面这些组织本身会发生一系列的病理改变。

(1)肌肉萎缩:即肌纤维较正常时变细,甚至消失,外在的宏观表现为肌肉体积的缩小。周围神经损伤尤其是发生断裂后,其支配的肌肉失去收缩功能,肌张力消失;同时,肌肉内的糖原合成减慢、蛋白质分解加速,肌肉逐渐萎缩。约在伤后2周左右,肌肉出现纤维性颤动,纤颤加速了肌肉的消耗,加快了肌肉萎缩。如果肌肉未能实现神经的再支配,在以后的几周,肌肉的质量会急剧下降,有的甚至超过一半以上。到肌肉萎缩的晚期,纤颤消失,肌肉组织发生变性,纤维组织增生,此为不可逆的变化。一般认为,在肌肉失神经支配1年以后功能恢复的效果就很差。

（2）感觉的改变:周围神经损伤后,感觉神经纤维分布区域的各种感觉均减退或消失,皮肤皱纹变浅甚至消失,容易受伤且伤口不易愈合,常形成溃疡,一些由受损神经支配的感受器会发生萎缩。与运动功能的恢复不同,临床观察表明,神经损伤后数年,皮肤感觉功能仍能有效地恢复。

（三）周围神经损伤后的再生

当神经元从可逆性损伤中恢复过来后,其细胞活动逐渐恢复,胞体增大,为轴突再生做好了准备,再生开始。最初阶段,轴芽在近端的神经内膜内生长,直至损伤区域,这一点各种程度的损伤都无太大区别。

对于Ⅰ、Ⅱ度损伤,由于神经内膜没有受到损害,再生的轴突将顺利地进入原来的神经内膜,最终将与原来所支配的终末器官再度发生联系。这种情况下,神经支配的形式和精确度和原来的没有差别,神经纤维能恢复原有的特征和生理特性,即各方面的恢复都是完全的。

神经内膜受损时,再生的轴突失去了内膜的约束,可能进入束膜内的瘢痕组织,这将对再生形成阻碍。再生的轴突有的可能误入到其他的神经内膜管,有的可能成功地穿过瘢痕进入远端的神经内膜管内。

若神经已经断裂,近端会长出很多轴芽,向各个方向寻找远端。虽然远端神经对轴突生长有趋化作用,但由于再生的轴突必须经近端穿过断裂区再进入远端,而这个过程面临很多的干扰,其前进将受到抑制甚至是被阻止,造成与终末器官无法联系。

轴突再生的速度和很多因素有关。一般认为其生长速度在损伤区每天约为0.25mm,通过神经吻合口约需10~14天。进入远端后,其生长速度大大加快,多数每天达到2mm左右,有的甚至可以达到4mm。如有其他并发症,轴突的生长速度会明显降低。

当轴突成功与终末器官连接后,其长度将不再发生改变,直径继续增大,直至原有粗细,同时新生的部分会重新髓鞘化,进入功能重建阶段。

需要注意的是,轴突再生是功能恢复的前提,但并不等于功能恢复,即轴突再生良好也可能出现无功能恢复的现象。事实上,功能恢复除了轴突再生的前提外,细胞体、传导通路、神经肌肉接头、肌纤维等的功能恢复也是必备条件。

第三节　心理学基础

一、概述

（一）心理学

心理学(psychology)是以心理现象和心理活动规律为研究对象的一门科学。1879年,德国学者威廉·冯特在莱比锡大学创立了世界上第一个心理实验室。从此,心理学从哲学中分化出来,成为一门独立的科学。按心理学解决问题的领域,可将心理学分为教育心理学、法制心理学、体育心理学、工程心理学、医学心理学等。

（二）医学心理学

医学心理学(medical psychology)是研究心理现象及健康与疾病关系的学科。它是把心理学的基本理论、方法与技术应用于医学领域中,研究心理社会因素对人类健康和疾病的影响,及其在健康与疾病的相互转化过程中作用规律的一门科学,是医学与心理学结合的交叉学科。根据研究重点的不同,又有病理心理学、临床心理学、健康心理学、护理心理学、神经心理学、心理诊断、心理治疗、康复心理学等分支。

(三)康复心理学

康复心理学(rehabilitation psychology)是在康复医学和心理学相互交叉、相互渗透的基础上发展起来的一门新兴学科,是运用心理学理论与技术研究和揭示康复中的心理活动、心理现象及其规律的科学。其研究目的是使病伤残者发挥心理活动中的积极因素,克服消极心理因素(心理障碍),帮助他们接受残疾的现实并逐渐适应新的环境和生活,使他们重新回归社会。

康复心理学的研究对象包括身体残疾和精神障碍者、慢性病患者、老年人等。康复心理学的主要内容是康复心理评定、康复心理治疗。康复心理学是康复医学的重要组成部分。

二、心理现象及其本质

(一)心理现象

心理现象是心理活动的表现形式,分为心理过程和人格两个部分,其具体构成如表3-3:

表 3-3　心理现象的构成

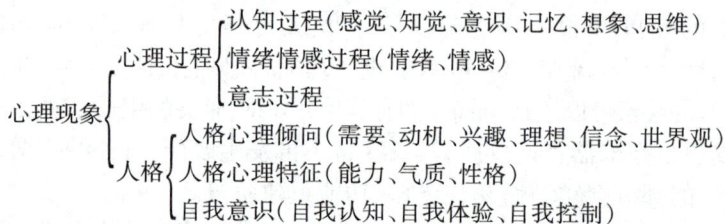

```
                  ┌ 认知过程(感觉、知觉、意识、记忆、想象、思维)
        ┌ 心理过程 ┤ 情绪情感过程(情绪、情感)
        │         └ 意志过程
心理现象 ┤
        │      ┌ 人格心理倾向(需要、动机、兴趣、理想、信念、世界观)
        └ 人格 ┤ 人格心理特征(能力、气质、性格)
               └ 自我意识(自我认知、自我体验、自我控制)
```

心理过程是人所共有的心理现象,包括认知过程、情绪情感过程、意志过程。认知过程是为了认识事物的性质和规律而产生的心理活动;情绪和情感是人对事物的态度,如满意、喜爱、厌恶等主观体验;意志是为了实现预定目标,克服困难而产生的心理过程。认知过程、情绪情感过程和意志过程是相互影响的。认知是情感和意志的基础,明确的认知能激起清晰的情感和坚强的意志;积极情感和意志能推动认知活动深入进行,反之则会对认知起阻碍作用。同样,情感和意志也是相互影响的。

人格是区别于他人的稳定而统一的心理品质。人格心理倾向是推动人进行活动的动力系统,是人格中最活跃的因素,决定人对活动对象的选择和趋向,决定人对事物的态度体验。人格心理特征是一个人经常、稳定地表现出来的心理特点,它是多种心理特点的独特组合,影响人的言行举止。自我意识是人格中的控制部分,对人格的各种成分进行协调,保证人格的完整、统一与和谐。

(二)心理现象的本质

1. 心理活动是脑的功能　现代科学研究证明,心理活动产生的主要物质基础是神经系统,特别是脑。脑的健康状况制约着人的心理活动。

2. 心理活动是对客观现实的主观反映　脑本身不能独立、凭空产生心理活动。客观现实是心理活动产生的源泉,脱离客观现实,心理活动就不能产生。因此,心理活动反映的内容是客观的。但是,心理活动反映的方式和结果是主观的。它不能等同于客观现实,是对客观事物的主观映像。如对同一款服饰,由于知识经验、思想观点、人格特征等的不同,心理反应也会有明显差异,有的可能表现为喜爱,有的则可能表现为厌恶。

三、心理过程

(一)认知过程

1. 感觉　感觉(sensation)是人脑对直接作用于感觉器官的客观事物的个别属性的反映,分为外部感觉和内部感觉两类。前者如视觉、听觉等,后者如运动觉、内脏觉等。感觉是最简单、最基本的心理现象,它提供了人体内外环境的信息,是一切高级心理现象的基础。

2. 知觉　知觉(perception)是人脑对作用于感觉器官的客观事物的整体反映。按知觉的对象分为时间知觉、空间知觉、运动知觉。

错觉是歪曲的、错误的知觉。错觉不是幻觉,错觉是在一定条件下产生的。如视错觉中的横竖错觉、箭形错觉等(图3-4)。

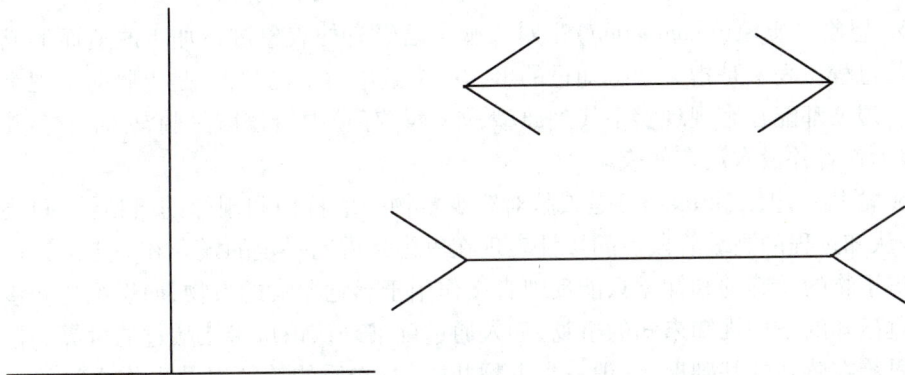

图3-4　视错觉(横线和竖线等长;各斜线等长)

知识链接

感觉和知觉

感觉和知觉都是对客观事物直接作用于感觉器官的反映。但感觉是对客观事物个别属性的反映,而知觉则是整体的反映,是经过大脑将多种感觉整合成有意义的整体映像。

---

3. 意识　对于意识(consciousness)至今尚无一个明确的定义,一般认为它是人对外界和自身的察觉和关注程度,是当前注意到的心理活动,感受各种刺激。它和潜意识(unconsciousness)是相对的,潜意识又称为无意识,是不能被人意识到的。正常人的大部分心理活动和行为都受到潜意识的支配。如用语言表达一个事情的时候,说的内容是意识支配的,但说的过程,如何发音、嘴该怎么动等则是在潜意识下完成的;行走也是如此,大多数时候行走不需要意识支配。

4. 记忆 记忆（memory）是过去的经验在人脑中的反映。人感知过的事物、思考过的问题、体验过的情感、从事过的活动都不同程度地被保留在头脑中，在一定条件下能再现。

记忆是一个复杂的心理过程，包括识记、保持、再现三个环节。识记，即识别和记住事物，是吸取、积累知识和经验的过程。保持，就是把知识和经验储存在头脑中，这是一个十分重要的环节，没有保持就没有记忆。保持是一个动态的过程，会发生变化，最大的变化就是遗忘。记忆的第三个环节就是再现，它有两个表现形式，即再认和回忆。再认是曾经感知过的事物再度出现时能确认，回忆则是经历过的事物未出现时在头脑中的重现。能回忆的，一般能再认；能再认的，不一定能回忆。

知识链接

遗　忘

遗忘是对识记过的事物不能或错误的再认和回忆，与保持是完全对立的过程。遗忘有消除人脑中"垃圾文件"的积极作用，但也给学习和工作带来了困难。遗忘总是先快后慢的，并且具有选择性。

5. 想象 想象（imagination）是对头脑中已经有的表象进行加工改造而形成新的形象的过程。表象是指曾经感知过的事物在头脑中留下的映像，是人脑对客观事物的反映。想象都能在客观现实中找到原型，如《西游记》中唐僧就是骑马，而不会开车西游，因为作者并没有汽车的表象。

6. 思维 思维（thinking）是人脑对客观事物一般特性和规律的概括性、间接性反映，是认知过程的高级阶段。间接性表现在思维是借助一定的媒介和一定的知识经验来认识事物的。感觉和知觉只能反映直接作用于感觉器官的事物，而思维的间接性可以通过已知的条件推知未知的事物，如人通过读书来认识从未接触过的世界。概括性则是思维在感知的基础上，认识一类事物共同的、本质的特征以及事物之间的本质联系，这使人的认识摆脱了具体事物的局限，扩大了认知的范围和深度。

（二）情感过程

1. 情绪和情感的概念 情绪和情感（emotion and feeling）是人对客观事物是否符合自身需要而产生的主观体验。情绪和情感都是对客观事物的反应，与个体的需要紧密联系，满足需要的就会引起肯定的情绪和情感，反之则会引起否定的情绪和情感。与感觉、知觉、思维等是对客观事物本身的反映不同，情绪和情感是对客观事物与主体关系的反应，是一种主观的体验。

情绪和情感既有联系又有区别。区别在于：①情绪是与机体的生理性需要相关联的，而情感是与人的社会性需要相关联的。②情绪为人和动物所共有，多带有本能的特点。在个体发育过程中，早在婴儿时期情绪就已出现。情感则是人独有的心理现象，在个体发育过程中也较晚出现，是在社会生活中逐渐发展起来的。③情绪有情境性、冲动性、暂时性、易变性的特点；情感则有稳定性、深刻性和持久性的特点，是人对事物稳定态度的反应，很少有冲动性。联系在于：①稳定的情感是在情绪的基础上形成的，又通过情绪来表达。②情绪变化往往反映内在情感。因此，可以说情绪是情感的外在表现,情感是情绪的本质内容,两者是不可分割的。

2. 情绪和情感的分类

(1)基本情绪:有快乐、愤怒、恐惧、悲哀四种。它们有不同程度的表达,如快乐有满意、愉快、欢乐、狂喜等,恐惧有惊讶、害怕、惊骇、恐怖等。不同的情绪还可交织出现,形成复合情绪,如惊喜、悲愤等。

(2)情绪状态:根据情绪发生的强度、速度、紧张度和持续性,一般将情绪分为心境、激情、应激三种状态。

1)心境:是一种微弱、持久的,影响人整个心理活动的持续状态。它在某一时间内影响一个人的全部行动,使其行为、语言等各方面都带上相同的感情色彩,所谓喜则见喜,忧则见忧。心境对健康的影响很大,积极的心境使人精神振奋,有利于健康,消极的心境则使人意志消沉,甚至使人患上心身疾病。

2)激情:是一种强烈而短暂的情绪状态,具有冲动性、激动性的特点,常伴随机体内部的生理变化和剧烈的表情动作,如暴怒时横眉竖目、狂喜时手舞足蹈、恐惧时浑身颤抖。积极的激情可调动人的潜力,是鼓舞人行动的巨大动力;消极的激情则会因理解力与自控力降低,发生不理智的冲动行为,后果是严重的。

3)应激:是由出乎意料的紧急情况引起,需要动员自己的全部力量来应对,是一种高度紧张的情绪状态。适当的应激能帮助人渡过难关,但过强的应激能引发心身疾病,甚至导致死亡。

(3)社会情感:情感是由社会需求引起的,因此又称为社会情感,是人所特有的。一般有道德感、理智感、美感三大类。道德感是根据一定道德标准在评价人的思想和行为时产生的主观体验,对遵守道德会有肯定的体验,反之则会否定。理智感是在智力活动过程中产生的情感体验,如好奇心、求知欲、自信心等都是理智感的不同表达形式。美感是根据一定的审美标准评价事物时所产生的情感体验,包括自然美感、社会美感、艺术美感等。

3. 情绪与情感的作用　情绪和情感是人行为的动力系统之一,它对人的行为起着激励作用,直接影响活动效率。积极的情绪能使人思维敏捷、行动迅速,大大提高工作效率;反之则情绪低沉、动作缓慢、效率降低。情绪和情感还会对健康产生影响,《黄帝内经》就指出:"喜伤心、怒伤肝、思伤脾、忧伤肺、恐伤肾"。现代研究也表明,情绪和情感能对神经调节、内分泌和免疫系统产生影响,进而引起全身机能发生改变。此外,情绪和情感还是人际间信息传递的工具。康复治疗中,可以调动患者的积极情绪,培养和利用良好的情感,提高康复治疗的效果。

知识链接

情商与智商

情商即情感智商,简称 EQ,是指人控制自己情绪、驾驭别人情绪的能力以及忍受挫折与应变的能力,是衡量一个人情绪水平高低的尺度。情商包括自我认知能力、自我管理能力、自我激励能力、识别他人情绪的能力和人际交往能力等五个方面。情商和智商构成了人的心理素质。智商是理性的,直接参与人对客观事物的认知和具体操作,情感是感性的,在人的活动中起着动力和调节作用,情商会影响患者对待疾病和残疾的态度和行为。

（三）意志过程

1. **意志的概念** 意志（will）是根据目的支配和调节行为、克服困难，以实现预定目标的心理过程。意志总是表现在人的实际行动中，因此也称为意志行动，它与康复治疗效果密切相关。

2. **意志行动中的挫折** 挫折是当意志行动遇到了无法克服的障碍或干扰，预定目标无法实现时所产生的一种紧张状态和情绪反应。挫折会引情绪反应、理智反应和人格变化。挫折所引起的情绪反应形式很多，如攻击、冷漠、固执、幻想等，对完成意志行为是不利的，对康复也会产生不利影响。理智反应是在挫折后审时度势，采取积极的态度，继续向既定目标努力，这对完成意志行为是有利的。某些持续或重大挫折不但会引起情绪变化，一些行为反应还会逐渐固定下来，形成个体的行为习惯和个性特点，甚至引起人格变化，有些残疾者性格"怪异"就是这个原因。康复治疗中要注意并避免残疾者人格的变化，否则会对其重返社会造成巨大障碍。

由挫折引起的反应不难看出，挫折既可以导致消极的变化，也可以导致积极的变化。在康复过程中，目标一定要制订得当，循序渐进，尽量降低挫折的可能，在患者遇到挫折时，医生需要认真分析挫折的原因，帮助患者正确对待挫折，使挫折产生积极的效果。

四、人格

人格（personality），也称个性。是指构成一个人思想、情感及行为的特有模式，是区别于他人的稳定而统一的心理品质。它具有以下特性：①独特性：人格是在遗传、环境、教育等先天与后天因素共同作用下形成的，是个体独有的。②稳定性：所谓"三岁孩儿定八十"，"江山易改，本性难移"，人格的稳定性主要与先天遗传因素有关。当然，人格在一定条件下，如强大的外界压力，也会发生变化，具有一定的可塑性。③统一性：人格是多种成分构成的有机整体，具有内在的一致性。人格和心理过程也是一个整体，没有心理活动也就无所谓人格。④能动性：人格统率人的全部心理活动，决定一个人的行为习惯、生活方式等，可影响具体某事的成败，甚至影响一个人的命运。此外，人格还具有复杂性、倾向性等。

（一）人格心理倾向

1. **需要** 需要（need）是个体对生存和发展必备条件的渴求和欲望，是个体积极性的源泉，人的各种行动都是受需要推动进行的。需要既有生理性的，也有社会性的。美国人本主义心理学家马斯洛提出了需要层次理论，认为需要之间的关系并不是平行的，是分层次的（图3-5），当低层次需要得到满足的时候，高层次需要就会出现，并支配意识活动去追求。该理论解释了需要由低级向高级的发展趋势，以及需要与行为的关系，但忽略了生理需要和社会需要的差别，对需要层次的划分过于机械，带有唯心主义成分。

2. **动机** 动机（motive）是一种驱使人们进行活动，满足需要，达到目标的内动力。人的活动都是在一定动机支配下进行的，它可能被自己意识到，也可能不被自己意识到。动机的本质并不是原因、力量、目的之类，而是一种心理活动。动机是在内在的需要和外在的诱因（实现可能）基础上产生的。如下肢截肢患者有恢复行动能力的需要，假肢为它提供了这种可能，于是患者产生了安装假肢的动机，但如果该患者由于截

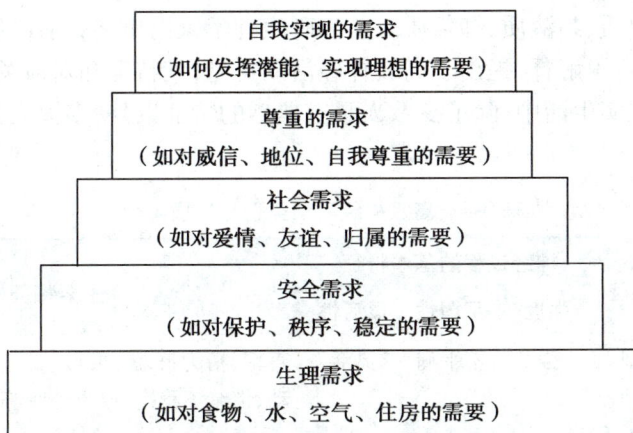

图 3-5 马斯洛需求层次示意图(需要的层次关系)

肢部位和其他并发症的影响,即便安装假肢效果也很差时,这种动机就会减弱甚至消失,转而寻求其他方式,如学习使用轮椅的动机就会产生。

3. 兴趣 兴趣(interest)是个体对一定事物持有的稳定的、积极的态度倾向。表现为个体对客观事物的一种选择性态度和自觉行动,常伴有肯定的情绪体验。在康复中,要注重引导和激发患者对生活的兴趣,增强其对康复的信心,对帮助他们实现全面康复是十分有益的。

4. 信念 信念是激励人们按照自己的观点、原则去行动的动机表现形式,它能激发出积极的态度和坚强的意志,使人即使在遭受难以承受的痛苦和折磨时,依然能为之而奋斗。康复患者就需要树立战胜疾病和残疾的信念。

5. 世界观 世界观是人格倾向的最高表现形式,是人们对整个客观世界的整体看法和根本态度,它是在需要、动机、兴趣和信念的基础上,通过社会活动逐渐形成的。世界观决定着人格发展的趋向和稳定性,影响认知的正确性和深度,影响情感的性质和情绪的变化,从而调节人的行为习惯。

(二) 人格心理特征

1. 能力 能力(ability)是直接影响人的活动效率并使活动得以顺利进行的心理特征。是影响活动效果的基本因素。能力在活动中体现,在活动中发展。能力有一般能力和特殊能力之分,前者是完成各种活动都必须具备的能力,如观察力、记忆力、注意力、思维力、想象力等智力因素,还有操控自己肢体完成各种活动的操作能力等。特殊能力是指某些特殊活动才需要的能力,如音乐的节奏感,色彩的鉴别力等,在从事相关领域活动中,必须具备这种能力。

2. 气质 气质(temperament)是个体心理活动稳定的动力特征。这一概念和平常所说的"脾气"相似,又俗称"性情"或"禀性"。气质不是推动人行动的心理因素,它不决定一个人是否活动,也不决定活动的方向,而是表现在外的外部动力特征。所谓动力特征是指心理活动和行为的强度、速度、稳定性、灵活性和指向性等。如有的人脾气暴躁,情绪易激动;有的人性情温柔,动作缓慢;有的人终日抑郁沉闷,不愿与人交往。这些都是属于个人气质上的特征表现。严格说来,气质是主体对客观事物的一种惯性心理反应,是人的高级神经活动类型在行为方式上的表现。气质可分为四类,分别是胆汁质、多血质、黏液质、抑郁质。前苏联生理学家巴甫洛夫从高级神经活动类型的角度对气质进行了解释，提出了高级神经活动类型，其特征和对应关系如表3-4。需要指出的是，在现实生活中，除了少数人具有典型的特征以外，多数人都属于中间型或混合型。

表 3-4　高级神经活动类型与气质类型

气质类型	神经类型	神经过程的基本特征			主要特征
		强度	平衡性	灵活性	
胆汁质	兴奋型	强	不平衡	灵活	直率、精力旺盛、果敢、性情变化激烈、易冲动、情绪不稳定、严重外倾等
多血质	活泼型	强	平衡	灵活	活泼好动、善交际、乐观、健谈、兴趣多变、情绪稳定、外倾
黏液质	安静型	强	平衡	不灵活	安静、自制力强、情绪不外露、固执、拘谨、情绪稳定、内向
抑郁质	弱型	弱	不平衡	不灵活	孤僻、抑郁、敏感怯懦、负性情感体验深刻而持久、动作缓慢、消极防御、情绪不稳定、严重内倾

3. 性格　性格（character）是指人对现实的态度和行为方式中比较稳定的、具有核心意义的心理特征。性格是人格的核心和最突出的方面，最能反映一个人的生活经历，体现一个人的本质属性，是人与人相互区别的主要心理特征。性格有非常复杂的结构，按心理过程的特点可分为理智型、情绪型、意志型；按心理活动的倾向性可分为外向型、内向型；按个体的独立程度可分为独立型、顺从型；还可按心身疾病的易罹患程度分为 A 型、B 型、C 型。心身疾病与康复密切相关，后面将做详细介绍，此处需对 ABC 三型的表现进行简要介绍。A 型表现为事件紧迫感、行为急促、有强的竞争意识和过分的抱负，喜欢大声说话，易于发怒，此类人易罹患冠心病、高血压等心身疾病。B 型表现为休闲自得、行为迟缓、顺从安宁、抱负较少、说话声低，此类不易患心身疾病。C 型表现为过度压抑、过分忍耐、缺乏自信，对焦虑、忧郁、绝望等负面情绪体验过多，此类人易患癌症。

（三）自我意识

自我意识（self-consciousness）是人对自己的意识，即是主观的我对客观的我的意识。具体内容包括认识自己的生理状况（如身高、体重、体态等）、心理特征（如兴趣、能力、气质、性格等）以及自己与他人的关系（如自己和周围人相处的关系，自己在集体中所处的位置与作用等）。自我意识具有意识性、社会性、能动性、同一性等特点。

自我意识是人类特有的反映形式，是意识发展的最高阶段。其作用是对人格中的各种成分进行调控，从而保证人格的完整、统一与和谐。自我意识是一个复杂的认知过程，它既依赖于感觉、知觉、记忆、注意等，更依赖于语言和思维的发展，还伴随个体情感和意志活动的参与，是一个多维的结构。每个人的自我意识有不同的表现形式和不同的心理内容。

从表现形式上，自我意识可分为自我认知、自我体验和自我控制（或自我调节）。

自我认知是主观的我对客观的我的认识与评价,是自我意识在认知上的表现,其准确与否是自我调节和人格完善的重要前提。它又包括自我感觉、自我概念、自我观察、自我分析和自我评价。

自我体验是主观的我对客观的我的态度,是自我意识在情感上的表现,如自信、自卑、自满、自责等,当客观的我满足了主观的我的需要,就会有肯定的体验,反之,则会有否定的体验。自我体验可以使自我认知转化成信念,进而指导个体的言行。自尊心、自信心都是自我体验的具体内容。自尊心是指个体在社会比较过程中所获得的有关自我价值的积极的评价与体验。自信心是对自己的能力是否适合所承担的任务而产生的自我体验。自信心和自尊心都是和自我评价紧密联系在一起的。

自我控制是主观的我对客观的我的制约,是主体对自身心理与行为的主动掌握,是自我意识在意志上的表现。自我控制既可以是发动,也可以是制止。如患者按时参加康复训练,不做不利于康复的事就是自我控制的表现。自我调节是自我意识中直接作用于个体行为的环节,它是一个人自我教育、自我发展的重要机制,自我调节的实现是自我意识能动性的表现。

从心理内容上看,自我意识可以分为生理自我、社会自我和心理自我。生理自我是个体对自己生理状态的认识,是个体把客观事物与自己区分开来,如对自己体貌特征的认识等。社会自我是个体对自己在社会关系中的角色的意识。心理自我是个体对自己心理状态的意识。

五、心理应激与心理防御

(一) 心理应激

自赛里(Selye)提出"应激"(stress)这一概念以来,引起了医学、心理学、社会学及其他学科的重视,已经成为一个举世瞩目的问题。

1. 心理应激的概念 由于学科不同,对应激的认识也不尽相同,在康复心理学领域中,应激有以下含义:

(1)应激是一种刺激物:它的来源十分广泛,包括躯体的、心理的、社会的、文化的四个方面,这些刺激物构成心理应激源。人有承受应激的限度,超过这个限度会产生不良后果。

(2)应激是一种反应:赛里认为应激是一种机体对环境需求的反应,是机体固有的,具有保护性和适应性功能的防卫反应,有警戒期、阻抗期、衰竭期三个反应阶段。赛里认为,不同的刺激会使动物产生一组相同的症状群,这些症状是非特异性的,他将这一组症状称为"一般适应综合征"。

(3)应激是一种察觉到的威胁:拉扎勒斯(Lazarus)在综合了上述观点后认为,应激发生于个体处在无法应对或调解的需求之时。它的发生并不伴随特定的刺激或特定的反应,而是发生于个体察觉或估价一种有威胁的情境之时。这种估价来自于环境需求的情境以及对个体处理这些需求能力的评价。由于个体对情节的察觉和估价存在差异,个体对应激源做出的反应也就存在差异。

综上所述,应激是个体察觉环境刺激对生理、心理及社会系统过重负担时的整体现象,所引起的反应是适应的或适应不良的。

2. 心理应激的过程 应激过程可分为输入、中介、反应、结果四个部分(图3-6)。

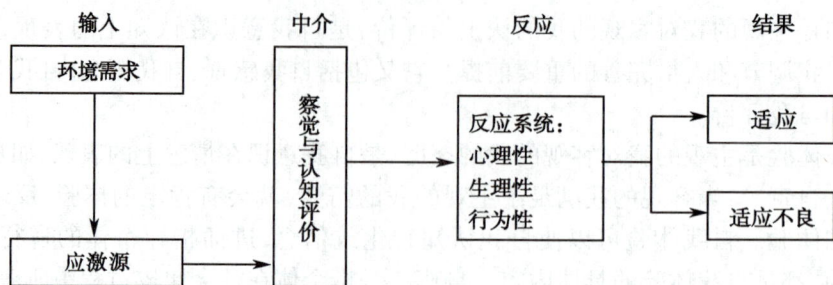

图 3-6　应激过程的心理模式

（1）应激源：应激源是指机体内、外环境向机体提出的适应或应对的要求，经个体认知评价后可引起心理和（或）生理反应的刺激物。可分为四类：①躯体性应激源。指各种理化与生物学刺激物，如疾病、残疾、温度、辐射、噪音等，它们一般是先引起生理反应，然后随着人们对生理反应的认知评价和归因过程，才导致应激状态和心理反应。②心理性应激源。包括人际关系的冲突、个体的强烈需求或过高期望、能力不足或认知障碍等。③社会性应激源。包括客观的社会学指标，如经济、职业、婚姻、年龄、受教育水平等；社会变动性与社会地位的不合适，如世代间的变动（亲代与子代的社会环境变异）、上述社会学指标的变迁、个人的社会交往及生活工作的变化、重大的社会政治经济的变动等。④文化性应激源。包括语言、风俗、习惯、生活方式、宗教信仰等引起应激的刺激或情境，如迁居异国他乡、语言环境改变等"文化性迁移"。

（2）中介机制：察觉与认知评价是决定人体对环境刺激是否引起防卫和抵抗的关键。每个人都以自己的方式来察觉环境刺激，并对其做出认知和评价。因此，同一应激源可以引起不同人的不同反应，不同的应激源也可能引起不同人的相同反应。上述是心理中介因素，事实上还有一个生理中介因素，即心理反应如何引起生理反应的问题，对"观念的"心理社会因素如何转变为"物质的"生理反应的关键部位及详细机制尚未完全明了。但是，现有的生理学研究已经在脑与行为、心理—神经—内分泌—免疫等领域积累了不少资料。

（3）应激反应：当机体经认知评价而察觉到应激的威胁后，通过心理中介机制和心理—生理中介机制的作用而产生相应的心理和生理反应，即应激反应。这种反应是应激的表现形式，也是其客观测量的指标。

应激引起的心理反应可分为两类：一是积极的心理反应，它有适度的皮层唤醒水平和情绪唤起，表现为注意力集中、积极的思维和动机的调整等，有利于机体对传入信息的正确认知评价、应对策略的抉择和应对能力的发挥。消极的心理反应是指过度焦虑、紧张和过分的情绪唤起（激动）或低落（抑郁）；认知能力降低；自我概念不清等。这类反应妨碍个体正确地评价现实情境、选择应对策略和正常应对能力的发挥。

应激的心理反应可以分期。进入时相的顺序及每一时相的持续时间和临床表现都有较大的变动性。影响变动的因素有：事件发生前对应激程度及持续时间的预期、个人经历及性格类型等。一般的顺序是：惊叫、否认、侵入、不断修正、结束。临床上最常见的是否认与侵入两个时相，其余时相可以不出现或不明显，时相顺序也可以变换。

这种应激时相的划分在急性应激下较为明显,在慢性应激时则不太明显。对应激的反应并不一定都属异常,只是在反应过度时才属病理性的。

(4)应激的结果:应激对健康的影响是多样的,结果也不相同。适度的应激对人的健康和功能活动有促进作用,它是人成长与发展的必要条件,对维持人的正常生理、心理和社会功能有重要意义。如在一个单调、缺少变化的环境,刺激减少,应激降低,人很容易出现疲劳、注意力不集中、情绪不稳定等变化。长期的、超过人适应能力的心理应激会损害人的健康,它可以通过心理—生理机制直接引起症状。如导致过度换气综合征,表现为呼吸困难、有窒息感、心悸等,也可以加重疾病或使疾病复发,如激动引起心脏病的发作等。

3. 影响应激反应的因素 现实生活中应激事件是普遍存在的,难以避免。但人的反应却大不相同,有的人适应良好,有的则反应强烈,甚至引发疾病。这种个体差异与诸多因素有关。

(1)认知评价:认知评价与人的文化教育、价值观念和行为准则关系密切。对同一应激源,由于个体的认知、评价、体验、观念等的不同而存在很大差异。如面对截肢,虽然都不愿意接受,但有的患者仍然憧憬未来而表现得比较坦然,有的则认为已经没有了未来。认知评价还与抱负水平相关,如有的偏瘫患者会为自己能蹒跚步行而高兴不已,有的则可能因为只能蹒跚步行而感到悲观。

(2)性格特征:性格是指人对现实态度和行为方式中比较稳定的、具有核心意义的心理特征。它影响个体的适应能力和对待应激反应的方式。良好的性格能使人较好地适应,反之则不然。在对待方式上,外向者往往以发怒、痛哭等形式强烈地表现出来,内向者则往往表现为冷静、压抑、沉默。

(3)应对能力:恰当地估计自己的应对能力能较好地适应和应对应激。过高地估计自己的能力容易导致失败和挫折,进而引起强烈的心理反应;反之,则会使人缺乏信心、引起情绪紧张、增强应激反应,进而引起身心功能紊乱。

(4)社会支持系统:是指在应激状态下,来自包括家庭在内的社会各方面的精神上和物质上的援助。缺少或不能很好地利用社会支持系统的人,对同样的应急事件往往表现出较为强烈的心理和生理反应。

(5)生活经历:个人的生活经历意味着应对经验和教训。同样的应激源在第二次、第三次遇到时,其应激强度会比第一次要小。因此,阅历丰富的人能较好地应对心理应激。

(6)身体素质:身体素质的差异也导致了应激承受能力的差异。一般来讲,健康状况较好的人对应激反应的承受能力较强,反之则较差。因此,对康复患者的心理应激问题要高度重视。

(二) 心理应激与健康

医学心理学中常用"心理社会因素"(psychosocial factor)一词来泛指心理应激源。随着研究的深入,人们发现心理社会因素的变化与人的健康呈负相关,并编制出了社会再适应量表(social readjustment rating scale,SRRS),它以生活变化单位(life change units,LCU)来计量(表3-5)。经过大量的调查研究表明,1年内生活变化单位不超过150,来年可能是健康平安的;若在150~300之间,次年患病的可能是50%;超过300,次年患病的可能性超过70%,并预示未来2年可能患重大疾病。

表 3-5　社会再适应量表

变化事件	LCU	变化事件	LCU
1. 配偶死亡	100	23. 子女离家	29
2. 离婚	73	24. 姻亲纠纷	29
3. 夫妇分居	65	25. 个人取得显著成就	28
4. 坐牢	63	26. 配偶参加或停止工作	26
5. 亲密家庭成员丧亡	63	27. 入学或毕业	26
6. 个人受伤或患病	53	28. 生活条件变化	25
7. 结婚	50	29. 个人习惯的改变(如衣着、习俗、交际等)	24
8. 被解雇	47	30. 与上级矛盾	23
9. 复婚	45	31. 工作时间或条件的变化	20
10. 退休	45	32. 迁居	20
11. 家庭成员健康变化	44	33. 转学	20
12. 妊娠	40	34. 消遣娱乐的变化	19
13. 性功能障碍	39	35. 宗教活动的变化(远多于或少于正常)	19
14. 增加新的家庭成员(如出生、过继、老人迁入)	39	36. 社会活动的变化	18
15. 业务上的再调整	39	37. 少量负债	17
16. 经济状态的变化	38	38. 睡眠习惯变异	16
17. 好友丧亡	37	39. 生活在一起的家庭人数变化	15
18. 改行	36	40. 饮食习惯变异	15
19. 夫妻多次吵架	35	41. 休假	13
20. 中等负债	31	42. 圣诞节	12
21. 取消赎回抵押品	30	43. 微小的违法行为(如违章穿马路)	11
22. 所担负工作责任方面的变化	29		

(资料来源:Holmes TH & Rahe RH. The Social Readjustment Rating Scale. J. Rsychosom. Res. 1967,11:213-218)

(三)心理应激的应对

心理应激会打破人的心理平衡,应对(coping)是个体对生活事件以及因生活事件而出现的自身不平衡状态所采取的认知和行为措施,是人们用来控制应激事件或对它们反应的对策。应对可以发生在潜意识和意识层面,前者称为心理防御机制,后者称为心理应对。

1. 心理防御机制　心理防御机制是在潜意识层面产生的一种解脱烦恼,减轻内心不安,以恢复情绪平衡与稳定的适应性心理反应。心理防御机制的种类很多,在康复中常见的有以下几种。

(1)否认(denial):是拒不承认已经发生的不愉快或挫折,从根本上认为它从没发生过一样,以逃避心理的不安和痛苦。如很多癌症患者就会否认自己的病情。

（2）外射（projection）：指个体把自己遭受的心理挫折完全归咎于周围的事物或人，以此来避免自己心理上的不安。这种心理防御机制自私、不客观、对别人不公平，如果经常使用，以后就会过多依赖它，易形成自私、心胸狭窄的性格。

（3）合理化（rationalization）：对客观事实做歪曲性的解释，以符合自己的内心需要，而且坚信事实是曲解的那样。例如，癌症患者否认自己的病情，坚信是医院误诊。

（4）退化（regression）：是指当遇到挫折时，表现出心理年龄与生理年龄不符的表现，以较幼稚的方法来应对现实，以获得同情和照顾。如有的人在面对手术时会像小孩儿一样号啕大哭。

（5）幻想（fantasy）：个体在遇到实际困难而又难以处理时，利用幻想使自己解脱，以求得内心的满足。如患者普遍都会幻想出现"医学奇迹"。

（6）内射（injection）：与外射相反。把原本指向外界的情绪和冲动指向自身，如归咎于"前世造孽"，是"上帝"对自己的惩罚等。有的残疾者出现自伤、自杀行为就可能源于对自身的过分自责。

（7）理智化（rationality）：是以理智的方式对待紧张的情境，使自己超然于情境之外，"以理智战胜情感"。一名优秀的医务人员无论面对多么危急复杂的病例，都应保持理智与冷静。

（8）潜抑作用（repression）：把不能被意识接受的念头、情绪和冲动，在不知不觉中抑制到潜意识中。有些患者表现得对自己的病情"漠不关心"，但事实上他是十分在意的。

2. 心理应对　心理应对是个体在应急状态时，自觉地、主动地调节自己的心理状态，修正期望目标，改变认识和行为，保持心理平衡，达到适应的过程。主要有以下几种：

（1）重新评估情境：其意义在于可以分散对消极方面的注意，减少消极情绪，增加个体对情境的掌控力。

（2）适度的压抑：当处于应激状态时，用意志力适度压抑愤怒、焦虑等情绪反应，以冷静、积极的情绪来面对应激和解决问题。但过度的压抑有损于身心健康。

（3）正确对待应激：面对应激的时候需要冷静分析，改变消极认识，增强信心，克服困难，以豁达的心态对待。

（4）精神宣泄和放松：在心理应激状态下，需要创造一种能自由宣泄受压抑情感的情景，使各种消极情绪得以发泄，缓解内心压力。

（5）面对现实修正目标：许多心理压力来源于个体脱离现实对客观事物绝对化的要求，如残疾者希望能完全恢复等。这需要根据客观情况修正预期目标，以减轻应激程度。

六、心身疾病

（一）概述

心身疾病又称心理生理疾病，是一类在发病、发展、转归和防治等方面都与心理社会因素密切相关的躯体疾病，一般有持久的生理功能紊乱及其所致的器质性病变。狭义的心身疾病是指心理社会因素在疾病发生、发展、治疗和预防过程中起重要作用的一类躯体器质性疾病。广义的心身疾病则是指与心理社会因素有关的躯体疾病和躯体功能障碍。

心身疾病的范围很广,涉及临床各科。国外有研究表明,临床各科的心身疾病比例占到25%~35%,内科疾病中心身疾病约为32%~35%,而在内科循环系统住院患者中占到50%以上。心身疾病中有很多都是康复的适应对象。如原发性高血压、冠心病、支气管哮喘、糖尿病、全身性肌肉痛、类风湿关节炎、恶性肿瘤等。

（二）心身疾病的发病机制

引起心身疾病的原因比较复杂,一般有社会因素、心理因素、生理因素三类。社会因素包括生活和工作的环境、人际关系、社会角色和经济状况等;心理因素主要有情绪和人格特征,前者是心理社会因素影响躯体器官的一个重要中间媒介,后者的差异则决定了心身疾病易患性的差异;生理因素是产生心身疾病的一个重要基础,同样的心理社会刺激只会使一部分人患上心身疾病,而且他们所患心身疾病的类型也可能不同。这主要是因为他们原先的生理特点各不相同。

当心理社会因素的信息被察觉、认知与评价后,应激系统就会被唤醒,直接引起情绪、行为、精神等方面的变化,或通过心理—内分泌、心理—免疫机制引起相同的变化,并影响生理活动,导致机体组织、器官功能的改变,引发心身疾病。如图3-7所示。

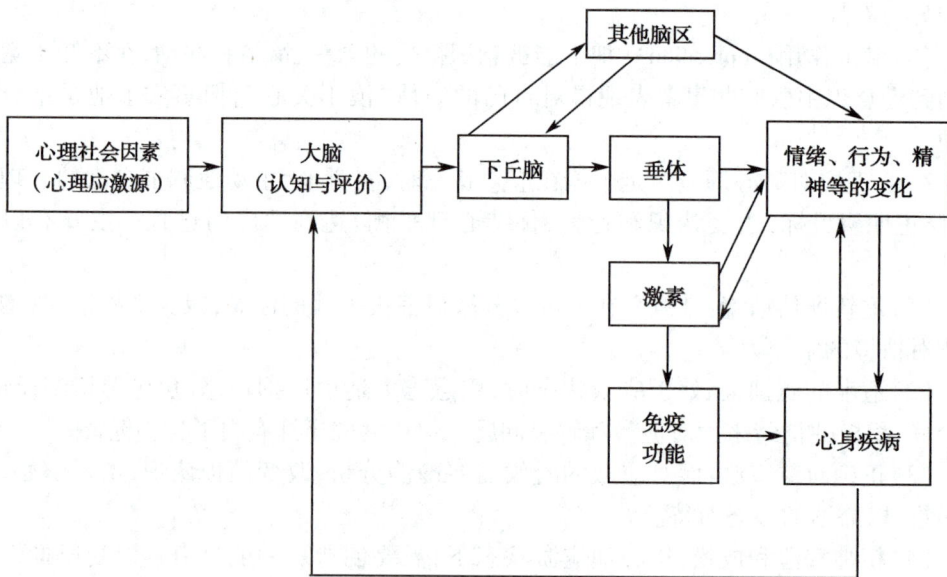

图3-7 心身疾病的发病机制

（三）心身疾病的诊断

心身疾病的诊断有以下要点:①有肯定的心理社会应激源存在;②有明确的躯体器质性病变存在,排除癔症、疑病症等;③病情的起伏与心理社会因素相关;④有一定的人格特征或具备某些易感因素;⑤排除神经症或精神病。

（四）心身疾病的康复原则

在心身疾病的康复中,除了重视躯体功能的恢复外,还需要重视心理功能的调节。首先,要努力帮助患者从客观上消除致病的心理社会因素;同时,要提高患者对应激的认识水平,增强患者的应对能力;最后,要针对心理症状做好心理上的对症治疗。

七、康复心理学的基本技能

(一) 心理咨询

1. 心理咨询的概念　心理咨询(psychological counseling)是咨询者运用心理学的理论与方法,通过言语的沟通、情绪的抒发、观念的改变等心理方面的途径,帮助来访者解决心理问题、提高适应能力、促进人格发展的过程。心理咨询既是一种治疗手段,又是一种预防手段,在康复中有十分重要的意义。它可以对康复患者的心理素质进行训练和培养,提高其应对能力,帮助其正确面对残疾和疾病,消除易导致心理问题的因素;对已经出现心理问题的患者,进行及时有效的干预,防止演变成心理疾病;对已经罹患心理疾病的患者,可以通过心理咨询,帮助其重建健康的自我意识和正常的人格。在心理咨询中,起关键作用的是咨询者与来访者的良好人际关系,康复患者和康复医师之间恰恰容易建立这种关系。

2. 心理咨询的程序

(1)搜集来访者的信息:包括来访者的基本情况,如性别、年龄、民族、职业、特长爱好等;社会文化背景,如家庭背景、工作背景、社会背景、社区背景、教育背景等;来访者的心理问题,如情绪问题、人格发展问题、适应问题等。

(2)建立相互信任的关系:建立这种关系有两个要点,一是和蔼可亲、善解人意的朋友,二是才能卓著的专家。在康复中,后者很容易建立。由于康复医师和康复患者的接触时间较长,一对一的机会很多,前者关系要想建立,要把握两个关键。一方面是足够的耐心,要善于倾听患者的叙述,不可轻易打断患者的话题,要向康复对象表达同情、理解、接纳和帮助,来消除其戒心,从而产生信任;另一方面就是要以平等的身份对待患者,只有如此才能进行深层次的沟通。

(3)情况分析:一是分析问题的基本情况。要搞清楚发生了什么问题、问题是何时发生的、问题发生在何处、患者本人对问题的反应、患者对自身问题的看法等。二是分析问题形成的可能原因。在康复中,残疾和疾病是使患者产生心理问题的根本原因,但不见得是直接的原因或唯一的原因,因为残疾者并不都会产生心理问题。心理问题的产生还与患者对事物的认识、个人经历、人格特征等密切相关,有时心理问题的产生可能是因残疾引起的家庭变故,或者是导致残疾的事故等,需要仔细分析,逐个排除,找到引起问题的真正原因。还有一点需要注意,康复医生在康复过程中提供的心理咨询是有限的,如发现患者属于人格障碍、精神疾病、脑器质性病变等情况,需要请专科医师进行诊治。

(4)提出建议:问题清楚后,即可提出建议。可设计多种解决问题的方法,并对这些方法可能引起的结果进行预测,提出的意见并不是让患者照此去做,而是让这些意见引发康复对象的思索,让患者对比后自行选择、共同制订方案。也可以启发患者运用在咨询中的领悟,制订解决当前心理问题的方案。在方案的制订中,要注意目标的设立,一般来说,目标应当具体,要有可操作性,既要有终极目标,还要有阶段性目标。

(5)总结强化:在咨询结束前,有必要对咨询过程进行小结,以使患者对自己有一个更清晰的认识,对问题出现的前因后果有更深刻的了解,巩固咨询中得到的领悟和启示。医生也可进一步理清思路,确定以后的观察重点,为接下来的目标检查和复诊做好准备。

3. 心理咨询的手段　康复中,心理咨询的目的是缓解精神烦恼和矫正行为异常,可采取以下手段。

(1)宣泄:宣泄是将蓄积已久的痛苦、烦恼等向咨询者倾诉的过程,是摆脱恶劣心境的必要手段。宣泄还是帮助咨询者深入了解患者心理问题的方法,同时也是一种有效的情感沟通,可以促进信任关系的建立。宣泄还是对有碍于心身健康情绪状态的自我调节过程,可以强化患者对自身问题的认识,使其调整应对策略,产生平衡心态。

(2)领悟:领悟是克服心理不适与心理障碍的关键。它是指来访者在咨询者的帮助下,全面、深刻地认识其心理不适与情绪障碍的过程。领悟伴有深刻的认识飞跃,使人得以积极地协调自我与环境的关系,改变其中的某些偏见与消极的行为方式,防止和减弱不良情绪对身体的危害。如让绝望的癌症患者领悟到癌症不等于死亡,癌症患者仍然要生活,而且可以活得很久,这样可以在一定程度上减轻他们的心理压抑。

(3)强化自我控制:很多心理问题都与自我控制不力有关,加强自我控制可以破除某种不良情绪状态与行为方式对自我的禁锢,协调个体与环境的关系,从而使内心和谐,进而有效地控制心理失常及异常行为的发展。

(4)增强自信心:这既是一种手段,也是心理咨询的最终目标。它可以帮助患者战胜恶劣心境,摆脱不良情绪,重建合理的情感结构,从而更有效地应对各种烦恼,更积极地面对生活。

(二)心理测验

心理测验是康复中最常用的一种心理评估方法。它是依据一定的法则,用量化手段对心理现象或行为加以确定和测定的方法。心理测验的种类很多,按测验目的可分为能力测验、人格测验、神经心理测验、记忆测验、适应行为评定等;按测验的方法可分为语言测验(用语言、文字提出问题和回答)、操作测验(以实物提出问题,以操作进行回答)、投射法等。

1. 智力测验　智力(intelligence)是观察力、注意力、记忆力、思维力、想象力等多种能力的综合,其中思维力和想象力是核心。智力测验是对人智力水平的客观评价手段。衡量智力高低的指标是智商(intelligence quotient,IQ),智商有比例智商和离差智商两种,其计算公式如下:

$$智商 = \frac{心理年龄}{实际年龄} \times 100 \qquad (比例智商)$$

$$智商 = \frac{15 \times (个人的分 - 同年龄组平均得分)}{所在年龄组的标准差} + 100 \qquad (离差智商)$$

比例智商反映智力发育达到的年龄水平。如8岁儿童的智力达到了10岁标准,其智商就是125。它是建立在智力和年龄成正比的假说上的。但实际上智力发展到一定年龄就停止发展了,呈平台状态,此后随年龄的增长开始下降。因此,比例智商的年龄限制是15岁或16岁。离差智商是智力在同龄人中的比较,适宜任何年龄,15是计算所得智商分布的标准差,100可以看做是大多人的平均智力。

目前使用得最广泛的智力测验量表是"韦克斯勒量表(Wechsler Scale,WS)"。经过多年的发展,已经形成了系列量表,包括韦氏学龄前儿童智力量表(WPPSI),适用于4~6岁;韦氏儿童智力量表(WISC),适用于6~16岁;韦氏成人智力量表(WAIS),适用于16岁以上者。1981年我国心理学家龚耀先等对韦氏量表进行了修订,使其适合我国的文化背景,称为"修订韦氏成人智力量表(WAIS-RC)"。

2. 人格测验 人格测验(personality test)是评定个体人格心理特征的一种技术,临床上常作为诊断工具。常用的人格测验有问卷测试和投射测试两类。所谓投射测试是用意义不明确的图像、墨迹、文字片段等,要求被试者根据自己的理解、体验、想象做出说明,使之有结构、有意义,从而诱导出被试者潜意识中的欲望、冲突、动机等。康复中常用的是问卷测试,以艾森克人格问卷(EPQ)最常用。

艾森克人格问卷是目前最广泛采用的人格量表之一,有成人问卷(16岁以上)和少年问卷(7~16岁)两种。艾森克认为,人格是由N维度(内外向)、E维度(情绪稳定性)和P纬度(神经质)共同组成的独立结构。N维度和E维度的关系如图3-8所示。P纬度是后来发展的,反映正常人或多或少存在的不正常人格表现(不严重时不属于病理人格)。后来还发展出了L量表,用于测验被试者的掩饰倾向(不真实的回答),同时也可测验某些人格特点。艾森克人格问卷也由龚耀先等完成本土化,成人本和儿童本各有88个项目,被试者只回答"是"或"否",然后按一定方法计算出得分。

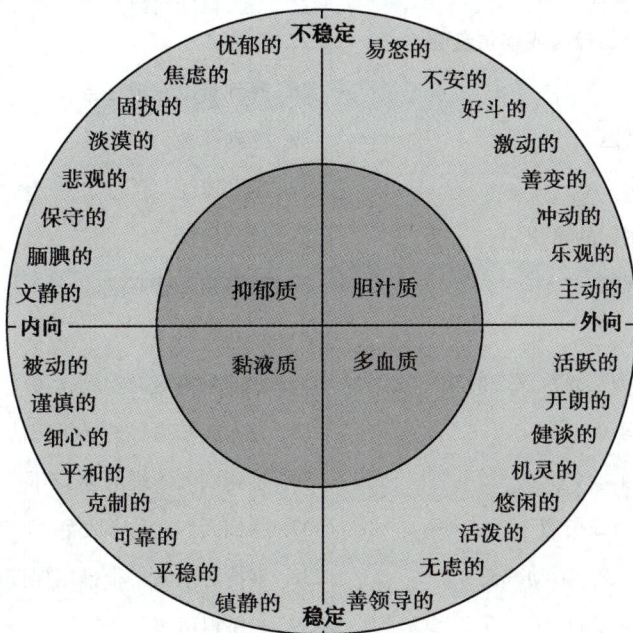

图3-8 艾森克人格维度图

其他常用的人格测试方法还有明尼苏达多相人格测验(MMPI)、卡尔特16种人格因素测验(16PF)等。

3. 神经心理测验 神经心理测验常用于评价脑功能,在康复中有广泛的应用。常用的有本德格式塔测验、霍尔斯特德-里坦神经心理成套测验等。

本德格式塔测验(Bender-Gestalt Test)为单向测验,主要检查空间能力。它是让被试者临摹一张纸上的9种几何图形,根据错误多少来判断空间能力及对有无脑损伤做初步筛查,是一种简捷的测试方式。

霍尔斯特德-里坦神经心理成套测验(Halstead-Reitan Neuropsychological Battery, HRB),能反映大脑的抽象思维和概念形成能力、记忆和注意能力、言语能力、感知能力、运动能力等,对神经系统疾病早期诊断有特殊价值,是目前应用最广的神经心理测试方法。包括6个测验和4个检查,测验分别是范畴测验、触觉操作测验、节律测验、手指敲击测验、连线测验、语言声音知觉测验;检查分别是握力检查、感知觉检查、失语甄别检查、侧性优势检查。

4. 临床自评量表 临床评定量表是临床心理评估和研究的常用方法。在康复中常用的有症状自评量表、抑郁自评量表和抑郁状态问卷、焦虑自评量表等。

(1)症状自评量表(SCL-90):该量表有90个项目(表3-6),10个因子(表3-7)。每个项目由患者根据其最近一个星期的情况,在1~5的范围内自行赋分。所得总分、阳性项目数(分值大于2的项目)、因子分(组成某一因子的各项总分除以该因子的项目数)可判断是否有阳性症状和心理障碍,以及是否需要进一步检查等。

表 3-6 症状自评量表的项目

1. 头痛	25. 怕单独出门
2. 严重神经过敏,心神不定	26. 经常责怪自己
3. 头脑中有不必要的想法或字句盘旋	27. 腰痛
4. 头晕或昏倒	28. 感到难以完成任务
5. 对异性的兴趣减退	29. 感到孤独
6. 对旁人责备求全	30. 感到苦闷
7. 感到别人能控制你的思想	31. 过分担忧
8. 责怪别人制造麻烦	32. 对事物不感兴趣
9. 忘记性大	33. 感到害怕
10. 担心自己的衣饰整齐及仪态的端庄	34. 你的感情容易受到伤害
11. 容易烦恼和激动	35. 旁人能知道你的私下想法
12. 胸痛	36. 感到别人不理解你,不同情你
13. 害怕空旷的场所或街道	37. 感到人们对你不友好,不喜欢你
14. 感到自己精力下降,活动减慢	38. 事情必须做得很慢以保证做正确
15. 想结束自己的生命	39. 心跳得厉害
16. 听到旁人听不到的声音	40. 恶心或胃不舒服
17. 发抖	41. 感到比不上别人
18. 感到大多数人都不可信任	42. 肌肉酸痛
19. 胃口不好	43. 感到有人在监视你、谈论你
20. 容易哭泣	44. 难以入睡
21. 同异性相处时感到害羞、不自在	45. 做事必须反复检查
22. 感到受骗、中了圈套或有人想抓你	46. 难以做出决定
23. 无缘无故地感觉到害怕	47. 怕乘电车、公共汽车、地铁或火车
24. 自己不能控制地大发脾气	48. 呼吸困难

49. 一阵阵发冷或发热	70. 在商场、电影院等人多处感到不自在
50. 感到害怕而避开某些东西、场合或活动	71. 感到任何事情都很困难
51. 脑子变空了	72. 一阵阵恐惧或惊恐
52. 身体发麻或刺痛	73. 感到在公共场合吃东西很不舒服
53. 喉咙有哽塞感	74. 经常与人争论
54. 感到前途没有希望	75. 单独一个人时神经很紧张
55. 不能集中注意力	76. 别人对你的成绩没有做出恰当的评论
56. 感到身体的某一部分软弱无力	77. 即使和别人在一起也感到孤独
57. 感到紧张或容易紧张	78. 感到坐立不安、心神不定
58. 感到手或脚发重	79. 感到自己没有什么价值
59. 感到死亡的事	80. 感到熟悉的东西变陌生或不像真的
60. 吃得太多	81. 大叫或摔东西
61. 当别人看着你或谈论你时感到不自在	82. 害怕会在公共场合昏倒
62. 有一些属于你自己的看法	83. 感到别人想占你便宜
63. 有想打人或伤害他人的冲动	84. 为一些有关"性"的想法而苦恼
64. 醒得太早	85. 你认为应该因为自己的过错而受惩罚
65. 必须反复洗手、点数目或触摸某些东西	86. 感到要赶快把事情做完
66. 睡得不稳不深	87. 感到自己的身体有严重问题
67. 有想摔坏或破坏东西的冲动	88. 从未感到和其他人亲近
68. 有一些别人没有的想法或念头	89. 感到自己有罪
69. 感到对别人神经过敏	90. 感到自己的脑子有毛病

表 3-7　症状自评量表的因子

因子	项目序号
躯体化	1,4,12,27,40,42,48,49,52,53,56,58
强迫	3,9,10,28,38,45,46,51,55,65
人际敏感	6,21,34,36,37,41,61,69,73
抑郁	5,14,15,20,22,26,29,30,31,32,54,71,79
焦虑	2,17,23,33,39,57,72,78,80,86
敌对	11,24,63,67,74,81
恐怖	13,25,47,50,70,75,82
妄想	8,18,43,68,76,83
精神病性	7,16,35,62,77,84,85,87,88,90
睡眠和饮食	19,44,59,60,64,66,89

（2）抑郁自评量表（SDS）：用于衡量成人抑郁状态轻重程度和在治疗中的变化情况。共有20个项目，患者根据一周内的自身情况做出选择。计分时，从无或偶尔为1分，有时为2分，经常为3分，总是如此为4分。抑郁指数＝所得分/80，0.5以下为无抑郁；0.50~0.59为轻度抑郁；0.60~0.69为中度抑郁；0.7以上为重度抑郁。具体项目（表3-8）如下：

表3-8　抑郁自评量表

请仔细阅读下列20条文字，把意思弄明白。然后根据您最近一周的实际情况，在文字后您认为最适当的方格内划"√"

	从无或偶尔	有时	经常	总是
1. 我觉得闷闷不乐，情绪低沉	□	□	□	□
2. 我觉得一天之中早晨最好	□	□	□	□
3. 我一阵阵地哭出来或是想哭	□	□	□	□
4. 我晚上睡眠不好	□	□	□	□
5. 我吃的和平时一样多	□	□	□	□
6. 我与异性接触时和以往一样感到愉快	□	□	□	□
7. 我发觉我的体重在下降	□	□	□	□
8. 我有便秘的苦恼	□	□	□	□
9. 我心跳比平时快	□	□	□	□
10. 我无缘无故感到疲乏	□	□	□	□
11. 我的头脑和平时一样清楚	□	□	□	□
12. 我觉得经常做的事情并没有困难	□	□	□	□
13. 我觉得不安而平静不下来	□	□	□	□
14. 我对将来抱有希望	□	□	□	□
15. 我比平常容易激动	□	□	□	□
16. 我觉得作出决定是容易的	□	□	□	□
17. 我觉得自己是个有用的人，有人需要我	□	□	□	□
18. 我的生活过得很有意思	□	□	□	□
19. 我认为如果我死了，别人会生活得更好些	□	□	□	□
20. 平常感兴趣的事我仍然照样感兴趣	□	□	□	□

（3）焦虑自评量表（SAS）：用于评定焦虑的严重程度，评定的时间范围为1周。20个项目各项得分超过40分可以考虑阳性，需进一步检查。得分越高，焦虑程度越严重。具体项目（表3-9）如下：

表 3-9 焦虑自评量表

请仔细阅读下列 20 条文字,把意思弄明白。然后根据您最近一周的实际情况,在文字后您认为最适当的方格内划"√"

	没有或很少时间	小部分时间	相当多时间	绝大多数时间或全部
1. 我觉得比平时容易紧张或着急	□	□	□	□
2. 我无缘无故在感到害怕	□	□	□	□
3. 我容易心里烦乱或感到惊恐	□	□	□	□
4. 我觉得我可能将要发疯	□	□	□	□
5. 我觉得一切都很好	□	□	□	□
6. 我手脚发抖打战	□	□	□	□
7. 我因为头疼、颈痛和背痛而苦恼	□	□	□	□
8. 我觉得容易衰弱和疲乏	□	□	□	□
9. 我觉得心平气和,并且容易安静坐着	□	□	□	□
10. 我觉得心跳得很快	□	□	□	□
11. 我因为一阵阵头晕而苦恼	□	□	□	□
12. 我有晕倒发作,或觉得要晕倒似的	□	□	□	□
13. 我吸气呼气都感到很容易	□	□	□	□
14. 我的手脚麻木和刺痛	□	□	□	□
15. 我因为胃痛和消化不良而苦恼	□	□	□	□
16. 我常常要小便	□	□	□	□
17. 我的手脚常常是干燥温暖的	□	□	□	□
18. 我脸红发热	□	□	□	□
19. 我容易入睡,并且一夜睡得很好	□	□	□	□
20. 我做噩梦	□	□	□	□

(三)心理治疗

1. 心理治疗的概念　从广义上讲,凡是能解决心理问题和改善心理状态的各种方法都是心理治疗。狭义上,心理治疗(psychotherapy)又称精神治疗,是通过治疗者与被治疗者的相互作用,运用心理学的原则和方法、技术或手段,改善、矫正或消除患者的心理、情绪、认知行为的异常和由此引发的各种躯体症状的一种治疗方法。

从广义上看,心理治疗就是通过使用各种方法,语言的和非语言的交流方式,通过解释、说服、支持、同情,相互之间的理解来改变对方的认知、信念、情感、态度、行为等,从而解除或降低患者痛苦。从这个角度来说,人与人的亲密关系就构成了治疗作用,理解、同情、支持就是治疗药物,所以非正式的心理治疗可以表现在父母与子女、夫妻、邻里、同事之间的心理影响。但正规的心理治疗是经过专门训练的心理医师实施的。

知识链接

心理治疗和心理咨询

　　心理治疗和心理咨询的区别在于,心理咨询的对象是有心理困扰的人,内容是解决其遇到的各种心理问题,目标是促进心理健康发展;心理治疗的对象则是患者,内容是异常心理,目标是恢复正常生活。

　　2. 心理治疗的方法

　　(1)支持性心理治疗(supportive psychotherapy):通过治疗者对患者的建议、鼓励、劝告、安慰、疏导的方法来支持和协助患者处理问题,适应所面对的现实环境,渡过心理危机,是为支持性心理疗法。用于帮助近期遭遇疾病或人际关系危急的患者,或是有应激问题不能解决的患者,通过医生的引导和疏导,帮助患者排除心理障碍,以达到治疗目的。

　　(2)集体治疗(group psychotherapy):指治疗者同时对许多相同疾病的患者进行心理治疗。集体治疗的作用机制包括:团体的情感支持、群体的相互学习、正性群体体验、重复并矫正"原本群体经验"与情感。集体治疗可以相互交流经验,共同勉励,增强信心。

　　(3)系统脱敏疗法(systematic desensitization):也称交互抑制法,是以循序渐进的方式克服或消除神经症性反应的治疗方法,它利用了放松对焦虑的对抗作用。即在一般状态刚刚能引起焦虑的刺激,在放松状态下患者是能忍受的,在此状态下相同的多次刺激后,这个刺激会失去作用,也就是不会因该刺激而导致焦虑,然后逐渐增加刺激强度,直至恢复正常。系统脱敏可分三个步骤:制定恐怖或焦虑等级脱敏表;放松训练;患者在放松训练下根据恐怖或焦虑等级一次进行想象脱敏治疗。最典型的例子是恐高症的治疗,最初让患者上到引起反应的最低楼层,让其自我放松、克服恐惧,直至该高度不再引起患者不良反应后再增加楼层,如此反复即可消除其对高空的恐惧。在康复中,焦虑多已成为一种心境,放松训练(松弛疗法)则可以单独作为一种疗法,以克服这种不利的情绪。

　　与系统脱敏疗法相反的是满灌疗法(flooding therapy),即一开始就用最强烈的焦虑反应刺激"冲击"患者,这种疗法在绝大多数情况下并不适合康复患者。

　　(4)厌恶疗法(aversion therapy):是在某一种特殊刺激后产生的条件反射,又叫对抗性条件反射疗法。厌恶疗法中常用的有电击厌恶法、药物厌恶法、想象厌恶法。康复中常用的是想象厌恶法,以帮助心身疾病患者克服不良行为,具体做法是,由医师口述一些厌恶情境和反应与患者的不良行为相结合,形成一种新的条件反射,使患者意识到不良行为会引起自己不情愿出现的问题或难以接受的后果,以对抗原有的不良行为,进而消除这种不良行为。

　　(5)认知疗法(cognitive therapy):其基本观点是,认知过程是客观现实世界与情绪、行为反应的中介,当知觉由于某种原因得不到充分的信息,或因感觉做出错误的判断与评价时,就会使思维受到限制或歪曲,从而导致不良的情绪和行为。由此提出了ABC理论,A是激发反应的事件,B是个体对这一事件的解释和评价,C是事件激发的情绪反应和行为后果。ABC理论认为A只是C的间接原因,B才是C的直接原因,只有通过改变 B,才能改变和控制 C。认知疗法一般有四个阶段:①心理诊断阶段:明确 A 和 C,和患者一起制订治疗目标,向其解释 ABC 理论,使其接受,并能自己进行初步分析。②领悟:关键是使其认识 A 不会引起 C,C 是由 B 引起的,而 B 是主观的,患者自己负有责任,应当自我审查和反省,而且只有纠正 B,C 才不会出现。③修通:医生采取各种方法和技术,对患者的非理性观念(即 B)进行分析、辩论或批判,使患者真正认识并放弃原有的不合理观念。④再教育:强化新的合理的观念和逻辑思维方式。残疾者悲观、绝望的情绪和自暴自弃的行为,多来自于其对残疾的错误认识,认为残疾就是残废、残疾者必然是累赘等,当这些错误认识得到纠正,很多问题自然迎刃而解。

(6)生物反馈治疗(biofeedback therapy):生物反馈治疗是利用现代生理科学仪器,训练患者根据肌电、体温、血压、脉搏等反馈信号等来调节自己的心理、生理活动,使疾病达到治疗和康复,临床应用时往往与多种放松训练相结合,常用于治疗焦虑症、恐惧症及与精神紧张有关的心身疾病。如紧张性头痛主要是由于持续肌肉收缩而引起,可选定肌肉反馈放松训练控制。在生物反馈治疗回路的脑部加工过程中,医务人员对受试者是至关重要的,应让受试者知道信息及其强弱的意义,指导受试者给予兴奋或抑制控制,以达到对某些自主活动的随意控制。经过生物反馈产生的有效随意的自我控制后,使病情好转,出现正向作用。既保持有利行为,又改善患者的心理状态和情绪,增强与疾病斗争的信心,有助于健康。生物反馈治疗在康复医学中起着重要的作用。

八、康复中常见的心理问题

康复的对象具有特殊性,他们都有不同程度的功能障碍,即所谓残疾。残疾对康复患者的影响并不仅是生理上的,对其生活、家庭、社会地位等的影响也是深刻的,而且势必引起周围人对其态度的变化,进而引起患者一系列的心理反应和行为问题,在康复中必须得到高度重视。

(一) 康复患者的一般心理障碍

1. 心理危机　突然因伤病致残的患者比较常见,一些慢性病患者在病情突然恶化的时候也会出现。在突如其来的重大打击之下,这些患者会出现心理危机,表现为震惊、惊慌失措、恐惧、焦虑、愤怒、不思饮食、睡眠障碍等,有时由于过度紧张出现意识朦胧。以震惊最为典型,有的患者还没来得及进行心理上的整合、领悟和理解,表现为情感上的麻木,有的表现为惊呆,有的表现为无感觉、无反应,这种状态会持续数小时或数周。

2. 认知障碍　认知障碍的表现有很多,如否认、偏见、偏信、依赖、固执、宿命观等。否认在前面心理防御机制中已经介绍。偏见是由于受到错误观念的影响而产生,并会引发一些不利于康复的行为,如有的偏瘫、截瘫患者拒绝训练,他们认为"康复治疗如同惩罚","治好了才能活动,没治好是不能活动的",等等。表现出不参与康复过程的行为,这样必然延误康复和治疗。依赖则是患者过分强调自己患者的角色,对家人和医生有明显的依赖,在康复中显得比较被动,不能很好地发挥自己的主观能动性,给康复带来困难。固执与患者的人格特征有关,也可能受到偏见的影响,或表现为对事物百般挑剔,或表现为自行其是,甚至干预正常的治疗和康复,他们经常发脾气,或采取不合作的态度。宿命观的危害也是十分严重的,是指患者在面对不幸的时候认为是"命中注定"或是前世造孽而"活该受罪",这些患者的康复信心不强,甚至没有治疗和康复的诉求。以上这些都必须得到矫正。

3. 情绪障碍　这是最明显的一种心理变化。由于残疾和疾病的影响,容易产生自卑、失望、悲观、恐惧等,由此引起孤独、焦虑、抑郁、绝望,甚至自暴自弃,失掉康复的信心,并会引起身体不适。严重的抑郁甚至可能导致轻生等极端行为。

4. 人格对康复患者心理障碍的影响　对残疾、挫折和病痛的反应强度,对不幸遭遇的态度,自我评价的高低等都与人格有关。具有疑病人格的康复患者,往往敏感、多疑,常夸大病情,对康复缺乏信心,导致康复进程缓慢。癔病人格者,感情脆弱,在挫折和不幸面前,情绪极不稳定,不适感会引起其自我暗示,使病情的表现复杂化,给康复带来困难。强迫人格者则过分小心谨慎,拘泥于程序和常规治疗,固执、偏见,对任何变动都表示怀疑,信心动摇。

康复患者在残疾后的心理变化有一定规律,基本上都经历震惊、否定、抑郁、依赖、适应这几个阶段。但在实际中其表现复杂,如因事故致残的患者可能不表现为震惊而是愤怒等,而且上述各阶段表现可能交错出现。

（二）康复中心理干预的一般原则

在康复中,心理干预的手段很多,但一般都是围绕以下几点来展开的。

1. 培养积极的情绪状态　情绪障碍是康复患者最明显的心理障碍。可以通过心理和社会的支持,早日提供与治疗有关的操作任务,缓解患者的心理矛盾,疏泄和释放患者的情感,进而培养患者乐观、自信、顽强、自尊的心理状态,激发其与残疾作斗争的意志。

2. 帮助患者正确地采取心理应对　正确的心理应对可以帮助患者重新适应,并以积极的心态面对现实中的困难,寻求新的出路。其关键是自我调整和确立适当目标。但这不能一蹴而就,有时还需要利用心理防御机制来减轻内心的不安,以恢复情绪平衡与稳定。

3. 纠正错误的认知活动　错误的认知会严重干扰和阻碍康复的进程。可以采取认知疗法,帮助患者建立正确的认知,克服不良认知行为。对于一般患者而言,帮助他们正确认识到目前的处境,鼓励其面对现实,以理性支配自己的行为和情绪是关键。

4. 防止医源性影响　康复中,康复医学相关人员的业务水平、心理素质、医德等都会直接或间接地对患者造成影响,必须遵守心理学的规律,避免自己的言行对患者产生不利影响。

5. 建立治疗联盟　患者、家属、康复工作人员是天然的联盟,但这还远远不够,联盟中还必须有以下几个方面。一是来自工作单位或学校的,他们的关心、同情和帮助对患者来说是十分必要的支持。二是来自社会保障系统的,如社会福利、社会保险、残联等,它们能为残疾者提供重返社会的方便之门,也只有如此,残疾人才能真正实现全面康复。值得注意的是,家属虽是天然的联盟成员,但不见得清楚自己的角色和应当起到的作用。作为家属,首要的是充分体谅和理解患者因残疾而出现的各种负性心理反应,给予患者更多的关心和照料;同时,还要积极配合医生,共同促进患者心身康复。

6. 分阶段的处理原则　震惊多出现在早期,此时医学上的救治是主要的,但给予温暖的安慰和鼓励是必要的,能为以后的康复和心理治疗奠定良好的基础。否定是一种心理防御机制,它的出现对于防止精神崩溃有积极意义,因此存在一段时间是有必要的,但应当让患者对自己的病情逐渐有清晰的了解,否则可能对康复和治疗产生不利影响。抑郁期的患者情绪极端低落、悲观失望,甚至有轻生的想法,这是康复中心理干预的重点阶段,也是一个进展缓慢的阶段,应当给予恰当的心理治疗。在依赖阶段,要以纠正患者的错误认知为重点,要让他明白没有什么人是可以永远依靠的,促使其面对现实、面对自己,树立依靠自己重返社会的信念。当患者经历过上述阶段后,会逐渐表现出适应,但不能放松对他们的心理干预,要继续帮助他们调整应对策略,加深他们对残疾的认识,强化他们积极应对残疾的行为,鼓励根据自身情况确定新的生活和工作方式,最终重返社会。

(史文涓 王家陟 孙 强)

复习思考题

1. 运动对机体有哪些影响?
2. 制动对呼吸系统的影响有哪些?
3. 中枢神经系统损伤后,功能为什么可以得到不同程度的恢复?
4. 常见的反射有哪些? 分别有什么表现和作用?
5. 康复中常见的心理问题有哪些?
6. 康复中心理干预的一般原则有哪些?

扫一扫
测一测

第四章

康复医学的工作方式和流程

> **学习要点**
>
> 机构康复的概念、类型和特点;社区康复的概念、基本原则、工作目标和内容;康复医学工作方式和各康复专业人员的职责;康复工作流程和康复结局评定。

世界卫生组织提出康复服务的方式有三种,即:机构康复、社区康复或基层康复、上门康复服务。这三种康复服务是相辅相成的关系,并不互相排斥。

第一节 机 构 康 复

一、机构康复的概念

机构康复是指集中专门的康复专业人才,在康复医学研究所、专门康复机构(康复医院或康复中心)、综合医院的康复医学科、大型职业康复中心、特殊教育部门等地,利用先进的设备和较高的专业技术,对残疾人开展身体功能、心理疏导、社会适应等多方面的康复。机构康复可以采取门诊和(或)住院的形式,它的康复设备比较完善,康复专业人员工种齐全,专业技术水平较高,可为康复对象提供优良和系统的康复治疗,能解决复杂疑难问题,还可作为研究康复问题和培养康复人才的基地。但此种途径费用较昂贵,服务面相对较窄,病、伤、残者必须来该机构才能受到康复服务。

二、康复医疗机构的类型

我国是一个发展中国家,也是世界上人口最多、残疾人口数量最大的国家。根据患者的康复需求和客观环境条件,可以在以下几种不同水平和不同类型的康复医疗机构接受康复服务。

(一)医院型

其主体为康复诊断和康复治疗部门,设有病床、护理部及配套的医院设施,其组织结构如图 4-1 所示。这种类型的康复机构多被称为康复中心(rehabilitation centre)、康复医院(rehabilitation hospital)或康复医学研究所。

康复中心为独立的康复医疗机构,有门诊和住院部,具有较完善的康复设施,包括

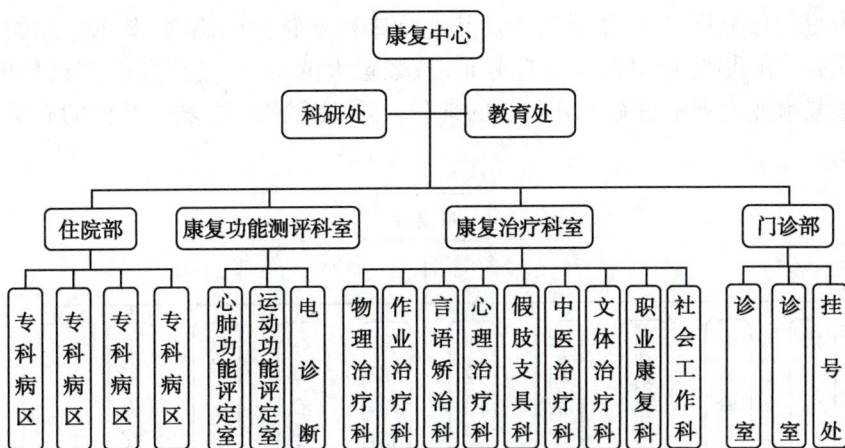

图 4-1　综合性康复中心组织结构

系统的功能评定设备和各种康复疗法科室。由康复医师、相关学科的临床医师、物理治疗师、作业治疗师、言语治疗师、心理治疗师、康复工程师等专业技术人员组成康复治疗协作组，为患者提供临床诊断、功能测评、制订和实施康复计划等服务。而大型康复中心是高层次的康复医疗机构，集康复医疗、康复研究和康复培训为一体。它除了为恢复期的躯体或内脏器官功能障碍患者提供康复服务外，也为其他有关疑难功能障碍者提供后期康复服务，并为所在地区提供康复医学知识培训和技术指导，是康复医疗、教学、科研、残疾预防等相结合的康复医学技术资源中心。

　　康复中心按其性质和规模，又分为综合性康复中心和专科性康复中心。综合性康复中心收治各类残疾患者，规模较大。我国最大的综合性康复中心是中国康复研究中心。专科性康复中心以收治某一类型的残疾患者为主，最常见的有脊髓损伤康复中心、儿童脑性瘫痪康复中心、老年病康复中心（表 4-1）。比如广州工伤康复中心就属于这一类型。

表 4-1　专科性康复中心

种类	备注
残疾儿童康复中心	收治因各类残疾或慢性病需进行康复的儿童
儿童脑性瘫痪康复中心	
脊髓损伤康复中心	
老年病康复中心	
肢体伤残康复中心	收治各种肢体瘫痪、畸形、截肢后需康复的患者
心血管病康复中心	
运动创伤康复中心	
精神科康复中心	
工业劳动康复中心	工人工伤后复工前的康复

（二）康复医学科（部）

　　康复医学科（rehabilitation department）是综合性或专科性医院的一个临床科室，一般设有康复门诊及病房,可接受门诊及其他临床科室转诊的患者,其基本组织结构如图 4-2 所示。在我国,康复医学科有分布广、数量大的特点,是康复医疗机构的主体,在我国康复事业发展中占有十分重要的地位。第五章将对康复医学科的有关问题做详细介绍。

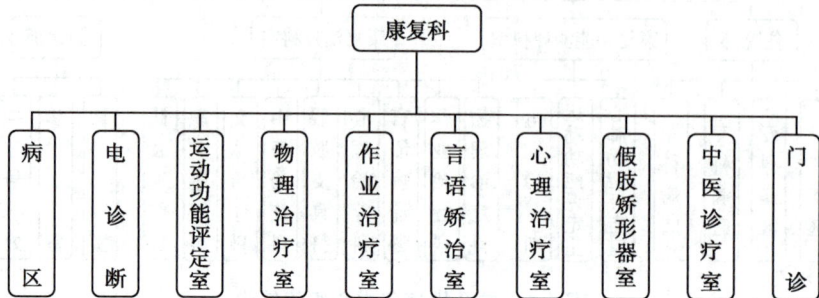

康复科

病区　电诊断　运动功能评定室　物理治疗室　作业治疗室　言语矫治室　心理治疗室　假肢矫形器室　中医诊疗室　门诊

图 4-2　综合医院康复科组织结构

(三)门诊型

康复门诊是单独设立的,只为康复对象提供门诊康复服务的一类康复医疗机构,又称为日间医院(day care centre)。康复门诊一般由诊断评定室和各种治疗室组成。

(四)疗养院型

利用疗养院所在的自然环境,依照康复原则,把疗养因子与康复手段结合起来,促进手术后患者、慢性病者、老年病者及其他伤残者的康复。疗养院是我国康复医疗机构重要的组织形式,对老年病、慢性病患者的康复具有重要意义。疗养院能充分利用自然物理因子进行康复,但是一般离城市较远,不利于病情复杂和急症患者及时得到会诊或转介治疗。目前,我国以利用矿泉、山林、海滨、湖滨开办的疗养院居多。

(五)不完全康复型(或准康复型)

主要包括一些助残或养老机构,他们仅向住在该处的孤寡老人或患者提供不同程度的护理和少量的物理治疗,有时根据需要,请院外的医师到该机构会诊或进行电话咨询以处理一些康复问题。属于这一类型的有:

1. 长期留治中心(complex continue care,CCC)　为继续治疗中心,患者大多为永久性残疾者,他们在身体上已无康复潜力,故只给予支持性康复治疗和护理,如荣军疗养院、麻风病院等属于此类。

2. 病残护理院(skilled nursing facility)　收治出院,但仍遗留功能障碍且不能在家生活的患者。该机构由熟练的护理人员进行医疗护理,并提供少量的康复治疗服务。

3. 老人养护院(nursing home)　收治体弱多病、有功能障碍的老人,提供基本的护理和简单的物理治疗。

4. 儿童福利院(特殊学校)(children's welfare center)　由政府收容弱智、脑瘫、盲、聋、哑等各种先天性缺陷被遗弃者,开展教育与康复相结合的服务。

(六)群体型

把康复机构集中设在一个康复区内,包含医院、康复中心、职业培训中心和残疾儿童特殊学校等康复机构,相互联结成一个群体,将全面康复的各个方面结合起来。

各类康复机构具有不同的康复服务层次、技术水平,主要康复对象也不尽相同,需要进行合理的布局,并分工协作,以更好地满足康复对象的各种康复需求。各康复机构之间应保持密切联系,使康复医疗具有系统性和连贯性。随着我国逐渐进入老龄化社会,康养、医养结合的康复机构势必呈现欣欣向荣之势。目前我国各地出现的将康复、养老、养生、旅游、种植业等多产业相结合的康养产业,已渐成气候,展现出强大的发展势头和潜力。

三、康复医疗机构管理中应注意的问题

(一) 关于全面康复

全面康复是各级各类康复医疗机构在从事康复医学工作中应遵循的基本原则之一。所谓全面康复,就是从躯体、精神心理、职业教育和社会交往能力等方面,对残疾患者进行全面而综合的康复,康复的着眼点不仅是受到损害和具有功能障碍的器官或肢体,还包括患者心理健康、就业、社会参与。应当将残疾人作为与健全人平等看待的整体"人",促进他们有效参与家庭和社会生活,帮助他们从事适宜的工作和劳动,最终使"平等·参与·共享"的目标在政治、经济、文化等各方面得到体现。

(二) 创造有利于回归家庭和社会的康复训练环境

康复训练的内容不是模式化的,要根据残疾者的不同需求来确定不同的训练内容。但其康复内容必须以残疾患者的生活自理需要为出发点,要鼓励残疾者多做些接近生活、接近实际的训练,其效果往往比假象性训练要好很多。如在康复病房中训练患者认时钟、养金鱼、养花等;在作业治疗室训练患者喝茶,可将喝茶的过程分解为十几个动作,然后一步步地进行训练,最后连贯起来。这些训练方法可以使患者掌握一定的生活技能。在环境方面,要让患者感到训练环境就像在自己家中一样,有些国家的康复工作者甚至不着工作服,并且将病房环境布置得十分生活化,陈设有日历、患者的名字、家中的照片、装饰品等家居物品,为患者回归家庭和社会创造了有利条件。

目前,我国的机构康复大多还以物理疗法、作业疗法、语言治疗、假肢矫形治疗和中医康复治疗为主,经过康复训练,患者的功能往往都能得到不同程度的恢复,但离回归家庭、重返社会、具有较高生存质量的要求还有较大差距。因此,我们可以借鉴国外的先进经验和做法,以利于残疾者更好地回归社会。

(三) 强化功能训练

康复医学与临床医学不同,主要处理的问题不是症状,而是患者的功能障碍。因此,其着眼点首先是为了克服机体功能障碍而进行功能训练,这种功能障碍的康复训练是相当繁杂和艰苦的,并且需要相当长的时间和坚持不懈的努力,只有如此才能收到良好的康复效果。

第二节　社　区　康　复

一、社区与社区康复

(一) 社区

1. 社区的概念　社会学家认为,社区是指进行一定的社会活动,具有某种互动关

系和共同文化维系力的人类生活群体及其活动区域。社区,作为社会的一部分,对社会在整体上达到良性运行和协调发展起着重要的作用。

社 区

英文的社区(community)源自希腊语,原是"友谊"或"团契"的意思。德国早期社会学家腾尼斯于 1887 年将"社区"译为"公社"。目前,社区康复中的社区一词,可以理解为"公社""团体""同一地区的全体居民""共同性"等。

2. 社区的构成 社区是人们生活的基本场所,是具有某种互动关系和共同文化维系力的人类生活群体及其活动区域,是社会空间和地理空间的结合。一个社区的构成包括社区的区位、社区的人口、社区的文化和社区的活动四个要素。因此,凡是具备社区四要素的区域均可称之为社区。在我国,基层社区主要包括农村的乡、镇、村,以及城市中的街道、居委会等。

3. 社区的分类 依据不同的原则,社区有多种分类方式。一般可以将社区分为法定社区、专能社区、自然社区和精神社区四类。

(二) 社区康复的概念

社区康复是 WHO 从 20 世纪 70 年代开始倡导的一种康复服务方式,主要是为了扩大康复覆盖范围,使更多的功能障碍者能够享有康复服务。实践证明,这是一种行之有效的康复服务方式,尤其适合像我国这样的发展中国家。在社区康复发展过程中,国际组织对它的定义进行了多次修订。

1981 年 WHO 专家委员会将社区康复定义为:"在社区的层次上采取的康复措施,这些措施是利用和依靠社区的人力资源而实施的,包括依靠有病损、弱能和残障的人员本身,以及他们的家庭和社会。"1994 年,世界卫生组织、国际劳工组织、联合国教科文组织联合发表了《社区康复联合意见书》,提出社区康复的定义、目标、方法、持续发展的条件及加强部门间合作等要点。联合意见书对社区康复作了如下解释:"社区康复是属于社区发展范畴内的一项战略性计划,其目的是促进所有残疾人得到康复服务,以实现机会均等、充分参与社会生活的目标。社区康复的实施,要依靠残疾人及其亲友、所在社区以及卫生、教育、劳动就业和社会保障等相关部门的共同努力。"2004年,上述三大组织修订了《社区康复联合意见书》,进一步完善了社区康复的定义,认为:"社区康复是为社区内所有残疾人的康复、机会均等及社会包容的一种社区整体发展战略。社区康复通过残疾人和家属、残疾人组织和残疾人所在社区,以及相关的政府和民间的卫生、教育、职业、社会机构和其他机构努力共同贯彻执行。"

根据我国的国情,基于我国城乡社区康复的实践经验,参考 WHO 及各国专家对社区康复所下的定义,我国对社区康复的定义为:"社区康复是社区建设的重要组成部分,是指在政府领导下,相关部门密切配合,社会力量广泛支持,残疾人及其亲友积极参与,采取社会化方式,使广大残疾人得到全面康复服务,实现机会均等,充分参与社会生活的目标。"社区康复的精髓是扩大康复服务对残疾者的覆盖面,它不仅是帮助残疾者的方法,也是加强包括残疾者及其家属在内的社区成员共同参与的过程。社区康复是社区发展战略计划的一部分。

二、社区康复的产生和发展

（一）国际社区康复的产生和发展

二战后，康复医学的概念得以确立，美、英等国把战时取得的康复经验运用到和平时期，建立了许多康复中心，主要形成了三种不同的康复模式，即美国的科技模式、西欧诸国的福利模式和日本的集科技与福利为一体的复合型模式。这些机构式的康复可以解决较复杂的残疾问题，但费用较高、周转率较低、覆盖面较小，有一定的局限性。20世纪70年代初，一些发达国家开展了在家庭和社区水平的康复服务（如英国通过全民健康服务网络，由全科医生负责所辖地区中的康复服务），取得了较好的效果，为社区康复的产生起到了积极的促进作用。

1978年，国际初级卫生保健大会《阿拉木图宣言》后，WHO针对专业康复医疗机构的局限性，提出了社区康复这一新的残疾人服务方式。它主要利用社区资源为社区残疾人服务，旨在通过社区措施提高残疾人生存质量，确保更多的残疾人能够享受到康复服务。

1981年，联合国将此年定为残疾人年，为促进全球领域的合作，制定了残疾人十年（1983—1992）社区康复全球发展规划，使得社区康复愈来愈受到世界范围的广泛重视。同年，WHO专家委员会对社区康复作出了定义。

1983年，WHO全面管理社区康复，并得到了联合国众多组织的支持。如联合国教科文组织实施"一体化教育"项目；国际劳工组织制订了在农村开展残疾人职业康复的对策；联合国儿童基金会针对残疾儿童开展社区康复项目；联合国难民事务署高级专员办事处在难民营中开展社区康复；联合国开发计划署支持社区参加预防项目。同年，WHO《在社区中训练残疾人手册》经试用后，被译为15种文字开始推广。

1985年，英国伦敦大学开设"社区康复计划与管理"这一课程。全球性和地区性培训工作也相继开展，有些国家还设立了社区康复专业学位，在发达地区和欠发达地区建立了许多社区康复培训中心。

1989年，WHO《在社区中训练残疾人手册》被译成50多种文字，被广泛使用。

1992年，WHO大会对全球社区康复发展进行评估，大会专题报告中指出："社区康复虽在全球有所发展，但从整体上看，仍然落后于保健、预防和治疗的发展水平。"

1993年，在联合国开发计划署任职的海兰德博士出版了《偏见与尊严：社区康复介绍》（Prejudice and Dignity：An Introduction to Community-Based Rehabilitation），书中写到："社区康复仍是一个学习的过程，还没有一个现成的蓝图"。同年，该署的图尔强生博士开发了一套对康复项目进行检测和结果分析的计算机软件评估系统（OMAR），突出了社区康复评估中应注意的相关性、达标性、持续性和影响性。

1994年，联合国发表了《关于实现残疾人享有平等机会标准规程》。同年，世界卫生组织、国际劳工组织和联合国教科文组织共同制定了《社区康复联合意见书》，提出社区康复的定义、目标、方法、持续发展的条件及加强部门间的合作等要点。强调社区康复是社区所有，由社区力量进行，为社区服务，残疾人参与、残疾人受益。

1999年，《偏见与尊严：社区康复介绍》再版，更新了观点，对全球残疾发生情况、康复的需求情况，社区康复的定义、管理框架、技术要素、监测评估及未来发展预测等方面做出了全面阐述。

2003年,在赫尔辛基召开的国际社区康复回顾与咨询大会,对社区康复的建设与发展提出了许多重要建议。

2004年,三大组织修订了《2004社区康复联合意见书》,该书反映了社区康复方法从提供服务到社区发展的转变。同年,创立了结构图,由健康、教育、谋生、社会和赋能五个部分组成,每个部分又有五个要素,该图为社区康复提供了共同框架。

2010年,世界卫生组织、联合国教科文组织、国际劳工组织、国际残疾和发展联盟联合出版《社区康复指南》,该指南反映了国际社区康复发展的最新理念和模式。

(二)我国社区康复的产生和发展

我国社区康复起步较晚,于1986年引入并推行社区康复项目,继而进行了多个地区、多种规模的试点工作,并且制定了有利于社区康复工作开展的法律和法规。近30年来,我国的社区康复不断顺应医疗卫生和社会保障的改革以及残疾人事业发展的要求,不断探索与社区建设、社会保障、社会卫生服务等相关领域的融合、发展,已取得了初步成效。到2012年年底,我国(不包括香港、澳门特别行政区和台湾省)开展社区康复服务的市辖区有889个,开展社区康复服务的县(市)有1 905个,开展社区康复服务的社区(村)有298 380个。我国社区康复的发展过程,主要经历了三个阶段。

1. 起步阶段(1986—1990年) 1986年,WHO在香港等地举办了"现代康复原则、计划与管理"研讨班,通过这次研讨班,我国培训出十余名社区康复骨干;同年,《在社区中训练残疾人》手册翻译成中文出版发行;年末,卫生部在山东、广东、吉林、内蒙古四省(自治区)的城乡开展了社区康复的试点,其中广州市金花街道进行的试点取得了卓越成效,具有示范性意义。

与此同时,国家民政部倡导在城市中开展社区服务,其中就包含了对残疾者的康复服务,为促进残疾者在职业康复和社会康复方面做出了有益贡献。中国残疾人协会自成立以来便认识到了社区康复是使绝大多数残疾者享有康复服务的最佳途径,它与各部门积极协作,考察了社区的康复试点,召开了社区康复研讨会,培训出了一批社区康复专门人才。1988年,我国开始实施"中国残疾人事业五年工作纲要",开展了三项康复:白内障复明手术、小儿麻痹后遗症矫治手术、聋儿听力语言训练。

2. 试点阶段(1991—1995年) 此期间,我国制定和实施了"中国康复医学事业'八五'规划要点"和"中国残疾人事业'八五'计划纲要",采取了很多有利于社区康复发展的举措。比如,要求各省、自治区、直辖市都要开展或扩大社区康复试点,要逐步推广社区康复,将康复医疗落实到基层;要求康复医疗机构要作为技术指导中心,在进行残疾预防和康复医疗的同时,需承担人才培训、科学研究和指导社区康复工作的任务;将"社区康复实施方案"作为一项独立法案纳入"中国残疾人事业'八五'计划纲要"等。1990年,我国颁布《中华人民共和国残疾人保障法》,使社区康复具备了法律保障。

3. 推广阶段(1996年至今) 2002年第三次全国残疾人康复会议提出要在2015年实现残疾人"人人享有康复服务"的宏伟目标,发展社区康复是实现这一目标的基础和关键。2008年《中华人民共和国残疾人保障法》进行了6大方面的修订,以更好地保护和发展残疾人权利。在此期间,我国每五年发布一次中国残疾人事业发展纲要,每一个发展纲要都在总结上一纲要完成情况的基础上,确定下一个五年的工作目标和任务,为进一步完善我国社会化的康复服务体系、提高康复服务水平,实现残疾者普遍享有康复服务起到了非常积极和重要的作用。当前,我国正处于"中国残疾人事业'十三五'计划纲要"期间,国家从残疾人康复服务、辅助器具推广和服务、无障碍环境和残疾人就业促进等方面提出了具体的实施方案和任务目标。在《"十三五"加快残疾人小康进程规划纲要》中提出目标:到 2020 年,残疾人权益保障制度基本健全、基本公共服务体系更加完善,残疾人事业与经济社会协调发展;残疾人社会保障和基本公共服务水平明显提高,共享全面建成小康社会的成果。

　　总之,在我国社区康复的发展过程中,国家的立法、政府的导向、各组织机构的参与,对推动社区康复的发展起到了重要作用。我国社区康复的发展只有三十年的时间,虽取得了一些成绩,但还有很多不足,应当更多地学习和借鉴国际社区康复的先进理论和经验,以更好地服务和发展残疾人事业。

知识链接

我国社区康复的发展

　　2006 年我国第二次全国残疾人抽样调查结果显示,我国残疾人口约占总人口的 6.34%。结合 2010 年我国第六次全国人口普查结果推算,至 2010 年末我国残疾人总人数已达 8 502 万人。而截至 2012 年年底,我国已建康复服务档案的残疾者仅为 1 917.6 万人。因此,我国社区康复虽然取得了一定成绩,但离残疾人"人人享有康复服务"这一目标还有明显差距,需进一步加快社区康复的建设和发展。

三、社区康复的基本原则

　　根据我国基本国情,结合国外社区康复的先进理论和实践经验,在我国社区康复发展中应当注意遵循以下基本原则。

(一)坚持社会化工作原则

　　社会化工作是指在政府的统一领导下,相关职能部门各司其职、密切协作,挖掘和利用各种社会资源,发动和组织各种社会力量,共同推进有关工作。社区康复的最终目标是使患者重返社会,这就决定了社区康复必须坚持社会化的工作原则。其具体内容是在政府的组织领导下,相关组织及部门通力协作,充分挖掘可利用的康复资源(如设施、设备、人力、网络、技术、财力等),共同完成社区康复任务,使残疾人受益最大化。

(二)社区为本,立足社区

　　社区康复是在社区层面上开展的康复工作,因此社区康复的发展应从社区的实际出发,立足于社区内部的力量,使社区康复真正做到社区管理、社区参与、社区支持、社区受益。

(三)低成本、广覆盖

　　低成本、广覆盖既是我国卫生工作改革的一个原则,也是社区康复应遵循的基本原则。"低成本"是指较低的人力、物力、财力,"广覆盖"是指实用技术的广泛普及和大多数服务对象能够享有服务。总的来说,我国的社区康复应当用较少的投入,获得较大的服务覆盖面,使大多数康复对象能够享有康复服务,以保障其基本的康复需求。

（四）因地制宜，分类指导

我国地区发展不均衡，城乡之间、沿海和内地之间存在较大差异。因此，社区康复应当根据当地社区的具体情况，因地制宜地采取适宜本地区的社区康复模式，并分类指导，以期更好地满足康复对象的需求。所采取的社区康复模式应当考虑当地经济发展水平、康复技术和资源、康复对象需求、文化习俗、社会保障政策等因素。

（五）采用适宜的康复技术

社区康复所采用的康复技术必须是大多数的康复工作者、康复对象本人及其家属容易掌握的，只有如此才能让大多数的康复对象享有康复服务。因此，社区康复技术须易懂、易学、易会、易操作，不需要过多地依赖专业设施设备，具备简单化、实用化的特点。

（六）康复对象主动参与

社区康复强调康复对象的主动参与，在康复目标的确定、康复计划的制订和实施时，需要康复对象本人甚至其家属共同参与。这就要求康复对象及其家属必须树立康复意识，积极配合康复训练，主动参与社区康复服务工作。

（七）结合中医传统疗法

广大伤病和残疾人对我国传统的中草药、针灸、推拿按摩、气功等康复疗法更加信任，更容易接受。这些疗法成本低、方便易行、疗效显著，应当在社区康复中广泛使用。

四、社区康复的特点

社区康复是机构康复的延续，是伤病后及残疾者在社区内继续得到康复服务的保证。基于我国的国情，社区康复具有以下主要特点。

（一）社区为本，政府领导

社区为本是指社区康复由社区管理、社区参与、社区支持、社区受益。但社区的力量是有限的，为克服这一难题，我国已经将社区康复纳入国家的社会经济发展计划之中，给予全方位的支持。具体表现在，政府不但明确了社区康复工作的任务、目标、实施步骤和主要措施，还为社区康复提供人员安排、经费配给、场地支撑等方面的支持，为社区康复的发展提供了强有力的保障。

（二）全面康复，充分利用有限的资源

社区康复贯彻全面康复的方针，为残疾人提供医疗、教育、职业、社会各方面的康复服务。我国是发展中国家，人民生活并不富裕，因此在社区康复中需要我们充分利用有限的各种资源，包括人力资源、经济资源和技术资源等。如对社区医生和康复治疗师进行辅导和培训，使社区医生具备全科医生的基本素质，使康复治疗师达到一专多能，不仅能进行自己所擅长领域的治疗，还可进行其他领域的基本治疗；经济资源方面，除政府的拨款外，各级残联、企事业单位及个人的捐款或其他形式的资助是社区康复可利用的经济资源；社区所在地区康复机构的专业技术人员以及居住在本社区的退休康复医学技术人员能为社区康复提供有力的技术支持。总之，要充分宣传和动员专业机构、慈善组织、社会和民间团体、志愿者等积极参与社区康复服务，在人员、资金、技术、科研等方面提供支持。

（三）网络组织结构

我国的社区康复采取社会化的管理方式。在康复工作中，依靠社区原有的卫生和

民政工作网络,已形成了由卫生部门、民政部门和残疾人联合会密切协作下的三级组织网络结构——以县(区)为主导,以乡(街道)为枢纽,以村(居委会)为基础。为了使各部门之间的工作能更好地综合、协调和统一,有必要建立和完善地方的残疾人康复服务组织管理网络、技术指导网络和社区康复训练服务网络,体现政府领导、部门配合、社会参与、共同推进的社会化工作机制。

(四)广泛参与性

社区康复不仅需要康复工作者积极开展工作,还需要患者、患者家属、护工和志愿者的广泛参与。患者和患者家属应参与康复计划的制订和实施,主动积极开展康复训练并参与为其他康复对象提供服务。

(五)简便有效

社区康复的训练场所就近就便,训练方法简单易行,训练器材因陋就简,训练人员是家庭和邻里,训练时间经常、持久,康复效果良好,资金投入少,服务覆盖广。

五、社区康复的工作目标和工作内容

(一)社区康复的工作目标

1. 使康复对象身心得到康复 通过康复训练和给予辅助支具,使残疾者生活能够自理,能够在周围活动(包括步行或用轮椅代步),能够与人互相沟通和交流。

2. 使残疾者能享有均等的机会 主要是指平等地享有入学和就业的机会。学龄残疾儿童能够上学,青壮年残疾者能够在力所能及的范围内就业。

3. 使残疾者能成为社会平等的一员 使残疾者能融入社会,不受歧视,不受孤立和隔离,使其能得到必要的方便条件和支持,更好地参加社会生活。

(二)社区康复的工作内容

社区康复贯彻全面康复、重返社会的基本原则,从残疾的预防到残疾者四个康复领域(医疗康复、教育康复、职业康复、社会康复)的康复都是社区康复要完成的工作。其主要内容包括以下几点。

1. 残疾预防 依靠社区的力量,落实各项有关残疾预防的措施,比如预防接种、优生优育咨询、保健咨询、妇幼卫生、环境卫生、营养卫生、精神卫生、安全防护的宣传教育工作等。将残疾预防与康复知识的普及纳入居民健康教育,举办培训班,发放普及读物,开展康复咨询和指导。

2. 残疾普查 依靠社区的力量,在本社区范围内对残疾情况进行调查,了解残疾人员的分布、残疾总数、残疾类别、残疾等级、残疾原因、生活自理程度、康复需求等,并进行统计分析,为制订残疾预防和康复计划提供资料。

3. 医疗康复 依靠社区的力量,在家庭和(或)社区康复站对有康复潜能的残疾人开展必要的、可行的功能训练,如生活自理训练、步行训练、家务活动训练、儿童游戏活动训练、语言沟通训练、心理辅导等。对疑难的、复杂的病例可请康复机构中的技术人员会诊,或转诊到上级医院或康复中心的有关专科进行康复诊疗。

4. 教育康复 依靠社区的力量,帮助残疾儿童到特殊教育机构上学,或为社区内残疾儿童开办特殊教育学习班。

5. 职业康复 依靠社区的力量,为社区内还残存一定劳动能力的、有就业潜力的青壮年残疾者提供就业咨询和辅导,也可介绍到职业辅导或培训中心进行就业前评定和职业培训。为社区内的残疾人提供就业机会,尽可能安排在社区内的工厂、车间、商店、公司等单位。

6. 社会康复 依靠社区的力量,组织残疾者或与非残疾者一起开展文娱、体育和社会活动;帮助残疾者解决医疗、住房、交通和社会参与等方面的困难和问题;对社区内的群众、残疾者以及残疾者家属进行宣传教育,使他们能正确地对待残疾和残疾者,共同帮助残疾者重返社会。

7. 独立生活指导 依靠社区的力量,建立社区内残疾者"独立生活互助中心",提供有关残疾者独立生活的咨询和服务,如有关残疾者的经济、法律、权益的咨询和维护;有关残疾者用品、辅助用具的购置、使用和维修服务;独立生活技能咨询和指导等。

第三节 康复医学的工作方式——康复协作组

康复医学是一门新兴的、多专业和跨科性的学科,需要采用多学科、多专业联合作战的方式工作,强调学科间和学科内的合作。因此,康复医学一般采用康复协作组或治疗组(team work)的工作方式。以下就康复医学工作中学科间和学科内的合作特点及康复协作组的主要成员及职责进行介绍。

一、学科间合作

康复医学与其他众多学科为实现全面康复的共同目标团结协作,其学科间合作主要有两个方面。

一方面是康复医学与其他医学学科间的合作,如与预防医学、临床医学和保健医学。康复医学与这些学科既相互区别,又紧密联系、相互渗透、互相促进,共同构成全面医学。康复医学与预防医学相结合形成康复预防;与保健医学相结合形成康复保健;与临床医学结合形成众多专科,如神经康复、骨科康复、小儿脑瘫康复等。由于患者的功能障碍大多由伤病造成,因此在解决患者功能障碍时,需邀请相关学科专业人员进行会诊,共同讨论治疗方案。与康复医学科关系较为密切的临床学科包括:神经内科、神经外科、运动医学科、骨科、心胸外科、老年医学科、呼吸科、心内科、风湿科、内分泌科等。

另一方面是康复医学与非医学学科间的合作,如:工程学、心理学、教育学、社会学等。康复医学与这些非医学学科相互联系、相互渗透、密切合作,甚至形成了许多新学科。比如康复医学与工程学结合形成康复工程学,与心理学结合形成康复心理学,与教育学结合形成特殊教育,与社会学相结合形成社区康复等。

二、学科内合作

康复医学不以疾病为中心,也不以器官为目标,而是以功能障碍为核心。常见的功能障碍很多,如运动障碍、感觉障碍、言语障碍、认知障碍等。一般情况下,康复医学面对的患者,其功能障碍往往不是单一的,而是多种并存。因此,在解决患者的功能障碍时需要多个康复专业人员合作,发挥各自的技术专长,使患者的功能障碍得到全面的、最大限度的恢复。如物理治疗师擅长运动功能的康复,作业治疗师擅长个体活动能力的康复,语言治疗师擅长语言功能的康复,假肢与矫形器师则擅长设计、装配假肢和矫形器。为了达到全面康复的目的,需要各个专业人员围绕一个共同的目标,团结协作,充分发挥本专业的技术专长。

三、康复协作组的人员组成

我国康复事业起步较晚,康复医疗机构建设还没有定型。因此,各级康复医疗机构的人员配备仍处于摸索阶段。一般来讲,康复协作组由患者、康复医师、物理治疗师、作业治疗师、言语治疗师、假肢与矫形器师、心理治疗师、康复护士、文体治疗师、职业顾问、社会工作者和传统医学治疗师等组成(图4-3)。其中,康复医师为协作组组长,其余为成员,共同围绕患者开展工作。与国外相比,我国康复协作组有两个特点:一是配备有传统康复医疗专业人员(中医师、针灸师、推拿师等),为患者提供中医康复服务;二是国外康复协作组成员类型较多、分科较细,其成员还包括音乐治疗师、舞蹈治疗师、儿童生活指导专家等,目前我国仅有少数康复机构配备了这些人员。

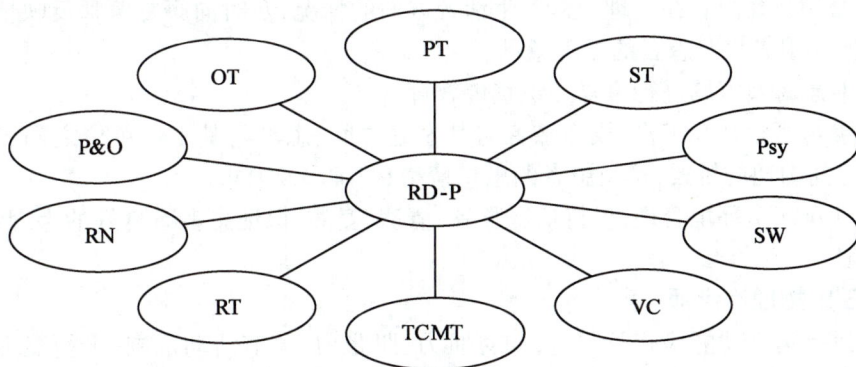

图 4-3　康复协作组的组成

RD:康复医师　　RN:康复护士　　PT:物理治疗师
OT:作业治疗师　　ST:言语治疗师　　P&O:假肢与矫形器师
Psy:心理治疗师　　RT:文体治疗师　　VC:职业顾问
SW:社会工作者　　TCMT:传统医学治疗师　　P:患者

康复工作是以康复协作组的形式展开的,其程序一般如下:先由康复医师召开协作组会议,协作组成员对患者功能障碍的性质、部位、严重程度、发展趋势、预后和转归各抒己见,提出各自的评定分析结果、康复对策(包括近期、中期,甚至远期的),再由康复医师归纳总结为完整的分阶段康复计划,然后各成员分别按计划付诸实施。在康复中期或必要的时候,再次召开协作组会议,对计划的执行情况进行评价,根据实际对计划进行修订和补充,然后继续实施康复治疗。在康复治疗结束时,还要召开协作组会议对康复效果进行总结,并为下阶段或出院后的康复提出意见。

四、康复医学专业人员的职责

(一) 康复医师

1. 接诊患者,采集病历及进行体格检查。经过功能评定后,确定患者有待康复的功能障碍,制订进一步检查、观察及康复治疗计划。

2. 对门诊患者进行复查及康复处理,对住院患者进行查房或会诊,及时调整临床康复医嘱或做出康复处理。

3. 指导、监督、协调各治疗室康复治疗工作的顺利开展。

4. 担任协作组会议组织者角色,组织开展病例讨论会、出院前病例分析总结会等。

5. 由资深康复医师主持康复协作组,负责领导本专业领域的康复医疗、科研、教学工作。

（二）康复护士

1. 执行基本护理任务。

2. 执行康复护理任务。①体位护理;②皮肤护理;③膀胱护理;④肠道护理(控制排便训练等);⑤康复心理护理;⑥协助康复治疗部门,在病区对患者进行床边物理治疗、作业治疗(尤其日常生活活动训练)、言语矫治;⑦指导患者使用和保养假肢、矫形器、自助器具和轮椅;⑧指导和协助患者进行体位转移。

3. 密切观察患者在生理、心理、生活各方面的情况,及时向康复医师反映情况,协助康复协作组做出对患者的处理意见。

4. 对患者及家属进行康复知识宣传教育。

5. 参与医学社会工作,成为患者与其家庭之间、患者与其工作单位之间、患者与其社区之间沟通的桥梁,反映患者的思想情绪、困难以及要求。

6. 注重病房环境管理,保持病区整齐、清洁、安静,保证患者有良好的生理和心理康复环境。

（三）物理治疗师

1. 进行运动功能检查及评定,如对肌力、肌张力、关节活动范围、平衡能力、转移能力、步行能力及步态进行评定等。

2. 指导患者进行肌力、肌耐力训练。

3. 指导患者进行增加关节运动范围的训练。

4. 指导患者进行平衡协调、转移及步行训练,提高步行能力,纠正错误或异常步态。

5. 指导患者进行各种医疗和矫正体操,提高神经、肌肉、骨关节等的运动功能,并调整内脏功能和心理精神状态。

6. 为患者进行牵引和手法康复治疗。

7. 为患者进行电疗、水疗、光疗、超声治疗、冷疗、热疗、磁疗等物理因子治疗,以及生物反馈疗法等。

8. 对患者进行有关保持和增强运动功能的康复教育。

（四）作业治疗师

1. 功能检查及评定,包括日常生活活动能力、感觉、认知、家务活动能力等。

2. 指导患者进行日常生活活动训练、感知觉训练、家务活动能力训练及其生活自理能力训练等。

3. 指导患者通过作业活动进行上肢及手的肌力、肌耐力、粗大和精细功能及关节活动度训练,指导患者对假肢、辅助器具、矫形器的保养和使用。

4. 指导患者进行工艺治疗,如编织、泥塑等。

5. 配合职业咨询,对需转换职业的患者进行职业能力及兴趣评价,并提出就业意见。

6. 指导患者在职业治疗车间进行职业劳动能力训练(木工、纺织、机械等)。

7. 指导患者进行认知能力训练。

8. 对患者家居进行环境评定,如有对患者构成不便之处,提出重新装修的意见。

(五) 言语治疗师

1. 对语言能力进行评定,如构音能力检查、听力检查、失语症检查、吞咽功能检查等。

2. 对由神经源性病损、缺陷引起的语言交流障碍(如失语症、呐吃等)进行语言训练。

3. 发音构音训练、无喉语言训练(食管音、人工喉发音)。

4. 对由口腔缺陷(舌、腭切除术后)引起的言语功能障碍进行咨询指导和训练,改善构音能力。

5. 指导患者使用非语音性语言沟通器具。

6. 对有舌咽功能障碍者进行康复治疗和处理。

7. 对患者及家人进行有关语言交流和舌咽问题的卫生、康复教育。

(六) 假肢与矫形器师

1. 假肢/矫形器制作之前,对患者进行肢体测量及功能检查,开出制作处方。

2. 制作假肢/矫形器。

3. 将做好的假肢/矫形器让患者试穿,根据患者穿戴情况进一步修整,直至合适为止。

4. 指导患者保养和使用假肢/矫形器。

5. 出现不合适或破损时,根据患者穿戴情况和复查结果,对假肢/矫形器进行修整或修补。

(七) 心理治疗师

1. 进行临床心理测验和评定,如精神状态测定(焦虑症、抑郁症等)、智力测验、人格测验、职业适应性测验等。

2. 为患者提供心理咨询服务,尤其是针对如何对待残疾,如何处理婚恋家庭问题和职业问题等提供咨询。

3. 对患者进行心理治疗,从心理康复上促进患者全面康复。

(八) 文体治疗师

1. 了解患者的生活方式、业余爱好、社交能力、情绪行为等特点。

2. 根据诊断及上述评定结果,制订患者的文体治疗计划。

3. 组织患者参加对身心功能有康复意义的文娱活动,如游戏、音乐和电影欣赏、文娱表演等。

4. 组织患者参加治疗性体育运动、残疾人适应性体育运动,如球类活动、游泳、划船等。

5. 组织患者进入社会,到院外参加有趣的、有意义的社交活动,如到购物中心购物、旅行、参加夏令营或社区俱乐部活动等,以促进患者与社会融合。

6. 指导患者建立均衡、健康的生活方式,比如怎样利用业余、闲暇时间,怎样养成健康的休闲消遣习惯。

（九）职业顾问

1. 了解和评定患者的职业兴趣、基础及能力。

2. 为新就业或需转变职业的患者提供咨询。

3. 组织集体或个人的求职技能训练，如开设讲座、教患者写求职信和参加求职面试等。

4. 帮助患者与职业培训中心、劳动民政人事部门及福利机构等联系，提供就业信息。

（十）社会工作者

1. 了解患者的生活方式、家庭和经济情况及其在社会上的处境，评估其在回归社会中有待解决的问题。

2. 了解患者及家属的愿望和要求，共同探讨怎样在出院后适应家庭生活和回归社会，如遇有思想和态度障碍者，进行解释、鼓励和说服。

3. 根据康复医师及治疗师提出的患者尚存的残疾情况，与社区的康复医学部门联系，安排患者出院后所需进行的康复治疗及训练。

4. 帮助患者及其家庭，与所在工作单位、街道或乡镇、政府福利部门和有关社会团体联系，争取得到他们的支持，以帮助解决一些困难，为患者回归社会创造有利条件。

（十一）中医师

1. 参加协作组病例讨论会，从中医的角度对制订患者总的康复计划提出建议。

2. 负责中医会诊，及时对需使用中医疗法的患者开出中医的医嘱和处方。

3. 在康复协作组中或根据医师转诊要求，对诊察后有需要的患者实施针灸、推拿等中医治疗方法，促进康复。

（十二）康复治疗（士）师

在社区卫生服务中心等基层医疗单位，由于康复治疗技术人员少，无法按专科分工，因此需配备一专多能的康复治疗（士）师。

1. 对患者进行基本的运动治疗、作业治疗、物理因子治疗，在需要时也可进行一些简单的语言矫治和心理治疗。

2. 对患者进行简单的推拿及针灸治疗。

第四节　康复工作流程

一、康复门诊工作流程

康复门诊负责接诊患者，根据患者的全身状况、心理状态、功能障碍程度、一般情况等对患者进行处理。对于病情有疑问或较重较急、功能障碍严重的患者转至住院部进行诊疗；对于病情稳定、功能障碍相对较轻的患者就在门诊实施康复。此外，康复门诊还负责为好转出院的患者提供后续康复服务，直到患者回归社会。

康复门诊的工作流程如图 4-4 所示。门诊康复工作者接诊患者后，对患者进行临床诊查，必要时行影像学检查、实验室检查及请有关专科医师会诊。在对患者的情况有初步了解后，实施康复评定及康复治疗。门诊康复服务结束后，根据末期评定结果指导患者今后的去向(进入不完全康复类康复机构继续进行康复治疗或直接回归家庭和社会)。

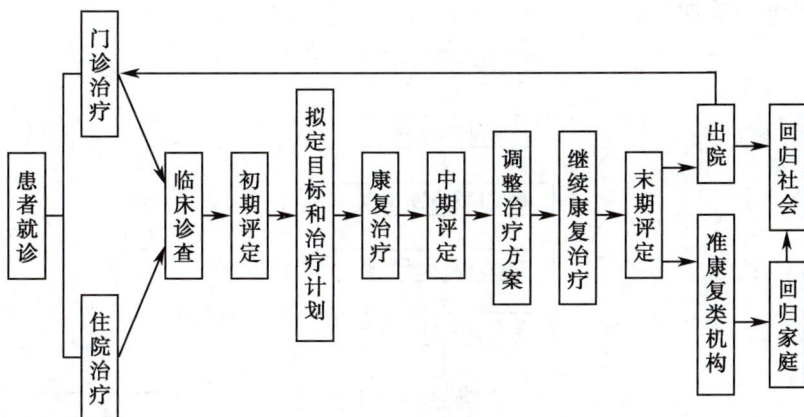

图4-4　康复门诊及康复病房工作流程

二、康复病房工作流程

康复病房的患者主要由康复门诊和其他临床科室转入,其工作流程与门诊康复流程大致相同。由于住院患者病情相对较复杂、功能障碍程度较严重,因此诊疗工作较困难,所需康复时间较长。所以,康复病房一般拥有一支专业化的康复团队。

在门诊康复工作流程与康复病房康复流程中,二者均特别强调康复过程中的评定,三期评定缺一不可,在康复治疗中有重要意义。治疗前,通过对患者的初期评定,掌握其功能障碍的性质、严重程度、致残原因、残存功能和康复潜力,并根据患者的年龄、职业、爱好、居住环境等了解其康复需求,综合确定近期和远期康复目标,制订出行之有效的康复治疗方案,指导康复治疗的实施。康复治疗进行到一定阶段时进行中期评定,在与初期评定的对比下,了解患者的康复进展以及是否有新的功能障碍出现,以便及时调整并制订新的康复方案。中期评定在康复过程中至少需要进行一次,必要时可进行多次。在患者出院前应对其进行末期评定,主要是了解康复效果,并做出初步的康复结局判断,并以此确定患者今后的去向。如无功能障碍者可直接回归家庭、社会,残存功能障碍的则需根据功能障碍的严重程度及全身状况转至康复门诊、疗养院、不完全康复类康复机构或社区继续进行康复治疗。

此外,门诊和康复病房的康复工作者在康复服务结束时应当整理、保存好患者的康复资料,这些资料是康复医学科研的重要材料,对康复医学乃至康复事业的发展有重要意义。

三、社区康复工作流程

社区康复计划的拟订和实施主要依靠社区的领导和组织,依靠社区的群众和团体,也要依靠有关的政府部门(包括卫生、教育、劳动、人事、民政和社会服务等部门),还要依靠康复对象本人和他们的家庭。这些力量联合起来,通力合作,社区康复工作才能顺利开展。社区康复的社会化程度较高,进行康复工作需要按照下面的步骤实施:建立社会化工作体系→制订社区工作计划→建立社区工作队伍→培训社区康复人员→调研社区康复资源和康复对象需求→组织实施→检查评估。目前我国社区康复工作流程如图4-5所示。

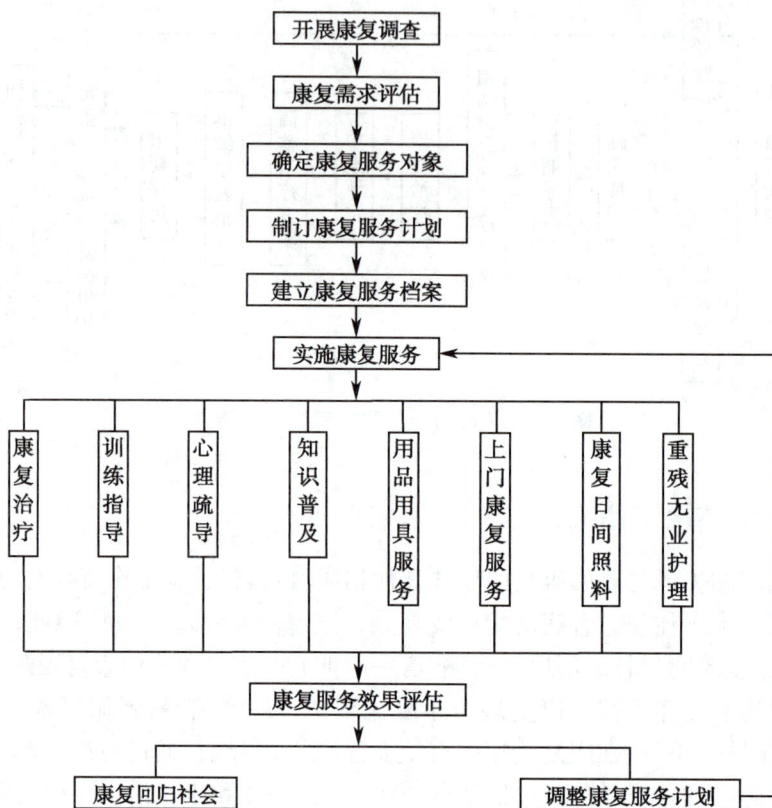

图4-5　社区康复工作流程

这一工作流程反映出了社区康复与机构康复的区别,具体步骤如下:

1. 对残疾者进行残疾评定,提出康复建议。在康复调查所获得有关残疾者资料的基础上,需做进一步的评定,以准确了解患者的功能状况,并以此为依据制订康复计划,提出康复建议。

2. 为残疾者选择适宜的康复训练项目。社区中所能提供的康复训练项目,不是对每一位残疾者都适用,应当因人而异地给残疾者选择适宜的一种或几种项目以获得最佳训练效果,或者参照WHO《在社区中训练残疾人》的要求,选择其中适宜的训练项目,指导残疾者使用。

3. 指导残疾者进行康复训练。由社区康复人员帮助指导残疾者进行康复训练,并做好记录。训练时应当充分调动残疾者的积极性和主动性,帮助残疾者战胜困难,鼓励残疾者持之以恒。在训练过程中,还应采取循序渐进的训练方法,力求使训练项目活泼、新颖,要从易到难,从简到繁,从少到多,通常可把一个繁杂动作分解成若干个简单动作,分阶段训练完成。

4. 定期进行康复评定。定期评定通常为一个月一次,是康复训练中很重要的一步。通过评定可以了解训练项目是否适合、是否有效、残疾者对训练的态度等,并根据

134

评定结果提出改进意见,必要时对康复方案予以修订。

5. 协调各方力量,利用转介,促进残疾者全面康复。残疾者的全面康复是康复的最终目标。为实现这一目标,需要不同部门之间、不同专业之间以及各层次间的转介系统的支持。

第五节　效　果　评　定

一、康复患者的疗效评定

对于康复患者的疗效评定,目前采用最多的是疗效等级和功能独立性测定法(functional independence measure,FIM)。

(一) 疗效等级

由于多数患者的功能障碍不能得到完全恢复,他们的日常生活能力、职业能力等多因此部分或完全丧失,因此很难用治愈的标准来衡量康复的疗效。目前,常采用疗效等级评价患者的疗效。

1. 完全恢复　治疗后患者的功能独立状态达到完全独立,日常生活活动能力达到完全独立水平。

2. 显著有效　治疗后患者的功能独立状态不能完全独立,但其级别较治疗前进步 2 级或以上,或进步虽未达到 2 级,但单项已达到 FIM 评定中的有条件的独立水平。

3. 有效　治疗后的功能独立水平较治疗前进步 1 级,且达不到有条件的独立水平。

4. 稍好　治疗后日常生活活动能力评分有增加,但功能独立级别未晋级。

5. 无效　治疗前后的功能独立水平无变化。

6. 恶化　治疗后的功能独立水平较治疗前下降。

7. 死亡　患者死亡。

(二) 功能独立性测定

功能独立性测定法是美国康复医学会和美国物理医学与康复学会制定的"医疗康复统一数据系统"(uniform data system for medical rehabilitation,UDS_{MR}^{SM})的核心部分,于 1987 年正式投入应用。FIM 已经过效度和信度的检验,得到国际公认,近年来被广泛采用。

FIM 的内容有运动和认知两大类,包括 6 个方面,共 18 项内容,其中运动类包括自我照料、括约肌控制、转移、行走四个方面,认知类包括交流和社会认知两方面。其评定计分方法为 7 分制,总分最高 126 分,最低 18 分,得分越高,独立水平越好,反之则越差。

二、康复方案的效果评定

(一) 重返社区的人数

残疾者经康复治疗后能够重新返还社区的人数越多,表示康复方案的效果越好。

(二) 康复有效患者数与无效患者数之比

此数值越大表示效果越好。

（三）重残者康复效果

用功能改善指数（functional improvement index，FII）评定，此数值的绝对值越大，表示效果越好。

FII＝入院时 FIM 评分小于 71 分的患者的百分率＋出院时 FIM 评分大于 70 分的患者所占百分率－（入院时 FIM 大于 70 分的患者的百分率＋出院时 FIM 评分小于 71 分患者的百分率）×2。

（四）住院或康复效率

住院效率＝（出院时的 FIM 得分－入院时的 FIM 得分）/住院天数

三、康复结局

结局，或称"结果""后果""转归"，是指按计划系统地进行康复治疗后最终取得的结果，或生存质量、健康、功能所处的状态。由此可见，结局必然是和康复医疗过程相互联系的。对结局的评估能够反映出康复方案及康复治疗方法最终的有效性，它与康复目标密切相关，是临床决策制订和治疗效果的最终综合评定。

（一）常用结局评估量表

康复结局包括三种相互重叠而又各不相同的范畴：生活结局（life outcomes）、健康结局（health outcomes）、治疗结局（care outcomes），它通常在适宜的时期，采用量表对康复对象进行评定，常用量表如表 4-2 所示。

表 4-2　康复治疗结局评估常用量表举例

生活结局	健康结局	治疗结局
生存质量评估	疾病影响评估	功能评估
QWB（安康生活质量表）	SIP（疾病影响程度量表）	FIM
（quality of well-being scale）	（sickness impact profile）	（功能独立性评定）
		Barthel Index
SWLS（生活满意度量表）	MOS-SF36	Fugl-Meyer Scores
（satisfaction with life scale）	（简明调查-36 条）	（适用于脑卒中患者）
		ASIA
		（适用于脊髓损伤患者）

（二）结局评估时间

在患者的康复治疗结束后，首先要通过检测收集资料，然后再对资料进行整理分析，最后进行评估。为了使评定结果更精确，应当在以下时间进行上述检测：①当治疗结果处于持久不变的状态时，可从这段时间中抽出一个时点进行检测。②在整个治疗结束一段时间内进行检测，这个时候评定所得到的结果能够说明是由所做的康复治疗得到的。

（三）结局评估的作用

结局评估有帮助临床决策、预测康复效果、评估康复方案的合理性、有助于各部门和人员间交流等作用。在康复治疗中，常将结局评估作为指导，对康复的目标、康复对策进行评价，及时了解康复治疗方案的合理性，有利于残疾者预期康复目标的实现，有利于医患双方更准确地预测康复效果，避免不必要的资源浪费。同时，在康复的过程中,参与的人员种类和部门是相当繁杂的,如果没有共同的评价标准,相互交流是比较困难的,因此客观、统一的结局评估将大大地有助于各部门和人员间的交流,从而对残疾者的康复起到有利的促进作用。此外,康复结局评估还有助于康复工作者总结康复过程中的经验和教训,有利于提高康复工作者的服务质量和技术水平;在进行康复知识的普及和宣传教育时可以此为资料,使其更具有科学性和说服力;在康复医疗成本-效益的研究中,也可以此作为参考。

(四) 影响结局评估的因素

1. 目标方向的问题 康复目标与结局评估密切相关,各个阶段的评估标准不一致则会影响康复方案的实施,物理治疗、作业治疗都会因为缺乏结局评估的标准而对康复过程中各种康复治疗方法的使用产生混乱。比如在康复过程中,常常在评估中采用残留功能的改善或残疾的恢复为标准,但是残留功能的改善常需用促进性的运动疗法和光、电、热等治疗,而残疾的恢复则常应用特殊的辅助器具训练或训练完好部分代偿等补偿性措施,因而两者的目标常难以统一。早期康复评估大多与患者自体残存功能的评定有关,1930年后整体医学的概念日益突出,此后的结局评估就着重于复杂的人体活动。近年来,结局评估更趋全面,目前认为以患者在日常生活活动中的行为模式以及他们在社会中能起的作用为结局评估的标准较不易引起分歧。

2. 个体因素对评估的影响 康复对象大多是伴有永久性残疾或进行性损害的人,比如脊髓损伤、脑卒中或多发性硬化等。这些严重的损伤几乎影响到个人生活的各个方面,包括身体、心理及社会生活,可导致丧失完成每天正常事务的能力。这些事务可包括如个人卫生、采购等日常生活能力,还包括就业、社会交往等社会生活能力。其总的结果虽如此,但具体后果却因个人状况中的年龄、职业、受教育程度、才智等多种因素而有所不同。患者的这些个体因素的差异使结局千差万别,因而显著地影响结局的评估。

3. 评估结局的工具不完善 各种测量方法应通过信度和效度检验,具有精确性,而且应标准化,如果评估工具本身就不完善,自然得不出准确的评估结果。

(五) 结局评估的模式

结局评估的模式如表4-3所示。

表4-3 结局评估模式

		残损	残疾	残障
评估范围	残损类别:骨骼;智力;神经;心理;语言;听觉;视觉;内脏;畸形;综合性	残损所致功能受限:身体部分;感觉器官;心理、行为;交流能力;环境适应;其他	运动能力;身体姿势和活动;生活自理活动;行为;交流能力;境遇;技能活动;环境适应	经济上的自足;就业;身体的独立性;社会的融合;定向识别;其他
基本评估标准		举例: 1. 活动范围 2. 疼痛 3. 肌力 4. 重复运动	举例: 1. 问卷 2. 操作测试 3. 各项技能调查	举例: 1. 轮椅行进距离 2. 社会接触 3. 就业状况

续表

		残损	残疾	残障
结局分级	规定用 ICIDH 作为分类法规	一般功能能力：健全；功能受限/减弱；功能丧失	1. 依赖性/独立：操作无困难；操作有困难；需要辅助器具进行操作；需要他人帮助进行操作；依赖性；需要外部加强才能工作；能力完全丧失 2. 完成任务的质量：正常；减少/降低；操作能力缺失	1. 财政状态/所需支持的水平 2. 社会角色（职业、家务、学生等） 3. 生活安排 4. 需要帮助程度 5. 社会活动类型/频度
干预手段		医疗和康复治疗	适应性的设备和环境的修改	社会服务和社会政策

（王巧利）

复习思考题

1. 我国目前社区康复的现状如何？请为社区康复的发展提几点建议。
2. 康复门诊及病房工作应遵循怎样的流程？
3. 机构康复有哪几种？各有什么特点？

第五章

康复医学科的设置和常用设备

学习要点

康复医学科的功能和作用;康复医学科人员的组成;康复医学科的组成部分;康复医学科常用评定、治疗设备。

第一节 康复医学科的设置

一、康复医学科的功能和作用

康复医学科是在康复医学理论指导下,应用康复评定和物理治疗、作业治疗、传统康复治疗、言语治疗、心理治疗、康复工程等康复医学的诊断和治疗技术,与相关临床科室密切协作,着重为病伤急性期、亚急性期、恢复期的有关躯体、内脏器官、脑高级功能和心理功能障碍的患者,以及重症、复杂和疑难的残疾患者,提供全面和系统的康复医学专业诊疗服务,并作为区域性康复医学资源中心,为所在社区卫生服务网络提供康复医学技术咨询、培训,为所在区域功能残障患者提供康复治疗技术指导的科室。

康复医学科的服务宗旨是预防和改善各种疾病、损伤、畸形等影响患者生活能力和生活质量的功能障碍。主要业务范畴包括:神经损伤及疾患康复(脑血管病、脑损伤、脊髓损伤、外周神经损伤、神经系统变性疾病、神经系统脱髓鞘疾病等)、骨与关节伤病康复(骨关节伤病围术期、骨性关节炎、脊柱伤病、骨折后、截肢、软组织损伤、运动损伤、先天畸形等)、内脏疾病康复(冠心病、高血压、心功能不全、阻塞性肺疾病、糖尿病等)、老年康复(帕金森病、骨质疏松症、老年痴呆等)、儿童疾病康复(大脑性瘫痪、智力发育迟滞、孤独症等)、疼痛处理等。

二、康复医学科的主要设置要求

(一) 基本要求

根据有关规定,凡是二级以上(含二级)综合医院都应当独立设置科室,开展康复医疗服务,科室名称统一为"康复医学科"。康复医学科包括康复门诊和康复病房。三级综合医院康复医学科床位数不得少于医院总床位的 2%~5%,二级综合医院康复医学科康复床位数不少于医院总床位的 2.5%。

　　诊疗场地和设施方面,要求二级综合医院康复医学科应具备不少于 $500m^2$ 建筑面积的业务用房,三级综合医院康复医学科应具备不少于 $1\,000m^2$ 建筑面积的业务用房。康复医学科应设在便于功能障碍患者行动的医院内场所,根据需求和条件,康复治疗区域既可采取门诊、住院共用的设置方式,也可在门诊部、住院部分别设置。同时,康复医学科门诊或独立病区主要公用设施应执行国家无障碍设计标准。

(二)人员配备

　　康复医学科因涉及的专业多,一般采取康复协作组的工作形式,其人员组成主要包括康复医师、物理治疗师、作业治疗师、言语治疗师、矫形器和假肢技师、心理治疗师、康复护士,以及从事传统康复治疗的中医师、针灸师和按摩师等。国外还配有专业的文体治疗师、职业顾问等,随着我国康复医学的进一步发展,康复医学科的人员配备也将进一步齐全。人员数量上,我国要求每床至少配备 0.25 名医师、0.5 名康复治疗师、0.3 名护士,并且至少配备 1 名中医类别执业医师。

(三)康复医学科应当具备的诊疗能力

　　1. 疾病诊断与康复评定　伤病诊断,肢体运动功能评定、活动和参与能力评定、生存质量评定、运动及步态分析、平衡测试、作业分析评定、言语及吞咽功能评定、心肺功能评定、心理测验、认知感知觉评定、肌电图与临床神经电生理学检查等。

　　2. 临床治疗　针对功能障碍以及其他临床问题,由康复医师实施的医疗技术和药物治疗等。

　　3. 康复治疗　是指在康复医师组织下,由康复治疗、康复护理、康复工程等专业人员实施的康复专业技术服务。包括:物理治疗(含运动治疗和物理因子治疗)、作业治疗、言语吞咽治疗、认知治疗、传统康复治疗、康复工程、心理治疗等。

知识链接

康复医学诊疗质量

　　我国对康复医学科的诊疗质量有严格要求,《综合医院康复医学科建设与管理指南》第十六条规定必须达到以下标准:①康复治疗有效率≥90%;②年技术差错率≤1%;③病历和诊疗记录书写合格率≥90%;④住院患者康复功能评定率>98%;⑤三级综合医院康复医学科的平均住院日不超过 30 天,二级综合医院康复医学科的平均住院日不超过 40 天。

(四)康复医学科应当配置的设备

　　1. 功能评定与实验检测设备　运动心肺功能评定设备、肌电图与临床神经电生理学检查设备、肌力和关节活动评定设备、平衡功能评定设备、认知语言评定设备、作业评定设备等。

　　2. 康复治疗专业设备

　　(1)运动治疗设备:训练用垫、肋木、姿势矫正镜、平行杠、楔形板、轮椅、训练用棍、沙袋和哑铃、墙拉力器、划船器、手指训练器、肌力训练设备、肩及前臂旋转训练器、滑轮吊环、电动起立床、治疗床及悬挂装置、功率车、踏步器、助行器、连续性关节被动训练器(CPM)、训练用阶梯、训练用球、平衡训练设备、运动控制能力训练设备、功能性电刺激设备、生物反馈训练设备、减重步行训练架及专用运动平板、儿童运动训练器材等。

（2）物理因子治疗设备：直流电疗设备、低频电疗设备、中频电疗设备、高频电疗设备、光疗设备、超声波治疗设备、磁治疗设备、传导热治疗设备、冷疗设备、牵引治疗设备、气压循环治疗设备等。

（3）作业治疗设备：日常生活活动作业设备、手功能作业训练设备、模拟职业作业设备等。

（4）言语、吞咽、认知治疗设备：言语治疗设备、吞咽治疗设备、认知训练设备、非言语交流治疗设备等。

（5）传统康复治疗设备：针灸、推拿、中药熏（洗）蒸等中医康复设备。

（6）康复工程设备：临床常用矫形器、辅助具制作设备。

3. 急救设备　简易呼吸器、供氧设备、抢救车等。

（五）规章制度

有齐全的规章制度，人员岗位责任制划分明确；有国家规定或认可的康复医学科诊疗规范和标准操作规程、感染管理规范、消毒技术规范等。

（六）二级综合医院与三级综合医院康复医学科的差异

总体来看，无论是二级还是三级综合医院，康复医学科设置的基本原则是一致的，只是由于医院级别的差异、任务的不同，相较于三级综合医院康复医学科，二级综合医院康复医学科在诊疗服务内容上稍窄。如：在诊疗能力上，认知能力评定、神经生理电测定等对二级综合医院康复医学科来说就不是必需的，也不必配备相应的设备。

需要指出的是，虽然二级综合医院康复医学科提供的服务不如三级综合医院全面，但它仍然是我国三级康复医学诊疗服务网络不可或缺的重要组成部分，在我国康复事业中发挥着不可替代的作用。

三、康复医学科的组成部分

康复医学科至少应设置物理治疗室、作业治疗室、言语治疗室、传统康复治疗室、康复工程室等，可根据需求和条件酌情设置康复评定室、心理治疗室、认知治疗室、疼痛治疗室及水疗室等。

（一）物理治疗室

广义的物理治疗包括运动疗法和物理因子疗法。前者是运动治疗师利用器械、徒手或患者自身力量，通过某些运动方式（主动或被动运动），使患者全身或局部运动功能、感觉功能恢复；后者是物理治疗师运用物理治疗设备，利用电、光、超声波、磁、热、水及生物反馈等方法进行的物理治疗。

（二）作业治疗室

由作业治疗师按照康复医师的治疗处方，运用作业治疗设备和作业治疗方法指导患者参与选择性的活动，以提高患者生存质量，引导患者积极地进行必需的生活活动，促进患者成为生活中的主动角色，为重返社会做准备。

（三）言语治疗室

由言语治疗师按照康复医师的治疗处方，运用言语治疗设备，包括录音机、呼吸训练器、镜子、词卡、图卡等对患者进行针对性治疗，改善言语功能。运用感官刺激、面部肌肉训练、摄食训练等恢复或提高患者的吞咽功能，改善身体营养状况。

（四）传统康复治疗室

由中医师按照康复医师的治疗处方,运用针灸、按摩、中药以及各种类型的传统功法训练等技术,维持或改善患者功能和整体健康水平。

（五）康复工程室

由康复工程师或假肢与矫形器技师按照康复医师的治疗处方,利用工程学的原理和手段,对患者丧失的功能进行全面评定后,通过代偿或补偿的方法来矫治畸形、弥补功能缺陷和预防功能进一步退化,使患者能最大限度地实现生活自理和回归社会。

第二节　康复医学科的常用设备

一、评定设备

常用的评定设备有关节功能评定装置、肌力计、心肺功能及代谢功能测评设备、肌电图及其他常用电诊断设备等。

（一）关节功能评定装置

主要是关节活动度(range of motion,ROM)测定。关节活动度是指关节活动时所通过的运动弧,分主动关节活动度与被动关节活动度。主动关节活动度是指作用于关节的肌肉随意收缩使关节运动时所通过的运动弧,被动关节活动度是指由外力使关节运动时所通过的运动弧。关节活动度评定装置主要有通用量角器、方盘量角器和电子量角器。

1. 通用量角器　是临床应用最普遍的一种工具,由轴心连接的两臂(一臂有刻度,另一臂有指针)构成。关节活动度的测定要求在标准的测量姿势和体位下进行,测量时使关节绕一个轴心向另一个方向运动达到最大限度,把量角器的中心点放置在代表关节旋转中心的骨性标志点,将量角器的两臂分别放到两端肢体的长轴,此时在圆规上读出的度数即为关节活动度(图 5-1)。

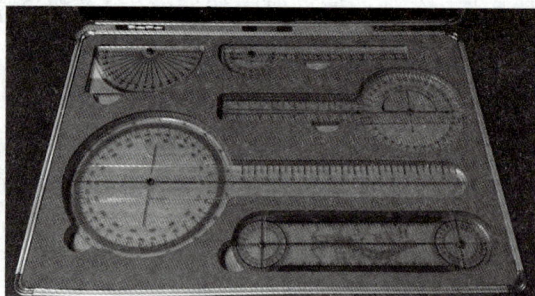

图 5-1　通用量角器

2. 方盘量角器　为一正方形、中央有圆形分角刻度的木盘,其刻度自 0° 点向左右各为 180°。由于重心在下,其指针始终指向上方。使用时,使肢体在垂直位,以方盘的一条边紧贴另一端肢体即可读得关节所处的角度。方盘边缘的选择以使 0° 点指向规定的方向为准。

3. 电子量角器　电子量角器能比较准确地测定关节运动的角度范围,可以用于单关节运动和复合关节运动,评测工作简单。

在关节活动度测量中应注意测量的准确性。准确性即信度,是所有测量技术的必要条件,关节活动度测量要求误差小于 $3°\sim5°$,因此检查者应训练有素,并须细致地进行测量,以提高准确性。另外,许多因素均可影响结果,如关节活动方式(主动或被动活动)、患者或检查者的不良体位、测量工具放置不当、参考点未找准、软组织过多、关节活动时患者感觉疼痛、随意或不随意的阻力、患者缺乏理解与合作、手术伤口、限制性支具,以及患者年龄、性别、职业等。检查者在测量关节活动范围时应尽可能排除或减少影响测量的因素,在前后多次测量时还要保持相关条件的一致性。

(二) 肌力计

肌力(muscle power)是指肌肉的最大收缩力量。对于肌力较强的患者,可利用特制器械如握力计、捏力计、拉力计以及等速运动仪等设备做出定量的测定。而对于肌力较弱,不能做抗阻运动的患者,可采用徒手肌力测定法对其肌力状况做出定性的评价。

1. 握力计　用于测定握力。握力计虽有多种型号,但所测结果一致。测试时上肢在体侧下垂,握力计表面向外,将把手调节到适宜的宽度,测试 $2\sim3$ 次,取最大值计算握力指数。握力指数=握力(kg)/体重(kg)×100。握力指数正常值约为 50。为观察治疗效果,可用治疗前后握力指数或直接用握力进行对比。握力检查时,可测健侧以做参考。

2. 捏力计　用于测捏力。用拇指和其他手指的指腹捏压捏力计可测得捏力,其正常值约为握力的 30%。

3. 拉力计　用于测背力。测试时两膝伸直,将把手调至膝盖高度,两手抓住把手,然后伸腰用力上拉把手。进行背拉力测试时,腰椎应力大幅度增加,故不适用于腰病患者及老年人。拉力指数=拉力(kg)/体重(kg)×100。正常值男性为 $105\sim200$,女性为 $100\sim150$。

4. 等速运动仪　等速运动仪是为等速运动训练和测定设计的(图 5-2)。测定时

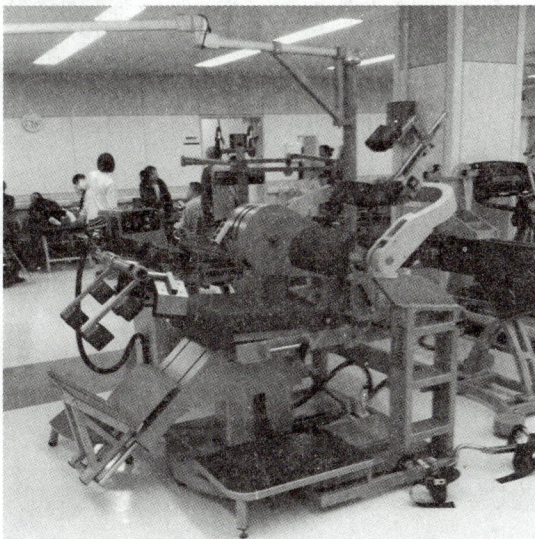

图 5-2　等速运动仪

先规定运动的角速度,然后将肢体或其他被测部分固定在仪器的传动杆或机构上,肢体运动时带动传动杆绕轴运动,力的大小即可用力矩表示出来。等速运动仪在测定肌力方面的优势在于它能测定出众多有关肌肉功能的参数,能更加有效地指导康复训练。

(三) 心肺功能及代谢功能评定设备

心肺功能是人体吐故纳新、新陈代谢的基础,是人体运动耐力的基础。心肺功能及代谢评定设备主要有心电图机、平板运动装置(图 5-3)、踏车运动装置、血气分析仪等。

心电运动试验是指通过一定量的运动增加心脏负荷,观察心电图变化,对已知或怀疑患有心血管疾病,尤其是冠心病进行临床评估的方法。其检查方法包括平板运动、踏车运动、二级梯运动、手摇车运动等。

肺功能评定主要观察患者的通气和换气功能。肺通气功能的测定包括每分通气量、肺泡通气量、最大通气量以及时间肺活量等项目的测试。换气功能的测定方法主要有血气分析和呼吸气分析。血气分析的方法是抽取动脉血液,测定血液中的气体分压和含量,并以此推算全身的气体代谢和酸碱平衡状况。呼吸气分析的方法是测定通气量及呼出气中氧和二氧化碳的含量,并由此推算吸氧量、二氧化碳排出量等各项气体代谢的参数。这一方法无创伤、无痛苦,可以在各种活动中进行反复或长时间的动态观察,在康复功能评定中具有较大的实用价值。

(四) 肌电图

肌电图(electromyography,EMG)是应用电子学仪器记录肌肉静止或收缩时的电活动,以及应用电刺激检查神经、肌肉兴奋及传导功能的方法。表面肌电测试仪的主要组成部分包括电极、放大器、扬声器、记录器以及辅助处理计算机(图 5-4)。肌电图电极分为针电极和表面电极两类。针电极是传统的常规电极,有单极与同芯之分,同芯又有单芯、双芯及多导之分。单芯电极最常用,它主要记录电极周围的电活动。表

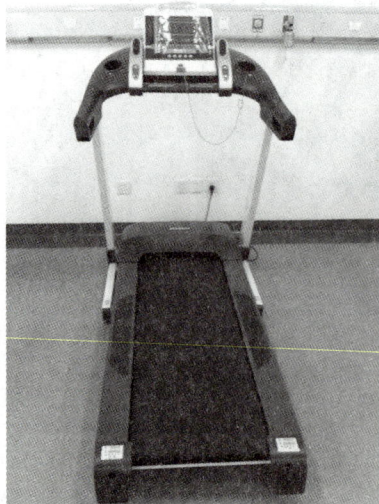

图 5-3 运动平板

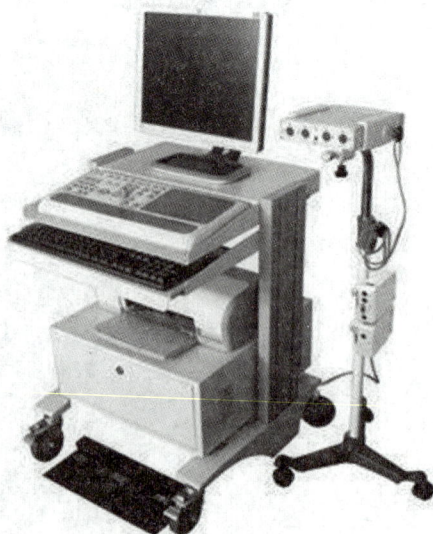

图 5-4 表面肌电测试仪

面电极主要记录电极下广泛范围电活动的总和,对表面电极的要求是接触电阻应很低。放大器的关键是前置放大,因为通过肌电图检查仪得到的肌电图是变异性极大的图形,前置放大器应当噪声低、阻抗高、共模抑制比高。辅助处理计算机技术是肌电图检查技术的革命,它使各种电位的自动分析成为可能。肌电图检查的临床意义包括:①确定神经系统有无损伤及损伤部位;②区分神经源性异常与肌源性异常;③作为临床康复评定的指标;④通过多导记录到的表面肌电图可以用于步行训练、生物反馈、进行疲劳分析等。

知识链接

表面肌电图

　　表面肌电图又称动态肌电图,由于其无创及实时多点记录肌电活动等优点,近年来在康复领域受到广泛关注并逐渐于临床中应用。表面肌电图与同心圆针极肌电图同属于广义肌电图检查。主要不同在于:针极肌电图将电极插入肌肉,主要用于明确神经源性损害和肌源性损害,有助于判断神经源性损害的范围,提示病变的活动情况和神经再生情况。表面肌电图将电极放置于皮肤表面,可以收集较大范围的肌电信号;非侵入性检查,可以实时监测运动过程中的肌肉功能的改变;多通道采集,可以同时观察多个肌群的协同工作状态。因此,表面肌电图的应用主要有:观察肌肉的运动模式;评价肌肉的疲劳度;间接评价肌力和肌张力;评价与治疗效果相关的肌肉功能水平。

(五) 平衡测试仪

　　平衡测试仪可分为静态平衡测试仪和动态平衡测试仪两种。二者的构成都是由测试平台或压力台(即压力传感器)、显示器、电子计算机及专用软件组成(图5-5)。其目的在于准确了解和分析平衡障碍的程度,以及进行康复治疗前后的疗效。

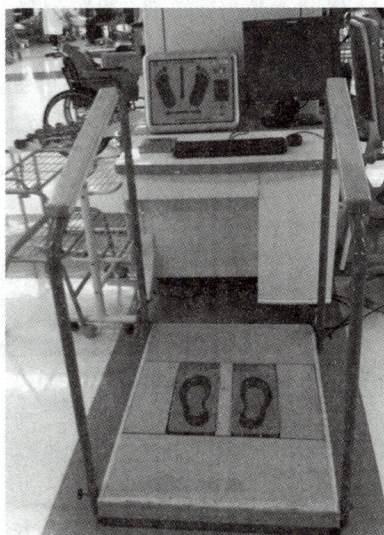

图 5-5　平衡测试仪

　　1. 静态平衡仪　可以客观、定量地记录身体重心摆动的程度和性质,主要反映人在静立状态下姿势的稳定性。静态平衡仪的参数包括重心移动(摆动)类型、重心移动路线或轨迹,以及长度、重心摆动的范围。根据偏移距离显示重心的位置及衍生参数,如 Romberg 率、平衡指数等。

2. 动态平衡仪　可以检查身体各方向主动转移的能力和在支撑面不稳定时身体通过调节重新获得平衡控制的能力。动态平衡仪记录的参数主要是稳定极限,即在站立位或坐立位,受试者能自主控制地将身体按规定目标方向(如前、后、左、右)倾斜的最大程度。观察指标包括身体倾斜的方向、身体到达规定目标的时间、速度、路线长度或倾斜角度等。

（六）三维步态分析系统

三维步态分析系统是摄取人体在步行过程中各个节点的运动轨迹,通过模型分析的方式进行三维重建,从而获得人体运动时的各种运动学参数。完整的三维步态分析系统包括步态分析仪、测力平板、动态表面肌电仪和气体代谢分析仪。从步态分析检测的媒介角度,可分为摄像型、红外光型和超声波型。

步态分析的主要内容有:

1. 时间—距离参数　包括步长、步幅、频宽、步向角、步速、步频、步行周期、支撑相时间、摆动相时间等。

2. 运动学参数　指步行中髋、膝、踝等关节的运动规律(角度、位移、速度、加速度等),骨盆倾斜和旋转、身体重心位置的变化规律等。

3. 动力学参数　指步行过程中,下肢主要肌肉的电生理活动指标。

4. 能量代谢参数　指人体运动过程中的能量代谢情况。

（七）高级脑功能评定设备

言语、认知等高级脑功能常用交流观察、量表检测及计算机辅助评定。疑难言语交流障碍的脑功能损伤定位及定性评定常用神经影像学检查(如头颅 CT、磁共振成像等)、神经电生理检查(如事件相关电位、脑磁图)和放射性核素检查(如单光子发射计算机断层脑显像、正电子发射断层扫描)。

计算机科技的发展大大支持了计算机辅助高级脑神经功能康复的发展,其中计算机语音识别技术、计算机智能运算、人机交互技术、数据库处理、多媒体技术、图像识别技术等对语言、认知康复的发展意义重大。目前计算机辅助高级脑神经功能诊断主要起辅助筛除作用(图 5-6)。

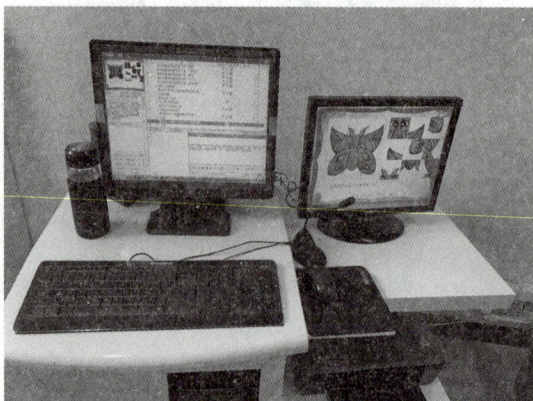

图 5-6　计算机辅助认知评定

（八）吞咽功能评定设备

吞咽造影（VFSS）一直以来是吞咽障碍最常用的仪器检查方法。VFSS通过透视观察患者在吞咽不同体积和黏稠度的钡餐时,唇、腭、咽、舌、喉的结构及其运动情况,食团各期运动里程、环咽肌的开放,吞咽后口腔、会厌谷、梨状窝的食物残留、误吸量及清除吸入物的能力,以及吸入与吞咽的关系,评估口咽结构、肌肉活动的协调性,从而确定吞咽的有效性与安全性。

（九）神经源膀胱评定设备

尿动力学检查主要依据尿流体力学和电生理学的原理和方法,检测尿路各部压力、流率及生物电活动,从而了解贮尿和排尿的生理过程及功能障碍。结合X线的影像尿动力检查是目前评估膀胱功能的"金标准"。尿动力检测仪主要项目包括:尿流率图、尿道压力图、注入及排空膀胱的容积压力图、括约肌肌电图等。

二、治疗设备

（一）运动治疗设备

运动治疗设备可分为运动治疗基本设备、增强肌力训练设备、增进关节活动范围设备、平衡站立移动训练设备、增强耐力设备及牵引设备等。

1. 基本设备　运动治疗的内容十分丰富,其基本设备主要有运动垫、训练床、肋木、姿势矫正镜、训练用棍和球等。

训练床是供患者坐卧其上进行各种康复训练的床（类似一张双人床）,长为180~200cm,宽为120~160cm,高为45cm。训练用的运动垫又称体操垫,是供患者坐卧其上进行多种康复训练的垫子。运动垫和训练床在用法上有许多相似之处,可以在一定程度上互相替代使用。肋木的构造是在两根立柱之间装置若干平行的圆形横木,由于形状像肋骨的排列故名肋木。肋木的立柱高3~3.2m,宽为0.95m,横圆木的间隔为15cm。可同时立数根立柱,成为若干组肋木,供多患者同时使用。改善关节活动度和发展肌肉力量、协调性、平衡性、灵敏度、柔韧性等都可以用肋木进行练习,既可采取主动运动,也可采取主动助力运动。训练用棍和球,主要用于关节活动及平衡训练。

姿势矫正镜是供患者对身体异常姿势进行矫正训练的大镜子,可以映照全身。有的固定在墙壁上,有的带有脚轮,可以移动;有的是仅看正面像的正面镜式,有的是可同时看到侧面像的三面镜式。适用于假肢、矫形器穿戴初期的患者以及因偏瘫、下肢骨折、脊柱变形（驼背、侧弯）、运动失调、帕金森病、小儿脑瘫等出现异常姿势的患者。姿势矫正镜向患者提供镜像反馈,由患者自己观察步态、姿势并自行纠正,比仅靠治疗师指导效果更好。

2. 增强肌力训练设备　主要有沙袋、哑铃、墙拉力器、划船器、手指肌训练器、股四头肌训练器等。

沙袋、哑铃和普通锻炼用的相似,主要用于肌力训练。墙拉力器可进行四肢抗阻运动以训练肌力,也可进行上下肢关节活动功能训练。划船器是一种模拟划船运动的器材,它的阻力均匀、可调,适用于腿部、腰部、上肢、胸部、背部的肌力训练。最常用的手指肌训练器是重锤式手指肌力训练桌,它可进行手指屈伸肌抗阻训练、手指关节活动度训练。

股四头肌训练器是一种训练大腿股四头肌的装置,不但可以训练股四头肌肌力,还可改善膝关节活动度(图5-7)。训练时,患者坐在座椅上,调整主轴与膝关节轴线一致,调整足挂位置与小腿长度相适应,根据所需阻力大小调整重锤的位置、重量以及运动杆、抵抗杆之间的夹角,然后用小腿前部分别驱动两侧运动杆进行训练。此外,如把运动杆调到上方,用手拉动足挂,还可以进行上肢训练。

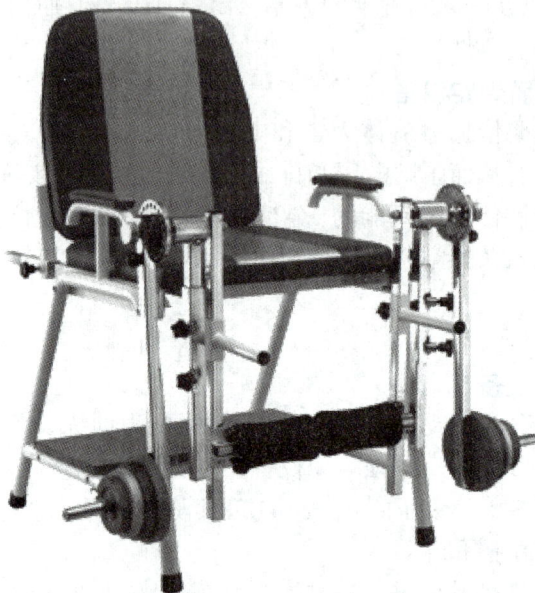

图 5-7　股四头肌训练器

3. 增强耐力设备　主要有训练用功率自行车、跑台等。训练用功率自行车是一种固定于地面的、类似于自行车的康复训练器材,用于下肢关节活动、肌力及协调功能训练,并可增强耐力(图5-8)。跑台又称活动平板,用于行走及跑步运动训练。常用的跑台有两种,一种自身无动力,主要用于运动训练;另一种为电动,既可用于运动训练,又可进行某些方面的运动功能评定。

4. 增进关节活动范围设备　主要有前臂旋转训练器、滑轮吊环、功能牵引网架、关节被动训练器(肩、肘、腕、指、膝、踝、髋等)、CPM 关节恢复器、肩梯等。

前臂旋转训练器适用于前臂旋转功能障碍者,主要优点是训练时阻力可调,而且由于前臂固定,可以避免训练时其他肌肉的代偿活动,使训练目标更加集中。使用时,先调节训练器至肘关节高度,取屈肘姿势,将前臂置于固定平台上,用手握住旋转手柄左右旋转。阻力根据患者情

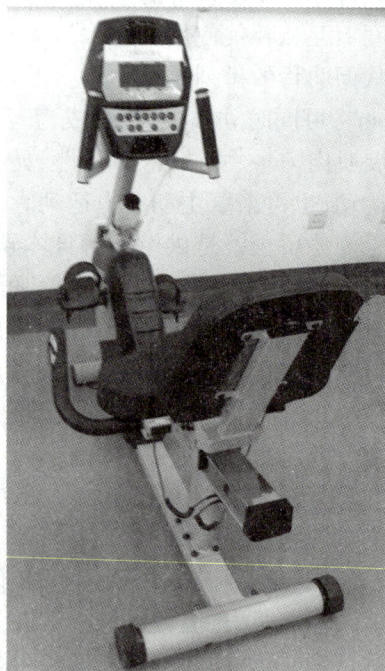

图 5-8　功率自行车

况灵活调节,以能连续完成十次运动的最大阻力为宜。训练时要尽可能达到最大关节

活动范围。

　　滑轮吊环主要用于肩关节活动度训练、关节牵引、相关肌群肌力训练。功能牵引网架主要用于牵引或助力训练。关节被动训练器是关节活动度训练的重要器材,主要是上、下肢主被动训练器,由电脑自动控制运动时间、距离、方向等,并计算成绩。

　　CPM 关节恢复器常用于各种原因所致的肢体活动功能障碍、肌肉痉挛、关节僵直、肌腱和韧带粘连,以及剧烈运动后的放松活动等(图 5-9)。CPM 可以促进术后患者患肢的静脉回流,减轻肿胀,防止下肢深静脉血栓形成,提高肌力和关节活动度,减轻周围组织粘连,增强关节周围肌群的力量,改善关节功能状态。配合肌肉功能练习等其他康复治疗,能有效促进肢体功能的恢复,改善患者日常生活活动能力。

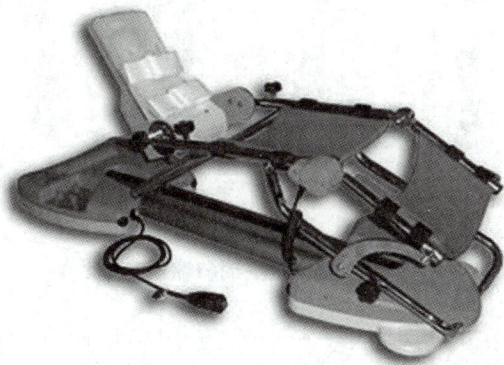

图 5-9　CPM

　　肩梯适用于肩关节的训练,通过手指沿着阶梯不断上移逐渐提高肩关节的活动度(图 5-10)。这种方法可以减轻肩部疼痛,并改善因各类原因引起的肩关节活动障碍。

　　5. 平衡、站立、移动训练设备　主要有平衡板、拐杖、助行器、轮椅、平行杠、训练用扶梯、平衡仪、电动起立床、减重步态训练仪等。

　　平衡板是一块结实的平板,平板下面固定于半圆球上,患者站或坐于平板上主动晃动,用以训练患者的平衡功能。

　　步行困难者恢复初期或者回归家庭社会后常会用到拐杖、助行器及轮椅。拐杖和骨科用的相似,分为手杖、前臂杖、腋杖和平台杖四大类,可调节高低。助行器一般是用铝合金材料制成,呈三面包围形(前面和左右两侧),支撑面积大,稳定性好,可承载体重并将患者保护在其中(图5-11)。由于助行器较轻,有的还带脚轮,十分有利于患者行动。轮椅一般由椅架、轮(大车轮、小脚轮)、刹车装置、椅坐、靠背四部分组成。轮椅能帮助脊髓损伤、下肢伤残、颅脑疾

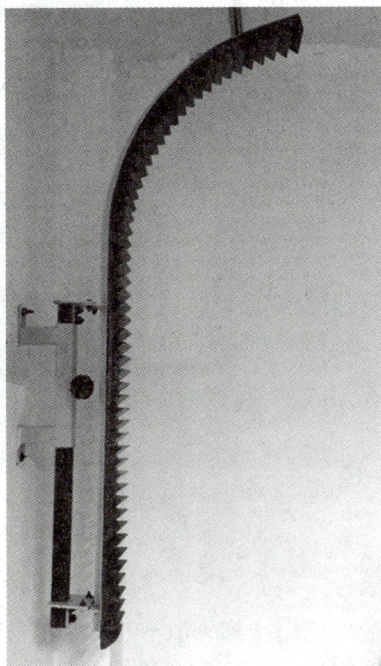

图 5-10　肩梯

患、年老体弱多病者等移动。

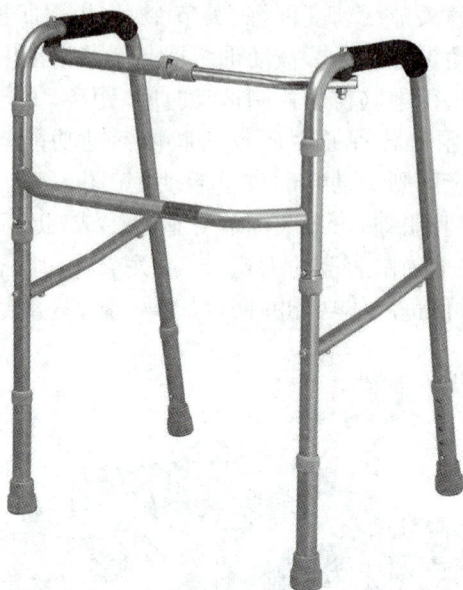

图 5-11　助行器

平行杠,是供患者在进行站立、步行训练时,用手扶住以支撑体重的康复训练器械,类似于双杠,但较矮,可根据需要调节杠杆的高度和宽度(图 5-12)。平行杠下方的辅助设施可用于步行时足外翻、髋外翻等异常姿势的矫正。

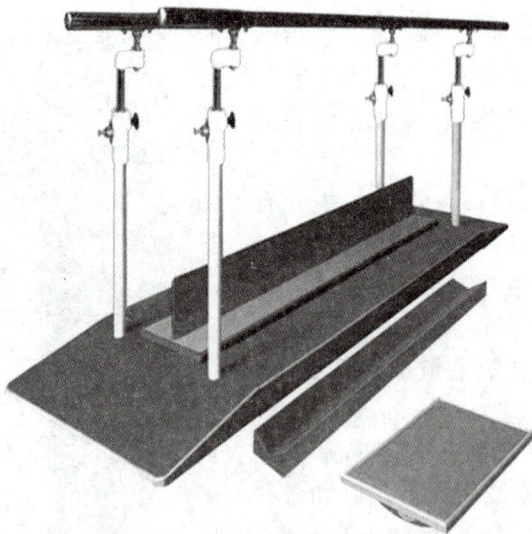

图 5-12　平行杠

训练用扶梯一般有三面,它们有不同的高度,可根据患者实际情况进行上下楼功能恢复训练及耐力训练。

平衡仪不仅具有评定功能,也具有反馈训练功能,是目前平衡功能训练的重要手段。静态平衡仪可训练前后、左右重心转移能力、下肢负重能力、跨步及步行等功能性活动中的重心转移等;动态平衡仪可选用或联合应用不同的感觉干扰,使患者受影响的感觉功能得到改善,对恢复前庭器官调节平衡的功能有明显优势。其他训练平衡的方法还有:视觉反馈受力平台训练技术(FPVF)、虚拟现实等。

电动起立床主要用于不能独自站立的患者提高躯干和下肢的负重能力,增加颈、胸、腰及骨盆在立位状态下的控制能力,为将来的自主立位及平衡的保持打下良好基础(图5-13)。电动起立床通过重力对关节肌肉的挤压,有效刺激本体感受器,对患侧肢体进行促通,并可增加肌张力偏低患者的肌张力。另外,对下肢肌张力偏高引起的尖足、内翻等异常模式,电动起立床可通过重力对跟腱形成足够强度且较持久的牵拉而起到矫治作用。除了能锻炼肌肉和关节,电动起立床还可防止长期卧床引起的直立性低血压、肌萎缩、肺部感染、深静脉血栓等。

减重步态训练仪主要是通过悬吊患者部分身体,以减少步行时下肢的负重,提高患者步行能力,配合运动平板,提高步态训练效果(图5-14)。该系统由减重装置和电动活动平板组成。减重装置主要包括固定支撑架、减重控制台、升降绳、升降杆、身体固定带(即减重吊带)几个部分。减重吊带有多种模式,通过升降绳和升降杆控制。减重训练仪可配置测力装置,以掌握不同状态时的减重情况,指导训练。减重吊带的着力点以在腰部和会阴部为宜,尽量避免在腋下或大腿,以减少减重吊带本身对步态的影响。

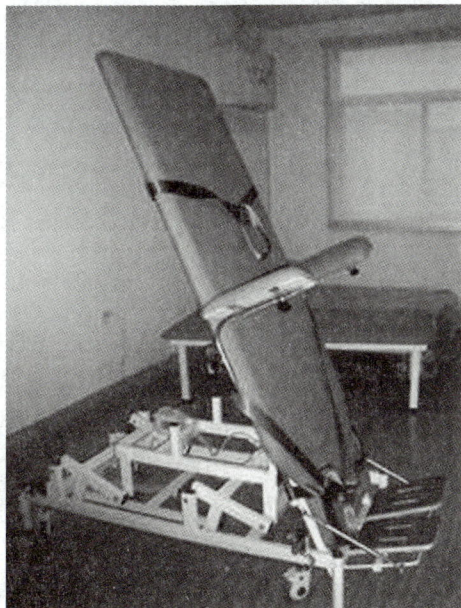

图 5-13　电动起立床

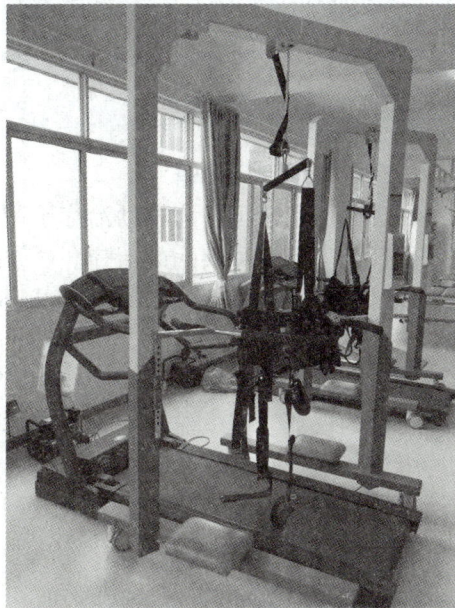

图 5-14　减重步态训练仪

6. 牵引设备　牵引是临床常用的一种康复技术,可起到调整关节间隙、缓解痉挛和神经压迫症状、促进椎间盘还纳等作用。常用的牵引设备包括颈腰椎牵引设备、关节功能牵引器、手指关节功能牵引器等。多功能电动牵引床是临床常用的颈椎、腰椎牵引设备,它可设定牵引的力量、模式、时间等,并自动工作。关节功能牵引器用于四肢相应疾病的治疗。手指关节功能牵引器用于掌指关节、指间关节等的牵引治疗。

7. 康复机器人　一般可分为治疗型机器人和辅助型机器人。前者主要用于功能障碍患者的康复治疗,改善其缺失的功能;后者主要用于帮助老年人和残疾人更好地适应日常工作和生活,部分补偿其弱化的机体功能。

使用机器人进行康复治疗最有效的是上肢和下肢的运动治疗。机器人可以很好地代替物理治疗师和作业治疗师的双手。主要原因有:机器人可以长时间持续地提供自动的运动训练,且不会疲劳;机器人的传感器可以测量患者所做的运动,以及量化患者的任何功能进步,这些微小的进步可以极大地鼓励患者继续治疗;机器人还可提供治疗师无法提供的治疗训练类型,如放大错误从而促进患者进行改善。

辅助型机器人常分为操作辅助型机器人(如固定平台机器人、便携式平台机器人、移动自动平台机器人)、移动辅助机器人(如有导航系统的电动轮椅、移动机器人)、认知辅助型机器人(如交流辅助机器人、看护机器人)。

知识链接

康复机器人

康复机器人作为医疗机器人的一个重要分支,它的研究贯穿了康复医学、生物力学、机械力学、电子学、材料学、计算机科学及机器人学等领域。目前,康复机器人已被广泛应用到康复治疗、护理、辅助器具和家庭康复等方面。

目前,正在研发的康复机器人种类和数量越来越多。以往,大多数康复机器人的临床研究集中在脑卒中和脊髓损伤患者上,现在已涉及多发性硬化、认知障碍和儿童发展障碍等。技术方面,目前研究重点在于立体移动的可能性和人体在使用复杂的外骨骼和操纵杆时能够控制多个自由度。而未来的康复机器人将朝着智能化、人性化、合理化、模块化发展。

(二)物理治疗设备

物理因子治疗可作为辅助治疗手段,用于炎症、各类软组织损伤、粘连及瘢痕、功能障碍性疾病等多种疾病的治疗。

1. 电疗设备　利用电能作用于人体,以防治疾病的方法称为电疗法。

(1)低频治疗设备:临床上多用经皮神经电刺激仪(transcutaneous electric nerve stimulation,TENS)。它是经皮肤将特定的低频脉冲电流输入人体,通过刺激神经实现康复目标的仪器。其电流频率为 $1\sim160Hz$,波宽 $2\sim500\mu s$,为单相或双相不对称方波脉冲电流。治疗时将两个电极对置或并置于痛点、扳机点、穴位或相应神经节段,电极下涂导电糊。根据患者的病情及个人耐受选择电流类型与强度,每次治疗 $20\sim60$ 分钟,每日 $1\sim3$ 次。急性疼痛的治疗以数天为一个疗程,慢性疼痛的疗程较长。

适应证:各种急慢性疼痛(神经痛、头痛、关节痛、肌痛、扭挫伤、术后伤口痛、分娩宫缩痛、截肢后残端痛、幻肢痛、癌痛等),骨折后骨连接不良,慢性溃疡,中枢性瘫痪后感觉运动功能障碍等。

禁忌证:植入心脏起搏器者,颈动脉窦、孕妇下腹腰骶、头颈等部位。

(2)中频治疗设备(图5-15):调制中频电流是利用低频电流对中频电流进行调节,使其幅度随着低频电流的频率和幅度的变化而变化。一般中频电流的频率为 $2\,000\sim8\,000Hz$,调制频率为 $1\sim150Hz$,调幅为 $0\sim100\%$。按调制方式不同,调制中频电流可分为连续调制波、间歇调制波、断续调制波、变频调制波四类。调制中频电流同时具有低频电与中频电两者的优点,其作用较深,不产生电解产物,人体容易接受,且不易产生适应性。

调制中频治疗仪的治疗作用有：①良好的镇痛作用。剧烈疼痛可采用调频100Hz、调幅50%的连调波。②促进局部血液循环和淋巴回流。常用调频100Hz、调幅100%、通断比1：2的断续波。③锻炼肌肉，防治肌萎缩，疗效比单纯采用低频电疗好。调频为10~150Hz时能引起正常或失神经肌肉收缩；失用性肌萎缩可采用调频50Hz、调幅100%、通断比1：1的断续波；失神经肌肉可用调频10~20Hz、调幅100%、通断比1：2~1：5的断续波。

适应证：颈椎病、肩关节周围炎、骨关节炎、关节炎、肱骨外上髁炎、腱鞘炎、关节纤维性挛缩、瘢痕、粘连、血肿机化、注射后硬结、坐骨神经痛、面神经炎、周围神经伤病、失用性肌萎缩、溃疡病、胃肠张力低下、尿路结石、慢性盆腔炎、弛缓性便秘、术后肠麻痹、尿潴留等。

禁忌证：恶性肿瘤、急性炎症、出血倾向、局部金属异物、植有心脏起搏器、心区及孕妇下腹腰骶部、对电流不能耐受者。

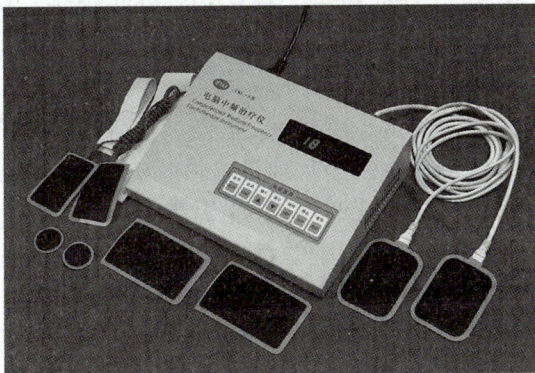

图5-15　调制中频治疗仪

（3）高频治疗设备：应用频率100kHz以上的电磁振荡电流治疗疾病的方法称为高频电流法。高频电流分为长波、中波、短波、超短波、微波5个波段。临床常用的有短波、超短波和微波治疗仪。

超短波治疗机（图5-16）：超短波波长10m~1m，频率30~300MHz。目前国内多采用电容场法进行治疗，治疗时将两个电容电极对置或并置于治疗部位，以高频电容场作用于人体。采用对置法时，其作用较深，脂肪层产热较多。超短波治疗剂量分为四级：①无热量（Ⅰ级剂量），无温热感，适用于急性炎症早期、水肿显著、血液循环障碍部位，每次5~10分钟，每日1~2次，5~10次为一个疗程；②微热量（Ⅱ级剂量），有刚能觉到的温感，适用于亚急性、慢性疾病，每次10~20分钟，每日1次，15~20次为一个疗程；③温热量（Ⅲ级剂量），有明显而舒适的温热感，适用于慢性疾病、急性肾衰竭，每次30~60分钟，每日1~2次，5~8次为一个疗程；④热量（Ⅳ级剂量），有刚能耐

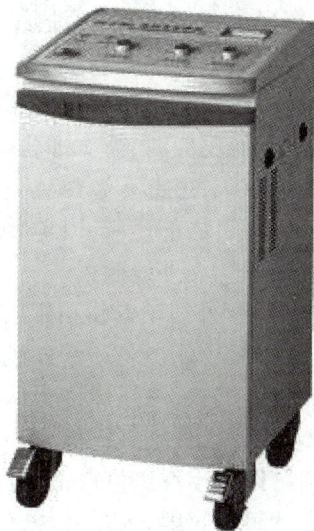

图5-16　超短波治疗机

受的强烈热感,适用于恶性肿瘤,每次 40~60 分钟,每周 1~2 次,6~15 次为一个疗程。

适应证:软组织、五官、内脏、骨关节的化脓性炎症感染,关节炎、扭挫伤、神经炎、神经痛、胃十二指肠溃疡、结肠炎、肾炎、骨折愈合迟缓、颈椎病、肩关节周围炎、腰椎间盘突出症、静脉血栓形成、急性肾衰竭等。超短波与抗结核药联合应用可以治疗胸膜与骨关节的结核病。高热疗法与放疗、化疗联合治疗适用于皮肤癌、乳癌、淋巴结转移瘤、甲状腺癌、宫颈癌、膀胱癌、直肠癌、骨肿瘤、食管癌、胃癌、肺癌等。

禁忌证:恶性肿瘤(高热与放疗、化疗综合治疗时例外)、活动性结核、出血倾向、局部金属异物、植有心脏起搏器、心肺肝肾功能不全、颅内压增高、青光眼、妊娠。此外,还需注意小儿骨骺、睾丸、眼以及皮肤感觉障碍、血液循环障碍明显的部位宜采用小剂量治疗;对结缔组织增生性疾病,如冻结肩、瘢痕增生、软组织粘连、内脏粘连等应慎用,以免刺激结缔组织增生。

2. 光疗设备　应用人工光源或日光辐射能量防治疾病的方法称为光疗法。根据光线波长不同,可分为红外线疗法、可见光疗法和紫外线疗法。从光的相干性又分为非相干光疗法和相干光疗法(激光疗法)。按所用光线来源可分为自然光(日光疗法)和人工光源。

(1)红外线治疗机:红外线是不可见光,是光波中波长最长的部分,位于红光之外,故称为红外线。红外线治疗作用的基础是温热效应,在红外线照射下,组织温度升高、毛细血管扩张、血流加快、物质代谢增强,能提高组织细胞活力及再生能力。具体来讲,红外线能改善血液循环,增加细胞的吞噬功能,消除肿胀,促进炎症消散;能降低神经系统的兴奋性,有镇痛、解除横纹肌和平滑肌痉挛以及促进神经功能恢复的作用;能改善组织营养,消除肉芽水肿,促进肉芽生长,加快伤口愈合。此外,红外线还有减少烧伤创面渗出,减轻术后粘连,促进瘢痕软化,减轻瘢痕挛缩等作用。治疗时,裸露病患部位,使灯头对准治疗部位中心,灯与皮肤距离 30~100cm 不等,视灯的功率和患者感受进行调整,以患部有舒适的温热感为度。每次治疗 15~30 分钟,每日 1~2 次,15~20 天为一个疗程。

适应证:软组织扭挫伤恢复期、关节炎、神经痛、软组织炎症感染吸收期、术后浸润、伤口愈合迟缓、慢性溃疡、压疮、烧伤、冻伤、肌痉挛、关节纤维性挛缩等。

禁忌证:恶性肿瘤、高热、急性化脓性炎症、急性扭伤早期、出血倾向、活动性结核。

注意事项:治疗时患者不得移动体位,以防止烫伤;照射过程中如有感觉过热、心慌、头晕等反应时,需立即告知医护人员;照射部位接近眼或光线可射及眼时,应用纱布遮盖双眼;患部有温热感觉障碍或照射新鲜的瘢痕部位、植皮部位时,应用小剂量,并密切观察局部反应,以免发生灼伤;血循障碍部位,较明显的毛细血管或血管扩张部位一般不用红外线照射。

(2)紫外线治疗机(图 5-17):紫外线是不可见光,是光波中波长最短的部分,位于紫光之外,故此得名。紫外线有消炎、镇痛、脱敏、加快伤口愈合(小剂量)、促进钙吸收和骨盐沉着、增强免疫力(中小剂量)等作用。临床上常用的紫外线治疗仪有体表和体腔两种,分别进行体表和体腔照射治疗。紫外线照射后可形成红斑,紫外线照射的剂量以最小红斑量(minimal erythema dose, MED)表示,即某一紫外线灯管在一定的距离下垂直照射人体一定部位皮肤引起最弱红斑所需要的时间。紫外线照射的剂量分为五级:0 级红斑(亚红斑量)、Ⅰ 级红斑(弱红斑量)、Ⅱ 级红斑(中红斑量)、Ⅲ 级红斑(强红斑量)、Ⅳ级红斑(超强红斑量)。紫外线既可全身使用也可局部照射。全身紫外线照射有基本、缓慢、加速三种进度,分区进行,隔日1次,15~20次为一个疗程。局部紫外线照射每日或隔日1次,中红斑量与强红斑量照射3~5次为一个疗程,弱红斑量照射5~10次为一个疗程。体腔内照射剂量的掌握原则与体表照射相同,但黏膜部位照射的剂量可加大1倍。

适应证:局部照射适用于疖、痈、蜂窝织炎、丹毒、甲沟炎、睑腺炎、乳腺炎、淋巴结炎、静脉炎、烧伤、伤口感染、慢性溃疡、压疮、急性坐骨神经痛、急性关节炎、急性支气管炎、肺炎、支气管哮喘等;体腔照射适用于外耳道、鼻、咽、口腔、阴道、直肠、窦道等腔道感染;全身照射适用于佝偻病、骨软化症、骨质疏松症、过敏症、疖病、免疫功能低下、玫瑰糠疹、斑秃、银屑病、白癜风等。

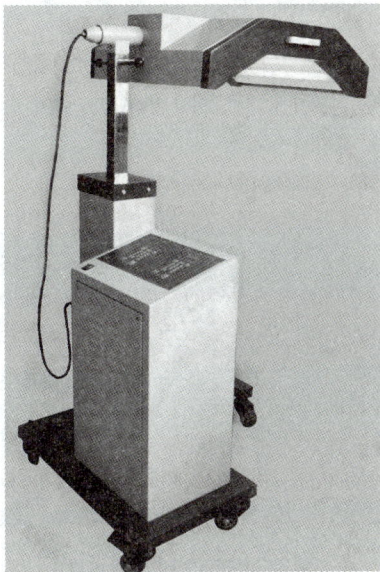

图 5-17　紫外线治疗机

禁忌证:恶性肿瘤、心肺肝肾功能衰竭、出血倾向、活动性结核、急性湿疹、红斑性狼疮、日光性皮炎、光敏性疾病、应用光敏药物者(光敏诊治者除外)。

注意事项:紫外线照射时操作者应戴防护眼镜,患者应戴防护眼镜或以布巾盖眼。

(3)激光治疗仪:应用受辐射发出的光作用于人体治疗的方法称为激光疗法。治疗原理包括热作用、压力作用、光化学作用、电磁场作用等。医用激光器分为低、中、高3种能量激光器。低能量激光器用于消炎镇痛和作为激光针等。

3. 磁疗设备(图5-18)　利用磁场作用于人体治疗疾病的方法叫磁疗法。分为静磁场疗法、磁处理水疗法和动磁场疗法。静磁场疗法包括磁片法、磁针法和耳磁法;动磁场疗法包括交变磁场疗法、脉冲磁场疗法、脉动磁场疗法和旋磁疗法。磁疗法最主要的治疗作用是镇痛镇静、消炎消肿、降压、促进骨骼生长等。

磁疗的治疗剂量可分为三级。小剂量,磁场强度在0.1T以下,适用于头、颈、胸部及年老、体幼、年弱者;中剂量,磁场强

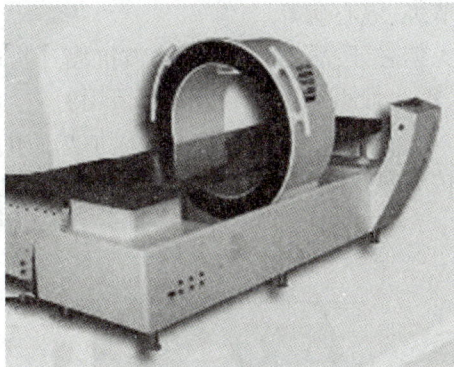

图 5-18　磁疗机

度为0.1~0.3T,适用于四肢、背、腰、腹部;大剂量,磁场强度大于0.3T,适用于肌肉丰满部位及良性肿瘤患者。磁疗时间每次20~30分钟,每日1次,10~20次为一个疗程。

适应证:软组织扭挫伤、血肿、注射后硬结、浅表性毛细血管瘤、乳腺小叶增生、耳廓浆液性软骨膜炎、关节炎、肋软骨炎、颞颌关节功能紊乱、单纯性腹泻、婴儿腹泻、胃肠功能紊乱、高血压、神经紊乱等。

禁忌证:高热、出血倾向、孕妇、心力衰竭、极度虚弱、皮肤溃疡、恶性肿瘤晚期、带

有心脏起搏器者。

不良反应:少数患者进行磁疗后可出现恶心、头昏、无力、失眠、心悸、血压波动等反应,停止治疗后即可消失。

经颅磁刺激

经颅磁刺激(transcranial magnetic stimulation,TMS)开创了运动控制与大脑功能研究的新纪元。电流可以产生磁场,磁场可以产生感应电流。1985 年,Barker 等人应用这一原理,使高压电流通过线圈产生快速变化的磁场,将产生的磁场作用于大脑皮质一定区域的颅骨表面,磁场产生的感应电流可以改变该区域神经细胞的兴奋性,兴奋性的变化通过神经通路在效应器上能够记录。随着技术的提高,能够产生皮质兴奋性持久变化的反复经颅磁刺激(repeated transcranial magnetic stimulation,rTMS)就成为了神经系统疾患治疗的新途径。

4. 超声波治疗机(图 5-19)　物体进行机械性振动时,空气中产生疏密的弹性波,传导至耳内后被感受到,即听到声音。人耳能感受到 16 ~ 16 000Hz 之间的振动,16 000Hz 以上的人耳感觉不到,称为超声波。可用于治疗的超声波频率为 300 ~ 1 500kHz,以 800 ~ 1 000kHz 为标准频率,功率应控制在 5W/cm^2 以下,以避免对人体造成损害。医疗用超声波治疗机由发振器(高频发生装置)、变换器(音电极或照射头)构成。常用的治疗操作方法有接触法、药物透入法、水囊法、水下法。

适应证:软组织损伤、皮肤皮下粘连、关节纤维性挛缩、注射后硬结、血肿机化、狭窄性腱鞘炎、瘢痕增生、骨关节炎、肩关节周围炎、肱骨外上髁炎、骨折后连接不良、慢性溃疡、压疮、坐骨神经痛等。超声药物透入适用于皮肤癌、乳癌等表浅肿瘤、类风湿关节炎、冠心病等。

禁忌证:恶性肿瘤(超声波抗癌药物透入时例外)、急性炎症、出血倾向、孕妇腰腹部、小儿骨骺部。眼与睾丸部慎用。

5. 蜡疗设备(图 5-20)　以加热后的石蜡治疗疾病的方法称为石蜡疗法,是常用的传导热疗法。蜡疗时需要用到石蜡、电热熔蜡器、盛具(盛装蜡液)、油布、棉垫(保

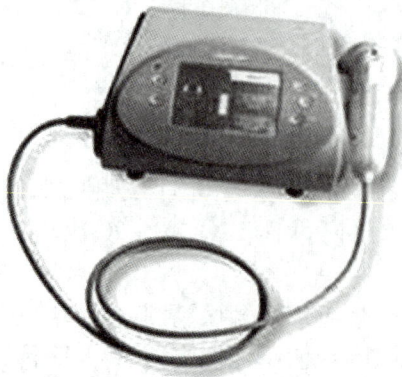

图 5-19　超声波治疗机

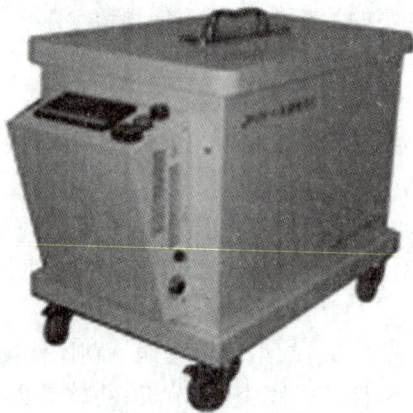

图 5-20　恒温蜡疗仪

温包裹用)、纱布、纱布垫、毛巾等。操作上,临床多用蜡饼法。即将蜡液制作成厚度在 2~4cm 之间的蜡饼,在其成形而温度仍在 45~55℃时,用油布包好并置于治疗部位,再用棉垫等保温、固定。这种方法操作简单、迅速、蜡温恒定,适用于大面积治疗。此外还有浸蜡法和刷蜡法等。

适应证:软组织扭挫伤恢复期、坐骨神经痛、慢性关节炎、肩关节周围炎、腱鞘炎、术后或外伤后浸润、骨折或骨关节术后关节纤维性挛缩、术后粘连、瘢痕增生、皮肤角质层增厚、皮肤护理等。

禁忌证:恶性肿瘤、高热、急性炎症、急性损伤、皮肤感染、结核、出血倾向、开放性伤口等。

6. 制冰设备(图 5-21)　用冰块进行冷敷和冰水浴是冷疗法的一种,需要用到制冰机。冷敷可分为冰水敷(用含有碎冰块的冷水浸透毛巾后拧出多余的水分,敷于患部,每 2~3 分钟更换 1 次,持续 15~20 分钟)、冰袋冷敷(将碎冰块放入袋中,敷于患部或缓慢移动摩擦,持续 15~20 分钟)、冰块按摩(将冰块直接放于患部,反复移动按摩,每次 5~7 分钟)等。冰水浴是将手、肘或足部浸入含有碎冰的 4~10℃冷水中,数秒钟后提出、擦干,做被动运动或主动运动,复温后再浸入,如此反复浸提,半小时内浸入 3~5 次,以后逐渐延长浸入时间达到20~30 秒,共持续 3~4 分钟。冷疗能使小血管收缩,而15 分钟左右时又会反射地引起血管扩张;能降低感觉神经特别是传导痛觉的细纤维的传导速度,减

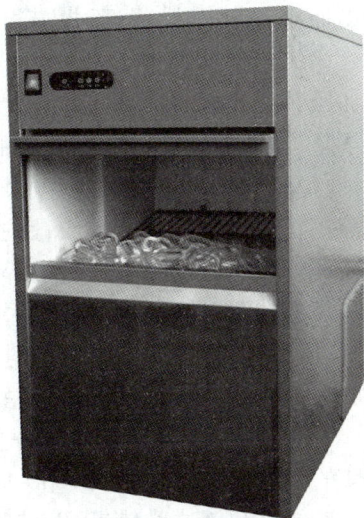

图 5-21　制冰机

轻疼痛;瞬时的冷刺激可降低肌张力和肌力,缓解肌痉挛;冷疗还能降低组织代谢率,控制急性炎症,减轻水肿。

适应证:高热、中暑、软组织急性扭挫伤早期、肌肉痉挛、关节炎急性期、骨关节术后肿痛、软组织急性感染早期、皮下出血、鼻出血、上消化道出血等。

禁忌证:动脉硬化、血管栓塞、雷诺病、红斑狼疮、高血压、心肺肝肾功能不全、阵发性冷性血红蛋白尿症、对冷过敏、恶病质等。冷疗法慎用于局部血液循环障碍、感觉障碍、认知障碍、言语障碍者。

注意事项:冷疗时要注意保护冷疗区周围非治疗区的正常皮肤,防止受冻;严格掌握冷疗的温度和时间;接受冷刺激后皮肤出现瘙痒、潮红、水肿、荨麻疹等对冷过敏现象时应立即中止治疗。

7. 水疗设备　水疗是利用水的温度、水静压、浮力和水中所含的化学成分,以不同方式作用于人体以治疗疾病的方法。水的治疗作用有:①温度作用。水的比热大、热容量大、导热性强。温水浴和热水浴可使血管扩张,促进血液循环,使神经兴奋性降低、肌张力下降、疼痛减轻。②机械作用。静水压可影响循环系统,增强呼吸运动和气体代谢,可压迫体表静脉和淋巴管,促使血液和淋巴液回流,有利于减轻水肿。水的浮力可减轻骨与关节的负重,便于活动和进行运动训练。③化学作用。水中溶解不同微量元素、化学物质和气体,改变了水的部分物理性质,如浮力、热传导,连同溶解成分的

本身作用共同影响人体的身心系统。水疗的种类有很多,如浸浴、湿包裹、旋涡浴、蝶形槽浴(或8字槽浴,又称哈伯特槽浴)、水中运动等。

适应证:类风湿关节炎、骨性关节炎、下肢和足部骨折、膝关节和髋关节置换、腰椎间盘突出症、皮肤病、肌炎、脊髓损伤、偏瘫、脑瘫、高血压、早期心功能减弱等。

禁忌证:严重认知障碍、严重精神障碍、恐水症、传染病、发热、癫痫、恶性肿瘤、出血性疾病、皮肤破溃、妊娠、月经期、大小便失禁、过度疲劳等。

8. 压力治疗设备 在身体病患部位的外部施加压力以治疗疾病,称为压力疗法。治疗作用为:①提高血管外和淋巴管外间质内组织液的静水压,促进组织间液向静脉和淋巴管回流。②可限制组织肿胀、增生、变形,改善外形。③在身体外部以织物持续包裹加压可起隔热、保温、提高组织温度的作用。

(1)肢体压力疗法:分为间歇性、连续性和梯度连续性三种。目前多用梯度连续性加压装置,操作者根据治疗需要调整各部分之间的压力差,梯度由机器自动控制,逐级下降,从而促使肢体组织间隙的过度积液由肢体远端向近端挤压。每次治疗20~30分钟,每日1~2次。适用于静脉性水肿、淋巴性水肿、瘫痪或卧床患者预防深静脉血栓等。禁用于急性软组织或骨关节感染、急性静脉炎或淋巴管炎、深静脉血栓、严重动脉循环障碍、肺水肿、心力衰竭等。

(2)局部压力疗法:一般多用于肥厚性瘢痕,也可用于肢体水肿。治疗采用压力绷带、压力套、压力衣。这些材料有伸展性、柔软、光滑、吸水性好。局部加压对预防烧伤后瘢痕肥厚有较好效果。禁忌证同肢体压力疗法,也禁用于对压力材料过敏者。

9. 生物反馈治疗仪 肌电、皮温、心率、血压等生物信号在一般情况下是不能被感知的,生物反馈疗法是将这些信号借助电子仪器转变为视听信号,通过指导和训练,使患者能够利用这些信号治疗疾病或促进功能康复。临床常用于:降低神经肌肉兴奋性的松弛性训练(如痉挛性瘫痪、紧张性头痛等);提高神经肌肉兴奋性的功能性训练或肌力训练(如弛缓性瘫痪)、调节心律失常、高血压及胃肠功能亢进等。

(三)作业治疗常用设备

包括上肢及手作业器材、工艺治疗用器材、职业技能训练用器材、日常生活活动训练器具、支具、认知训练用具和文体治疗用具等。

1. 上肢及手作业器材 包括可调式砂磨板、插板、插件、螺栓、分指板(图5-22)、手指肌训练器、前臂旋转训练器、握力器、捏力器等用于上肢肌力协调活动能力和关节活动度的作业训练。

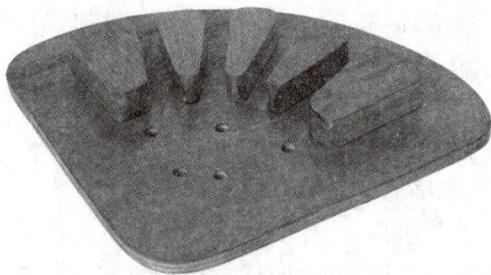

图5-22 分指板

2. 工艺治疗用器材 包括黏土及陶器制作用具、竹编或藤编工艺用具、绘画、书法用品用具等。

3. 职业技能训练用器材 常用的有电脑、打字机、缝纫机、电子元件组装器材、制图用器材、木工器材、机械维修基本工具、纸盒加工器材等。职业技能训练是为使患者重新获得工作能力而专门设计的、有目标的个体化训练程序。

4. 日常生活活动训练器具 包括食具、厨房用具、家用电器、梳子、毛巾、上衣、裤子、模拟厕所和浴室设备等。训练顺序一般是吃饭→洗漱→上厕所→脱衣服→穿衣服。实际训练中应当根据患者的具体功能障碍、家庭情况等因素确定训练程序和内容。

5. 支具　上肢悬吊带、训练用的手腕与手指矫形夹板、支具与矫形器等。

6. 认知训练用具　临床上常用拼板、积木、橡皮泥、彩色卡片、认知拼装图片、计算机认知训练系统等。认知训练可改善觉醒水平、定向力、注意力、认知力、顺序、定义、关联、概念、归类、解决问题等认知障碍。

7. 文体治疗用具　常用各种球类如乒乓球、篮球、排球、足球等和一些娱乐性器材。文体活动是一类特殊的作业疗法,主要用于大关节、大肌群或内脏功能障碍者。在功能训练的同时,能增加患者内在的价值感和自尊感,并可增进与家人、朋友的关系,是文体活动最大的优点。

(四) 言语治疗常用设备

言语治疗,又称为言语训练或言语再学习,其目的主要是改善言语功能。进行治疗时要尽可能安静,避免噪音。常用的设备有录音机或语言治疗机、治疗用具(实物、图片、卡片、记录本)、非语言交流用字画板、吞咽治疗仪(图5-23)等。

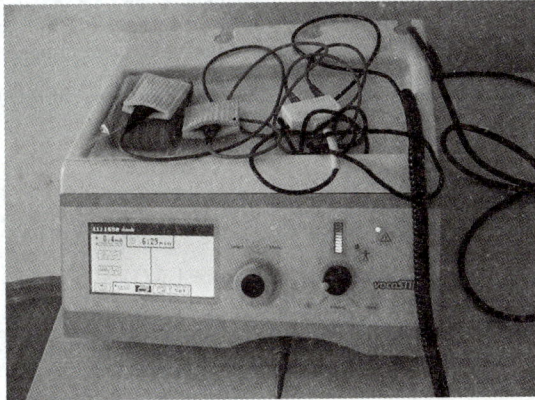

图 5-23　吞咽治疗仪

(五) 传统康复治疗用具

针灸推拿是临床使用最广泛的传统康复治疗技术。针灸用具主要是针、灸、罐。针包括毫针、梅花针、三棱针、火针等,各自有不同的适应证和使用方法,其中毫针还常与电针治疗仪一起使用,以提高疗效。灸一般采用的是艾叶制成的艾绒和艾条,还有特殊药物制成的药艾灸和天灸。实施灸法时,可手法操作,也可使用温灸器。罐主要有火罐、水罐、抽气罐。推拿又称按摩,分为手法推拿、器械推拿和自我推拿三类,常用的用具有按摩膏、按摩椅、按摩床、震颤按摩器、叩击式按摩器等。

三、康复工程设备

康复工程是工程学在康复医学中的应用,是利用工程学的原理和方法,在功能评定的基础上,通过代偿或补偿手段来矫治畸形、弥补功能缺陷和预防功能进一步退化,使患者能最大限度地实现生活自理和回归社会的康复方法。康复工程设备很多,仅患者直接能使用的辅助器具就有十大类。此外,由于辅助器具都是针对患者量身定做的,因此还有大量的制作设备。本处仅就辅助器具中的假肢和矫形器做简要介绍。

下

知识链接

残疾人辅助器具的分类

国际标准化组织(ISO)颁布的《残疾人辅助器具分类》(ISO-9999),将残疾人辅助器具分为十大类:①治疗和训练辅助器具;②矫形器和假肢;③生活自理及防护辅助器具;④个人移动辅助器具;⑤家务管理辅助器具;⑥家庭及其他场所使用的家具及配件;⑦通讯、信息及信号辅助器具;⑧产品及物品管理辅助器具;⑨环境改善辅助器具和设备、工具及机器;⑩休闲娱乐辅助器具。

(一)矫形器

矫形器(orthosis)是指装配于人体外部,通过力的作用,以预防、矫正畸形,补偿功能,以及辅助治疗骨关节、神经肌肉疾患的器械的总称。矫形器主要有稳定与支持、固定与矫正、保护与免负荷、代偿与助动的作用。根据安装部位的不同,矫形器可分为上肢矫形器、下肢矫形器和脊柱矫形器三类(表5-1)。

表 5-1 矫形器分类

类型	名称
上肢矫形器	肩肘腕手矫形器(shoulder elbow wrist hand orthosis,SEWHO)
	肩肘腕矫形器(shoulder elbow wrist orthosis,SEWO)
	肩肘矫形器(shoulder elbow orthosis,SEO)
	肩矫形器(shoulder orthosis,SO)
	肘腕手矫形器(elbow wrist hand orthosis,EWHO)
	肘腕矫形器(elbow wrist orthosis,EWO)
	肘矫形器(elbow orthosis,EO)
	腕手矫形器(wrist hand orthosis,WHO)
	腕矫形器(wrist orthosis,WO)
	手矫形器(hand orthosis,HO)
下肢矫形器	髋膝踝足矫形器(hip knee ankle foot orthosis,HKAFO)
	髋矫形器(hip orthosis,HO)
	膝踝足矫形器(knee ankle foot orthosis,KAFO)
	膝矫形器(knee orthosis,KO)
	踝足矫形器(ankle foot orthosis,AFO)
	足矫形器(foot orthosis,FO)
脊柱矫形器	颈胸腰骶矫形器(cervical thorax lumbus sacrum orthosis,CTLSO)
	颈胸矫形器(cervical thorax orthosis,CTO)
	颈矫形器(cervical orthosis,CO)
	胸腰骶矫形器(thorax lumbus sacrum orthosis,TLSO)
	腰骶矫形器(lumbus sacrum orthosis,LSO)
	骶髂矫形器(sacrum iliac orthosis,SIO)

1. 上肢矫形器　分为固定性(静止性)和功能性(可动性)两大类。前者没有运动装置,用于固定、支持、制动;后者有运动装置,可允许机体活动,或能控制、帮助肢体运动,促进运动功能的恢复。上肢矫形器的使用目的主要是将不稳定的肢体保持于功能位,提供牵引力以防止关节的挛缩,预防或矫正上肢的关节畸形,补偿上肢肌肉失去的力量以及辅助无力的肢体运动或替代手的功能等(图 5-24A)。

2. 下肢矫形器　主要作用是能支撑体重,辅助或替代下肢功能,限制下肢关节不必要的活动,保持下肢的稳定性,改善站立和步行时的姿态,预防和矫正各种下肢畸形(图 5-24B)。选用下肢矫形器必须注意穿戴后对肢体没有明显的压迫,如用 KAFO 屈膝 90°时不能压迫腘窝,内侧会阴处无压迫,下肢水肿者不宜紧贴皮肤。

3. 脊柱矫形器　主要用于固定和保护脊柱,矫正脊柱的异常力学关系,减轻躯干的局部疼痛,保护病变部位免受进一步的损伤,支持麻痹的肌肉,预防、矫正畸形,通过对躯干的支持、运动限制和对脊柱对线的再调整达到矫治脊柱疾患的目的(图 5-24C)。

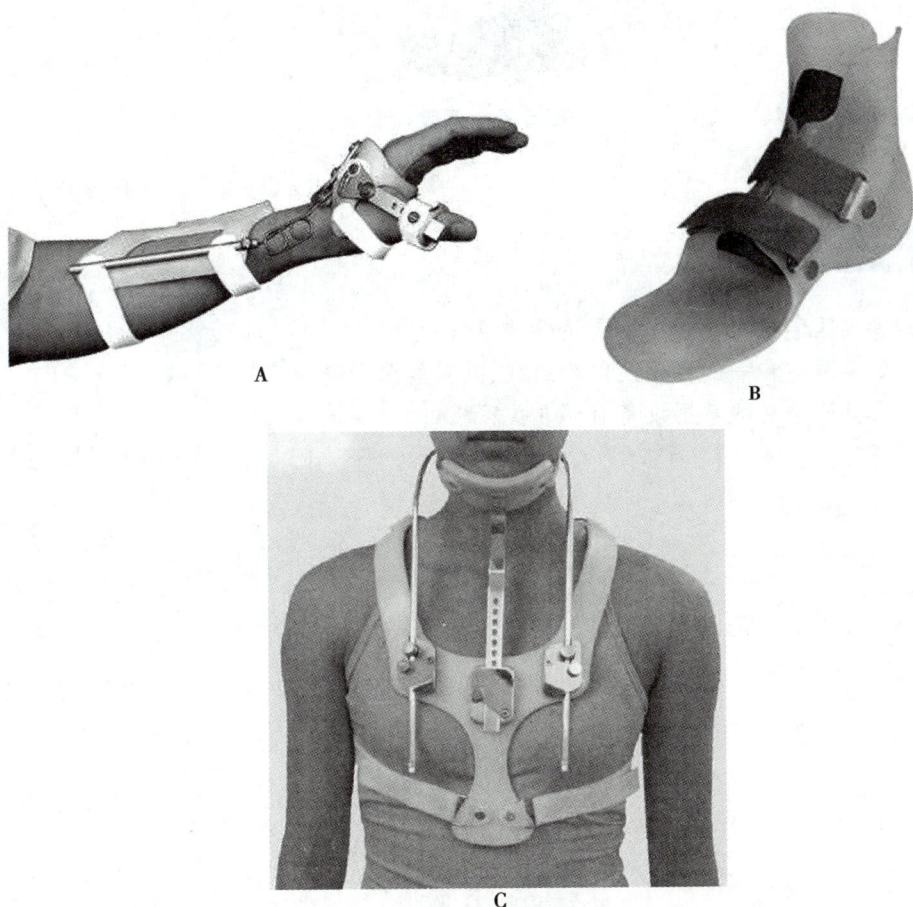

图 5-24　矫形器

A. 腕手矫形器;B. 踝足矫形器;C. 颈胸矫形器

(二) 假肢

假肢(prosthesis)(图 5-25)是用于弥补截肢者肢体缺损和代偿其失去功能而制

造、装配的人工肢体。多用金属、木材、皮革、塑料等材料制作。假肢按结构可分为内骨骼式假肢和外骨骼式假肢；按用途可分为装饰性假肢、功能性假肢、作业性假肢和运动假肢；按安装时间可分为临时性假肢和正式假肢；按解剖部位可分为上肢假肢和下肢假肢。

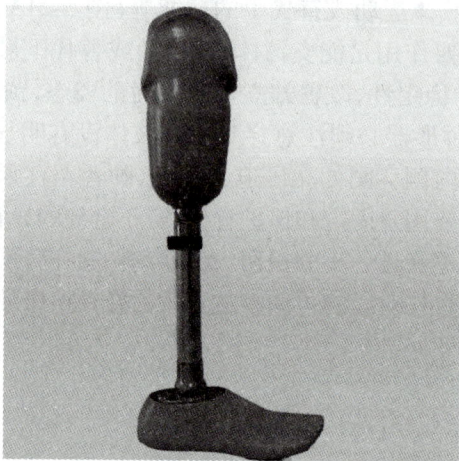

图 5-25　假肢

（杜谨瑜）

扫一扫
测一测

复习思考题

1. 康复医学科的设置应当满足哪些要求？
2. 康复医学科一般由哪几部分组成，其功能分别是什么？
3. 康复医学科的常用设备有哪几类？

康复医学科诊疗工作常规

学习要点

> 康复医学病历的特点及内容;SOAP 格式康复治疗记录的书写;康复治疗处方的内容及种类;康复医学科门诊接诊工作常规;各康复治疗室工作常规。

第一节　康复医学科的病历和治疗处方常规

一、康复病历

（一）康复医学病历的特点

康复医学的服务对象为各种功能障碍的患者,工作方式是协作组,最终目标是促进患者重返社会。与临床科室的病历相比,康复医学病历有以下特点:①康复医学病历是以功能障碍为中心的病历,在明确了疾病的医学诊断后,更重视疾病所引起的功能丧失。在病历上应反映出功能的水平、障碍的性质和程度、残疾的范围、患者对残疾的适应情况和分析康复上要解决的问题。②康复医学病历是充分体现功能评定的病历,要对运动、感觉、言语、心理、生活、学习、工作等活动功能做出详细的评估。③康复医学病历是综合评估的病历,由于康复的目标是要让患者全面地从医学上(身体和精神上)、教育上、职业上和社会上都得到康复,因此康复病历应对此进行综合评估,注意疾病或残疾对患者生活、学习或就业的影响。④康复医学病历是跨科性评估的病历,完整的康复病历需要由一个具有跨科性质的康复专业协作组来采集和填写。如进行多种作业能力的评估要靠作业治疗师,言语能力的评估要靠言语治疗师,心理、认知功能和精神状态的评估要靠康复心理学工作者,患者的社会福利、家庭问题等的评估要靠社会工作者。

（二）康复医学病历的内容

病历书写是指医务人员通过问诊、查体、辅助检查、诊断、治疗、护理等医疗活动获得有关资料,并进行归纳、分析、整理形成医疗活动记录的行为。康复医学病历的内容和书写要求与一般病历并无本质上的区别,但康复医学病历强调从功能角度出发,要求在一般病历的基础上突出功能障碍及相关情况。总体来看,康复医学病历主要包括一般资料、主诉、现病史、既往史、个人史、婚育及月经史、家族史、体格检查、康复评定、诊断、康复诊疗方案等内容。

1. 一般资料　包括姓名、性别、年龄、籍贯、民族、婚姻、职业、文化程度、住址（或工作单位）、电话、入院日期、记录日期、病史陈述者（如患者不能自述病史时，还要记录陈述者与患者的关系）、可靠性等。

2. 主诉　是患者就诊时最主要的症状、功能障碍及主要伴随症状，以及这些症状持续的时间。从发生到经过，用简明扼要的文字进行概括，通常用一两句话来表达。例如，脑血管意外患者的主诉可能是"脑梗死后右侧肢体无力，不能行走和穿衣 2 个月"；腰椎间盘突出症患者的主诉可能是"腰痛伴左下肢疼痛、麻木，不能站立和行走 3 天"。一个简明扼要的主诉可以提示是哪个系统的疾病和功能障碍，疾病和功能障碍的性质及持续时间等信息。

3. 现病史　是病史中的主体部分，应围绕着主诉，记录疾病、损伤或残疾发生的原因、时间、症状特点、发展演变及诊治经过（按时间顺序书写）。内容包括：引起主要功能障碍的疾病情况，各种功能障碍（如运动、认知、言语、吞咽、感知觉等功能障碍）的特点及其发展变化情况，主要并发症，发病后诊疗和康复经过及结果，功能障碍对患者生活产生的影响，患者就诊目的，患者精神、睡眠、饮食、二便等一般情况的变化，以及与鉴别诊断有关的资料。与一般病历不同的是，康复病历的现病史应注重记录患者目前的功能情况，有关各专业的重点如下：

（1）神经损伤：应记录损伤原因、部位；伴发症状，如昏迷、肢体抽搐、气管插管等；以及呼吸、吞咽、大小便控制、感知觉障碍等。

（2）骨折及骨关节损伤：应记录患病诱因、时间及病情进展情况；伴发症状，如疼痛、跛行、畸形、肿胀、关节僵硬、无力、发热和功能障碍等。

（3）内脏病：以导致主要功能障碍的内脏病作为主要疾病进行描述，应重点记录引起功能障碍的原因、时间、病情演变经过、治疗经过及效果等。

（4）脑瘫：着重描写导致脑瘫的病因及病情进展情况。需记录早期症状（如哺乳困难、易惊、异常哭闹、6 个月手口眼不协调、两上肢后伸等）。

4. 既往史　指患者过去的健康情况及患过何种疾病，应主要包括神经系统、骨关节与肌肉系统、心血管系统、呼吸系统等。重点记录与现在疾病病情相关的病史，如外伤、手术等，以便了解患者之前的基础功能水平。

5. 个人史　记录患者出生地及长期居留地，生活习惯及有无烟、酒、药物等嗜好，职业与工作条件及有无工业毒物、粉尘、放射性物质接触史，有无冶游史。记录患者平素生活和工作环境、职业特点、经济背景及心理社会适应状况等内容。详细的个人史有助于了解患者康复治疗的依从性，制订患者的康复计划和康复目标。

6. 婚育史、月经史（女性）　记录患者的婚姻状况、配偶健康情况、夫妻关系；女性患者应详细询问并记录其月经史和生育史。

7. 家族史　了解家庭成员的健康与疾病情况。特别要询问是否患有与患者同样的疾病，有无与遗传有关的疾病等。对家族史的了解不但有助于估计预后，还有利于出院后康复计划的合理安排。

8. 体格检查　应包括临床体格检查的全部内容，并按系统循序进行书写。康复医学体格检查的重点是了解和发现与功能障碍有关的问题，寻找可能存在引起功能障碍的残损,和(或)继发于基础伤病的功能障碍(如肢体挛缩、关节强直、肌肉萎缩等),为康复评定提供初步指向,为确定康复的重点和目标提供依据。根据康复医学科各亚专业的特点和需要,可选择如下项目进行查体:

(1)脑损伤:神志、精神状态、查体配合度;言语功能、认知功能;头颅完整性;脑神经功能(唇舌运动、咽反射较重要);步行能力(步行方式:独立步行、拄拐步行、扶持下步行)、步态(徒手步态分析)、平衡功能(坐位、立位、Berg 平衡测试);瘫痪肢体综合运动能力(Brunnstrom 分级、Fugl-Meyer 评分)、关节活动范围(PROM)、肩及上肢并发症、疼痛(VAS)、肌张力(改良 Ashworth 分级)、肌力(MMT)、感觉(深感觉、浅感觉、复合觉)、腱反射、肌阵挛、病理征、共济运动;Barthel 指数;必要时,可行认知功能评定(MMSE、MoCA 量表)、情感评定(HAMA、HAMD 量表)、洼田饮水试验。

知识链接

脑卒中(stroke)亦称脑血管意外(cerebrovascular accident,CVA),是指突然发生的、由脑血管病变引起的局限性或全脑功能障碍,持续时间超过 24 小时或引起死亡的临床综合征。目前,我国每年新发脑卒中患者约 200 万,且发病率以每年9%的速度上升。脑卒中与缺血性心脏病、恶性肿瘤已成为大多数国家的三大致死性疾病,且具有发病率高、死亡率高和致残率高的特点。脑卒中后约75%的患者在运动、感觉、认知及日常生活活动能力等方面遗留不同程度障碍。

为了最大程度降低脑卒中的致残率,提高患者的生存质量,应在积极抢救治疗的同时,尽早开展正规、规范的康复治疗。目前我国脑卒中已建立了三级康复网络。一级康复指脑卒中急性期在神经内科或神经外科住院期间进行的康复治疗;二级康复指卒中恢复早期在康复医学科或康复中心进行的康复治疗;三级康复指卒中恢复中后期和后遗症期在社区或家庭开展的康复治疗。

(2)脊髓损伤:口唇有无发绀、胸腹部呼吸运动;球—肛门反射;阴部神经损伤患者查损伤平面以下的腹壁反射和下肢腱反射、骶部感觉和运动功能;运动平面及运动评分、平面以下关键肌的肌力;感觉平面及感觉评分;压疮;移动能力(床椅转移、轮椅使用、步行能力);损伤平面以下的关节活动范围(PROM)、肌张力(改良 Ashworth)、肌阵挛、病理征;膀胱容量测定;Barthel 指数等。

(3)周围神经损伤:感觉障碍性质、分布区域;疼痛(VAS)、畸形、关节活动范围(PROM、AROM)、肌力(MMT)、肌张力;腱反射、病理征;神经干叩击试验(Tinel 征);Barthel 指数等。

(4)骨折及骨关节损伤:查体可根据不同骨折及关节损伤部位选择相应的检查项目。如脊柱及骨盆损伤可检查压痛、叩痛、放射痛、活动度、感觉功能、臂丛神经牵拉试验、直腿抬高试验、"4"字试验、骨盆分离、挤压试验等。

9. 康复评定　对患者应进行全面性功能评定,包括对运动、感觉、知觉、语言、认知、职业、社会生活等方面的功能性评定。康复评定是制订和实施康复计划,检验康复效果的重要依据。完整的康复病历应当包含有"三期"评定的内容,即由康复专业协作组对患者进行初期、中期和末期评定。

10. 实验室及器械检查　根据不同疾病或功能障碍选用不同的检查。脑损伤应行头颅影像学检查,如头颅 CT 和(或)MRI;脊髓损伤应行脊髓 MRI;周围神经损伤应重视肌电图的检测;骨折及骨关节病应行骨骼及关节影像学检查;内脏病应行各系统相关专科检查。

11. 诊断 包括临床诊断和功能诊断。临床诊断应根据临床各专科疾病的诊断依据做出。功能诊断一般包括残损、残疾和残障的性质、部位、原因、分类、程度等内容。目前,我国尚无统一的康复医学功能诊断标准和名称。

12. 康复诊疗方案 根据患者的临床诊断和功能诊断,列出医疗和康复的各项问题,根据这些问题确立长期和短期康复目标,制订相应的诊疗计划及康复治疗方案。

以上内容是对康复住院病历的简单介绍,现提供一个临床康复案例以供参考,详见附录一。

二、康复治疗处方

康复治疗处方是康复医师或康复治疗师根据患者的损伤或功能障碍所开立的康复治疗医嘱。能为治疗和医疗质控管理提供永久记录,也可为疗效评定提供参考依据。

(一)治疗处方的内容

通常包括患者的一般情况、病史摘要、诊断与评定结果、治疗目的、治疗种类、治疗部位、治疗方法和剂量、治疗时间、治疗频度与次数、疗程、注意事项、签名和日期等。

(二)治疗处方的种类

康复治疗处方可分为运动疗法处方、物理因子治疗处方、作业疗法处方、言语疗法处方、心理疗法处方、中医传统疗法处方以及假肢、矫形器、辅助器具处方和轮椅处方等。由于采用的康复措施不同、目的要求不同,各类处方的内容也有明显差异。附录二提供了物理治疗及作业治疗康复处方实例,以供参考。

三、康复治疗记录

康复治疗记录是康复治疗师执行医嘱、实施康复治疗的情况记录。对于一名治疗师而言,康复治疗记录是最重要的工作之一。其目的与意义在于:①患者康复治疗的证明;②患者康复治疗的说明;③第三付费者的参考;④评估治疗效果的依据。

(一)康复治疗记录的格式

目前国际最常用的康复治疗记录书写格式为SOAP格式。SOAP是英文首字母的缩写,这四个字母分别代表患者信息的四个部分。S(subjective data)为主观资料记录区;O(objective data)为客观资料记录区;A(assessment)为评估记录区;P(plan)为计划记录区。

S:包括治疗师在患者处获取的关于他(她)的损伤或问题的所有信息,由患者自身或家属提供。包括患者当前健康或康复状况、病史、曾经接受的康复治疗等;主观资料还应包括患者生活状况的回顾、健康状况、社会支持、职业、家庭地位、患病前的功能状况及他(她)的治疗目标。

O:包括相关的测试与检查、患者近期的功能状态等。如关节活动范围、肌力、感觉、肢体围度、平衡和功能状态(如行走、移动和进行自理和家居的活动)等。客观资料需要通过专业人员进行的各种检查或测量获得,或是通过患者填写的量表获取,用来判断和检查患者损伤、活动受限的程度。

A:包括治疗师对主观及客观资料所做的解释、临床判断、设定功能性治疗的结果和目标。

P：包括下个疗程的治疗计划（包括训练进程及看护计划）、患者及家属的教育计划、新增的训练项目、治疗频率、次数及持续时间等。

（二）康复治疗记录的书写原则

康复治疗记录作为永久的、法定医疗记录的一部分，撰写应遵循以下原则：

1. 准确　绝不记录错误的、夸大的、猜测的或者捏造的资料，应保持信息的客观性。

2. 简洁　使用简短、简要的句子明确地陈述相关信息，避免冗长的描述。缩略词有助于简洁，应使用不引起歧义的专业术语缩略词。

3. 清晰　所有康复治疗的文字记录应让读者一目了然。尽量避免在时态上的变化，避免使用含糊不清的术语。手写的记录要书写工整，容易辨认。

4. 及时　治疗师在检查或评估患者后，应尽早将清楚的信息记录下来，在患者治疗结束之后即刻所作的进展记录最精确。

5. 不允许涂改和伪造　应使用黑色墨水，不要擦掉或涂去书写错误的地方。有书写错误时，不能涂去，在错误的地方画一条线，在错误处的上方签上姓名和日期。

6. 签名及日期　在康复治疗记录完成后，必须签署治疗者的姓名并加上记录日期，实习生所写的记录需要其带教老师共同签署。

附录三提供了康复治疗记录实例，以供参考。

第二节　康复医学科门诊、治疗室工作常规

一、门诊接诊工作常规

1. 康复医学科接受门诊及其他临床科室转诊患者，流程一般是：认真询问一般资料、病史→进行相应的体格检查和必要的实验室及影像学检查→按需要进行康复评定→确定康复治疗方案→请患者到相关治疗室进行治疗或住院治疗。需要住院的患者应办理入院相关手续，不适合由康复医学科处理的患者应予转诊。

2. 康复医学科门诊也接受临床各科医师确诊后需要进行康复治疗的患者。一般由该科医师在门诊病历上写明诊断、临床就诊经过和转诊意见，经康复医学科门诊医师接诊，分析明确临床诊断后，进行康复评定，确定治疗方案后到相关治疗室治疗。

3. 若中途患者自行中断康复治疗1周以上的，应先复查以确定是否按原方案或重新制订方案进行治疗。

4. 康复医学科治疗师接到治疗单后安排具体治疗时间，为患者进行康复治疗，做好相应记录。

5. 疗程完成后，治疗师应对治疗效果进行初步评定，并请患者到本科门诊医师处复查，以决定是否继续进行治疗。

6. 本科医师应对接受治疗的患者进行定期复查，了解治疗效果及病情变化，修改治疗方案，记录复查情况。

二、康复治疗室工作常规

康复治疗室主要有物理治疗室、作业治疗室、言语治疗室、传统康复治疗室等，每

个治疗室的功能和特点不同,工作常规也各有不同。

(一) 物理治疗室工作常规

1. 严格执行查对制度和技术操作规程。治疗前须向患者仔细交代注意事项;治疗中密切观察患者情况,发现异常及时处理;治疗后认真记录。

2. 物理治疗师在每天工作开始前,应做好治疗的准备工作,备好仪器及材料。在使用理疗设备前,须对仪器设备进行仔细检查,如有问题一律不得使用;每天工作结束时,要确保所有设备已被切断电源。

3. 康复治疗前应仔细核对患者姓名、康复治疗种类、方法、部位、剂量、时间,按照医嘱及康复治疗单要求进行康复治疗。

4. 进行高频治疗时,应除去患者身上一切金属物,避免治疗者、患者和治疗仪在治疗时与砖墙、水管或潮湿的地面接触。大型超短波禁用单极法。治疗过程中患者不得随意触摸机器。

5. 爱护仪器设备,轻拿轻放,使用后擦拭,定期检查维修。同一台仪器在两次使用间应间隔数分钟。

(二) 作业治疗室工作常规

1. 严格执行查对制度和技术操作规程。治疗前须向患者仔细交代注意事项;治疗中密切观察患者情况,发现异常及时处理;治疗后认真记录。

2. 作业治疗师在每天工作开始前,应做好治疗的准备工作,备好仪器及材料。

3. 治疗中要针对患者的具体情况确定作业项目,力争收到躯体、心理、社会各方面的综合效果。可结合患者兴趣安排作业项目,但不能迁就,必须以实现康复目标为基本准则。

4. 要注意循序渐进,合理安排时间、强度、次数等,避免发生意外。

5. 每天工作结束时,要关闭仪器设备,将患者使用过的器械按规定整理还原。

(三) 言语治疗室工作常规

1. 严格执行查对制度和技术操作规程。治疗前须向患者仔细交代注意事项;治疗中密切观察患者情况,发现异常及时处理;治疗后认真记录。

2. 言语治疗师在每天工作开始前,应做好治疗的准备工作,备好仪器及材料。

3. 在治疗前要充分了解患者言语功能的现状,以确定训练项目。要注意与患者建立良好的信任,促进患者积极参与治疗。要注意发挥家属的作用,使他们在言语治疗中发挥应有的作用。

4. 在治疗过程中要密切观察患者的情况,注意采用多样的训练方式,避免长期枯燥乏味的训练。

5. 每天工作结束时,要关闭仪器设备,将患者使用过的器械按规定整理还原。

(四) 传统康复治疗室工作常规

1. 严格执行查对制度和技术操作规程。治疗前须向患者仔细交代注意事项;治疗中密切观察患者情况,发现异常及时处理;治疗后认真记录。

2. 详细询问患者病情,明确诊断及辨证分型。要以功能为向导、注重全面康复。传统疗法包括中药、针灸、推拿、拔罐、刮痧、气功、太极拳和八段锦等。结合患者病情,选取适宜的治疗方法。

3. 在针灸、推拿等操作过程中应严格遵守操作规程。所需器具要严格无菌操作,防止交叉感染。

4. 要注意施术部位的解剖特点,杜绝意外发生。

5. 治疗前要检查针具是否完好,如有不锐利、弯曲、倒钩等应及时修理、更换。要采取必要措施,防止滞针和断针,如有发生,迅速处理。

6. 凡留针治疗的,医师不得离开岗位,须密切观察患者情况,发现异常及时处理。

7. 使用电针时,应首先检查仪器是否完好,输出是否正常,并根据病情,选择适当强度。治疗结束后要关闭仪器,并将输出归至零位。

8. 每天工作结束时,要规整仪器设备和治疗器具,做好消毒工作。

（郑　爽）

复习思考题

扫一扫
测一测

1. 康复医学病历包含的内容有哪些?

2. SOAP 格式的康复治疗记录主要包括了哪些内容?

3. 康复医学科门诊一般接诊流程是什么?

第七章

康 复 伦 理

学习要点

1. 掌握康复工作者的职业道德；
2. 熟悉康复医学中常见伦理问题的处置方法；
3. 了解康复医学中的医患关系。

伦理学又称道德学、道德哲学，是一门研究道德产生、发展、本质、评价、作用以及道德教育、道德修养规律等的学科。道德是一种社会意识形态，是人们共同生活、行为的准则和规范；是社会与自然一切生存与发展的利益关系中，善与恶的行为规范，及其相应的心理意识与行为活动的总和。不同时代、不同阶层有不同的道德观念。

知识链接

"伦理（ethics）"一词，原指人与人之间微妙复杂而又和谐有序的辈分关系，后经演化，泛指人与人之间以道德手段调节的种种关系，以及处理人与人之间相互关系时应当遵循的道理和行为规范。

医学伦理学是运用一般伦理学原则，解决医疗卫生实践和医学发展过程中的医学道德问题和医学道德现象的学科，它是医学的一个重要组成部分，又是伦理学的一个分支。医学伦理学中有三个最基本的伦理学原则：病人利益第一、尊重病人和公正。病人利益第一原则要求医务人员不仅在主观上、动机上，而且在客观上、行动效果上对病人确有助益，又不伤害病人，即有义务不去有意地或因疏忽大意而伤害病人。康复伦理也需体现这些原则。

康复伦理是康复医学作为一门新兴的医学学科，在其兴起和成熟过程中，面临康复医学科学技术、社会学、心理学、工程学等技术、方法，以及医患关系问题、卫生资源合理分配问题、高新技术合理应用问题、义务与报酬的关系等问题时所需要运用的伦理学知识的总和。目前，康复伦理学还不是一门公认的分支学科，但其涉及的广阔知识领域值得我们去探究。

第一节　康复医学中的医患关系

康复医学不仅是治疗的延续,更多地是为了提高人与环境相适应的程度。在疾病或伤残早期,康复医学强调身体功能的恢复;后期,则强调技能的学习和对环境的适应和回归。康复医学工作的开展和推进是以协作组为单位,强调团队协作,旨在促进患者主动参与和医患互动。这说明康复医学中的医患关系有其特殊性。

一、康复医学中医患关系的模式

在康复的最初阶段,患者多有严重功能障碍,不但承受伤病带来的痛苦,同时承受巨大的心理压力。此时他们多处于被动接受的状态,迫切需要同情、关心和治疗,此阶段的医患关系呈典型的"主动(医)—被动(患)"的模式。

随着康复过程的推进,患者功能不断改善,其争取早日重返社会的信心和能力不断增强,此时的医患关系则转变为"指导(医)—合作(患)"的模式,这种转变,总体上是有利的。

随着患者各种功能、技能的提高,医患关系继续转变,成为"共同参与模式",这是康复治疗中最主要的、最有效的、最应提倡的一种医患关系模式。在这种模式中,强调激发患者及家属的主动参与性,提倡医患互动。患者不仅配合医师康复,还帮助医师作出诊断和实施治疗,进一步融入到康复中去,使医患关系良性互动,体现了权利与责任的对等。

知识链接

医患关系(patient-practitioner relationship)是指医务人员与患者在医疗过程中结成的特定的人际关系。医患关系是医疗活动中最基本、最重要的人际关系,也是医学伦理学的核心问题。著名医史学家西格里斯特(H·Esigerist)这样表述医患关系:"每一种医学活动始终涉及两类当事人:医生和患者;或者更广泛地说,医学团体和社会。医学无非是这两群人之间多方面的关系。"

二、康复医学中医患关系的特点

1. 长期持续性　康复工作往往需要经年累月甚至终身的努力,医患联系往往具有长期持续性,这一点使得康复医学中医患关系有别于其他医疗活动中的医患关系。

2. 密切接触性　康复工作的持续开展要求医患双方保持长期、广泛、密切的接触和互动。在这种情况下,医患双方关注的焦点容易出现分歧。

3. 广域互动性　现代康复医学的核心思想是全面康复、整体康复,使病、伤、残者在身体上、心理上、社会适应上得到全面康复。因此,医患合作或互动就具有了广阔的领域。

三、康复医学中改进医患关系的主要方法

1. 重视患者的知情权　知情权(informed rights)是患者的一项基本权利。患者只

有对自身情况有清醒的认识才能做出正确的选择,保证参与康复的主动性。这就要求医师要告知患者实情,以促使患者谨慎、认真地权衡利弊,做出正确的选择,并主动付诸实施。值得注意的是,在告知患者有关事项的时候需要注意技巧,以避免患者知情后产生情绪波动等负面影响;同时要加强引导,避免患者因不正确的认识干扰正常的康复。

2. 重视对患者的全面了解 希波克拉底有句名言:"了解你的病人是什么样的人,比了解他患了什么病要重要得多!"全面了解患者处理问题的方式、愿望及其家庭社会环境状况是对康复科医师的基本要求。这对确定最优康复方案、营造建设性人际氛围、更有效地指导家庭环境改造等十分有益,对帮助患者最大限度地改善和发挥其残余功能,增强其适应能力和独立生活能力十分重要。

3. 重视对患者隐私的保护 尊重患者的隐私权(privacy)是发展良好、互信、平等医患关系的基础。医生不得在任何情况下泄露患者的隐私,这不仅是道德要求,还是法定义务。

四、康复教育

康复的目的是针对康复对象的功能障碍程度和身体潜力,最大限度地恢复其功能水平,提高其独立生活、学习、工作的能力,改善其生活质量,最终回归家庭和社会。实现这一目标,往往需要一段较长的时间,期间患者及其家属的配合与否,以及配合到位与否都影响着最终目标的实现。所以,针对康复对象及其家属进行的康复教育就显得十分重要。

康复教育(rehabilitation education)是应用教育的手段,帮助患者尽可能地恢复其理想躯体、心理和社会状态的一种康复方法,是康复治疗内容之一。康复教育可以减少患者的不安定感、无助感和愤怒等不良情绪,提高自我控制和解决问题的能力,树立积极的生活态度。对于有严重认知障碍又无自主意识的患者,则其家属成为教育对象。很多研究表明,康复教育对医患关系的改善、患者的功能和生活质量的提高均有重要的作用。康复教育是一个长期过程,可以在总体目标下设定多个阶段性目标,确保每个阶段性目标的实现,以提高患者(或家属)的学习效率、自信心。

康复教育要根据患者的需求,遵循个体化原则,提供个性化方案。内容主要包括:①运用医疗服务设施的指针、方法和策略;②适宜生活方式的重建;③康复训练、行为改善和生活的融合;④让患者及其家属具备自信、耐心、细心、知足等心态;⑤及时反馈效果,评价不恰当的生活方式和行为;⑥及时给予鼓励。

第二节 康复医学中的伦理问题

案例:患者周某,男,55岁,脑血管意外3周,目前正在康复病房接受治疗。患者本人不同意康复治疗组为他制订的治疗计划,想早日回家并重新工作。其妻因患者功能障碍仍较严重,无法在家中进行照顾,坚持要求康复治疗组将病人留院康复治疗。

本案例涉及康复治疗中常常遇到的伦理问题。其实质是病人、家庭成员和康复工作者对康复治疗目标、方法的不同看法,使康复工作者面临两难选择。康复工作者既要尊重病人早日出院的愿望,又要考虑病人妻子的想法和期望;他们既不能在病人不同意的情况下治疗,也不能让患者回到严重准备不足的家里让病情恶化。康复工作者需要和患者及家属一起,做出治疗决策与道德责任相一致的选择。有关道德方面的决定不同于法律、科技和政治决定,前者强调什么是合适的,而不是强调什么是可能的或合法的。在做出与道德相关的决策时,有关礼仪、费用和便利的考虑就显得并不重要。道德和伦理是密切相关的,二者都强调方式、习俗和特性,但伦理着重于价值观的理论和静态的描述,而道德,主要从其品行,即一个人行为的对与错进行判断。

康复的基本工作形式是康复协作组,目标是尽可能地帮助患者重返社会。实现这一目标,患者及家属的主动参与不可缺少。因此,在康复过程中,协调好患者、患者家属、康复团队、社会等多方的关系,尽量避免或控制各方之间因权利和责任的交锋引发多重矛盾就显得十分必要。人们对生活质量的要求日益提高,康复在整个医学领域的位置也愈显重要,在康复实践中遇到的伦理问题也将越来越多、越来越复杂。

一、患者、家庭与康复团队成员的伦理问题

伤病与患者、患者与社会是一个整体。伤病打破了生理平衡,进而引发心理、家庭和社会等问题。在康复中,患者的世界观、人生观、价值观、认知程度、情感承受能力、家庭关系、社会关系、文化背景等都会影响同康复医学团队成员之间的关系,进而影响康复治疗效果。

1. 患者 残疾后,患者常表现出自责、否认、抑郁、愤怒、依赖、多疑、自卑等心态。慢性病患者长期治疗,如疗效不明显,往往表现出焦虑、怀疑、烦躁、自卑等心态。老年患者由于生理功能衰退,常常合并多脏器病损,甚至有智力下降、记忆力减退等,可出现情感脆弱、孤独感强,或易怒、多疑、抑郁、固执等表现。初诊时,部分患者对医生不信任,对康复治疗前景不乐观,或因新环境和新同伴而感到陌生、拘束、不安、害怕。此时,患者应正确看待病情,调整好心态,与康复团队成员加强交流与沟通,建立良好的信任关系。患者的信任可以增强医生的自信,医生的自信又可促进患者积极配合治疗而增强康复效果。

2. 家庭 一般来说,家庭有生理、心理、社会、经济四种功能,能承担特殊照顾责任和提供特殊情感支持,在康复中起着非常重要的作用。首先,家庭能给予患者亲人的关爱、心理上的抚慰和日常生活的照顾。一个安逸、祥和、温馨的家庭环境对康复十分有益。其次,家庭是康复的重要场所,在家中添加简易康复设施,对家庭环境进行适当改造,帮助患者在家里训练和更好地融入正常生活,可以极大增强患者的自信心。在康复过程中,家庭应承担与康复团队沟通的责任,或参与康复方案的讨论和制订。

3. 康复医学工作者 康复医学工作者除了要具备良好的职业道德和掌握丰富的专业知识外,还应加强对心理学、教育学、伦理学、社会学等知识的学习。接诊过程中,应该注意自身形象,态度温和,热情对待每一位患者;要富于同情心、责任心,对患者无论其性别、年龄、民族、职业、职位、收入等均应一视同仁;要注意讲话技巧,注意力集中,耐心、细致倾听患者陈述。

康复医师要对患者家庭、职业等情况进行全面了解,同时要注意保护患者的隐私

权。要密切关注患者的心理状态,对不良心理状态应及时发现并疏导。可介绍其他成功病例,使之树立信心。要加强交流、沟通,与患者建立起互信、平等的关系。要注意工作方法,充分理解患者在经历不幸后的反应和痛楚。要时刻意识到自己的建议对患者的影响,为患者讲明病情,根据病情介绍多种康复方法供选择。

患者初次入院或进行治疗时,康复医护人员要充分了解病情,介绍治疗方案,交代好注意事项。要认真指导、仔细询查,确保治疗效果,避免发生意外。发现问题要及时、正确处理。对于脾气暴躁的患者,应态度温和,宽容大度,适当谦让。要注意安抚患者及家属,对患者取得的进步给予鼓励,对患者来说是强大的心理支持。要持续实施康复教育,鼓励患者及家属坚持康复治疗。发现不融洽的家庭及社会关系,可作适当的调解、规劝,但须注意介入的程度和方法,否则可能事与愿违。

4. 社会工作者　社会工作者应积极促进社会各界关心、重视残疾者,尊重残疾人的人权,树立人人平等的观念,拒绝歧视,营造一个良好的社会氛围。可呼吁政府有关部门在社区成立必要的组织,购置简易康复设施,开展社区健康教育、康复培训,提高人群的康复、保健意识。组织志愿者为残疾患者提供一些特殊服务,如对患者进行家庭访问、指导康复;组织残疾者和健康人一起参加社会活动等。

二、康复团队内部的伦理问题

医际关系是指医疗卫生系统内的医务人员间所形成的业务关系。康复团队内部的伦理问题属于医际关系问题。处理医际关系应遵循以下三个原则:①平等原则,指各医学专业在为患者提供的医学服务中的地位和人格是平等的;②同一原则,指各医学专业为患者提供医学服务的目的都是为了满足患者的健康需求;③协同性原则,指任何医学专业都无法完成所有的医疗活动而必须相互合作。

(一) 康复团队所面临的问题

康复团队是由多学科的专业人员组成的小组,他们共同工作来帮助患者重返社会。团队人员的丰富经验和多功能组织能使康复更有效,但也存在一些问题。例如:过多的治疗人员让患者感到无所适从;每个团队成员为患者制订的目标可能会有差异,也可能采取不同的,甚至是矛盾的康复方式,从而引起谁权威和谁负责的争议,等等。这就要求团队成员必须有高度的责任心,加强团队协作,随时沟通交流,充分发挥团队的力量,共同为患者服务。

(二) 协调康复团队工作的方法

为加强对团队的协调,解决前述冲突,我们用"公共道德语言"(common moral language)来规范有关伦理的决定。个人应该向团队就有异议的问题作出解释,并以患者利益为中心提出解决方案。在团队内,应有专人向患者和家属解释哪些是团队共同承担的责任,哪些由相应的成员承担责任,并与患者家属探讨其参与决策的性质和范围。

总之,康复中应始终贯穿"以病人为中心"的服务宗旨,医患间要各尽其能、相互配合,医际间遵守平等性、同一性、协同性三原则,尽最大可能保障患者的权益,减轻患者的生理和心理痛苦。

第三节　康复医学工作者的职业道德

职业道德包括职业理想、职业态度、职业技能、职业纪律、职业责任、职业良心、职业荣誉感等多个方面。医务人员的职业道德就是医德，是逐步形成于医疗实践中，依靠社会舆论和良心去指导调整医务人员与患者、医务人员之间，以及医务人员与社会等方面的关系的基本行为规范和准则。由于康复医学自身具有特殊性，其职业道德也有别于一般的医学职业道德。

一、康复医学的特殊性

（一）服务对象的特殊性

康复医学的服务对象比较特殊，是残疾者。一般的疾病经过医治有痊愈的机会，而很多残疾者的残疾将是终身的，由此给患者造成的肉体和精神上的痛苦是常人难以想象的。残疾还限制他们参与正常社会生活，因此，从社会的角度看，残疾者是社会上最困难的群体之一，需要全社会对他们进行帮助。

（二）康复内容的复杂性

残疾者中，有各种慢性病患者，也有生理功能衰退的老年人，还有肢体残疾、内脏残疾、精神和智力残疾者。由于残疾类别不同，困难多种多样，康复需求各不相同，需要因人而异，情况十分复杂。

（三）康复任务的艰巨性

康复的目标是使患者重返社会，这和治疗医学以疾病治愈为目标不同。因此，除了最大限度地恢复患者功能，还要帮助他们像健康人一样参与各种社会活动。功能恢复已很困难，再要重返社会，其任务艰巨程度可想而知。所以，康复医学不只涉及医学领域，还涉及社会诸多方面，是一项难度极大的系统工程。

（四）康复过程的漫长性

康复治疗是一个缓慢的、渐进的过程，很难短期收效。因此，在康复治疗之初就要树立起"长期康复、终身康复"的观念。这就要求康复工作者要有高度的责任感、同情心，长期耐心、细心地坚持工作。

（五）康复涉及学科的多样性

康复所需的治疗手段多种多样，除了必要的中西医诊疗手段、药物治疗外，还有物理疗法、言语疗法、作业疗法、心理疗法、康复工程处理、社会服务、职业康复等。康复手段的多样性决定了专业门类的多样性。多专业部门围绕同一个康复目标协同开展工作，与治疗医学相比较，不仅增加了工作量、扩大了工作范围，还会出现许多在治疗医学中不会遇到的困难。

（六）残疾者心理创伤的严重性和心理反应的复杂性

残疾给患者带来的心理创伤是不言而喻的，其反应过程十分复杂。一般来说，残疾者的心理往往会经历这样几个阶段：①震惊期或休克期。最初，患者对突如其来的残疾毫无思想准备，表现为茫然不知所措。②否认期。患者无法接受现实，表现为否认残疾。③愤怒期。逐步理解后，由于残疾已无法避免，患者倾向于把内心的不满和痛苦向外发泄。④悲痛期或抑郁期。在本期,患者往往表现为悲观失望,甚至绝望。⑤适应期。在康复医学工作者和周围人的帮助下,一段时间后,患者逐渐承认和接受现实,开始适应新的生活。现实中,患者的心理反应往往比上述情况更为复杂,而且极易反复。

二、康复医学的职业道德

(一) 康复对象的特殊性,要求康复医学工作者要正确对待残疾人

1. 对患者要有深厚的同情心和细致的关心 在康复医学工作者帮助下,残疾人要克服残疾重返社会,不是一个简单和短期就能完成的过程。在康复治疗中,需要康复医学工作者有崇高的人道主义精神,深深的同情心,持续细致的关心,否则,康复目标难以达到。

2. 要理解和尊重残疾人,深入了解他们的心理特点 在生活、工作、婚姻等方面,残疾人都面临很大困难,造成了他们特有的心理特点,如自卑、烦躁、愤怒、孤独等。因此,康复医学工作者要切实了解他们的痛苦和困难,理解和尊重他们,树立良好的医德;同时,要团结他们,帮助他们,鼓励他们去发现自身存在的巨大潜力。在患者心理反应的各个阶段,要区别情况耐心处理。如在否定期,要耐心说服,否则会拒绝治疗;在愤怒期,要给予合理宣泄的机会,不横加责备;在悲痛期,多做说服和开导工作;适应期,要热情积极地帮助他们确立现实的生活目标,继续坚持康复训练等。

(二) 康复过程的复杂性和学科的多样性,要求康复医学工作者要大力发扬团队精神

1. 康复医学工作者要有良好的医际关系 作为康复医学工作者,在工作实际中,常会有康复医学学科内、外科室的广泛合作,只有良好的医际关系,才能协调和协同各有关人员,形成促进患者康复的合力。

2. 康复医学工作者要有很好的医与非医的关系 在康复治疗过程中,会出现医与工、医与教、医与职业、医与社会等医与非医的合作关系。如医师与假肢矫形器设计制作的工程技术人员;医师与训练聋哑人的特殊教育工作者;医师与训练残疾人重新就业技能的职业康复人员;医师与帮助残疾人重新就业重返社会生活的社会工作者等都不断地发生工作上的联系。由于专业不同,关注点不尽相同,可能会存在观点和做法上的不一致,这就需要以充分保障残疾者的切身利益和实施人道主义的原则来调整双边或多边关系。

3. 康复团队要有良好的协调和统一 为了重返社会这一目标,康复团队横向上需要协调医学各科之间的关系,纵向上需要协调从残疾人康复开始到重返社会过程中医学康复、教育康复、职业康复、社会康复的各个环节。各部分不能互相冲突、互相排挤,要及时交流,及时发现问题并修正。

(三) 康复过程的漫长性和任务的艰巨性,要求康复医学工作者必须具有坚韧不拔的精神

残疾患者的康复过程漫长而艰巨。康复医学工作者如果没有坚韧不拔的精神和最大的耐心,不能充分认识治疗过程的漫长性和治疗目标的艰巨性,就很难坚持到底,患者的康复目标就难以实现。所以,在康复过程中,需要通过康复医学工作者的不懈

努力,解决方方面面的问题,最终才能帮助残疾者重返社会。

(李光才)

扫一扫
测一测

复习思考题

1. 康复工作者制订个体化康复方案时应遵循的原则有哪些?
2. 康复专业团队协调与配合的意义是什么?

附录一 康复住院病历范例

入院记录

姓名	徐××			住址		××××××	
性别	男	年龄	53岁	民族	汉	婚姻状况	已婚
入院时间	2018/10/10			记录日期		2018/10/10	
职业	公务员			病史陈述者		患者及家属	
籍贯	四川内江			病史可靠性		可靠	

主诉	右侧肢体活动不利2月余
现病史	患者2018年7月25日凌晨起床时突感右下肢活动不利,不能行走,约1小时后右上肢不能抬起,右下肢接近不能活动,并逐渐加重,伴明显头晕。无头痛、呕吐、视物旋转、言语不清、饮水呛咳,无耳鸣耳聋、肢体抽搐及大小便失禁等症状。被家人送至××医院就诊,考虑诊断为脑梗死,行头颅MRI检查示:"左侧内囊后肢脑梗死"。入院予以控制血压、改善循环、营养神经等治疗,患者病情好转,随即转入康复科行康复治疗。经康复治疗后患者右侧肢体乏力较前有所改善,好转出院。现患者右侧肢体仍有乏力,行走、进食、洗漱、更衣等日常生活动作不能自理,为求进一步康复治疗再次来诊,门诊拟"脑梗死后遗症"收入院。病程中食欲可,精神良好,大小便无异常
既往史	高血压病史10余年,不规律口服降压药(具体不详),血压波动于150~180/80~100mmHg。否认"糖尿病""冠心病""高血脂"病史,否认"肝炎、结核"等传染病史。否认重大手术、外伤史;否认药物及食物过敏史
个人史	出生及长期居住于原籍;否认血吸虫接触史,否认疫区长期居住史;吸烟1包/天,饮酒2两/天。否认药物滥用史。病前性格温和
婚育及月经史	适龄婚育,配偶及子女均体健。家庭关系和谐
家族史	母亲患有高血压,死于"脑血管意外";父亲体健。有兄弟姐妹4人,均患有高血压,其中1人患有糖尿病

体格检查

T:36.5℃　　P:72 次/分　　R:20 次/分　　BP:150/90mmHg

一般情况	体型(√中、高、矮、胖、瘦) 营养(√良好　中等　不良) 查体(√合作　不合作)	发育(√正常　畸形) 体位(√自动　被动　强迫)	
皮肤、黏膜	颜色(√红润　苍白　黄染) 水肿(√无　有　部位　　) 瘀斑(√无　有　部位　　)	温度(√温　冷　热) 皮疹(√无　有　部位　　) 褥疮(√无　有　部位　　)	
淋巴结	肿大(√无　有　部位　　)		
头部	颅骨缺损(√无　有　部位　　) 结膜充血(√无　有__侧) 耳鼻流脓(√无　有　部位　　)	角膜溃疡(√无　有__侧) 鼻窦压痛(√无　有　部位　　) 咽部充血(√无　有)	
颈部	倾斜(√无　有) 甲状腺肿大(√无　有)	气管偏移(√无　有) 静脉怒张(√无　有__侧)	
胸部	叩诊(左侧　清音　右侧　清音) 干啰(√无　有__侧　部位　　) 心前区(√正常　隆起) 震颤(√无　有__侧　部位　　) 心率　72 次/分　　节律(√齐　不齐) 杂音(√无　有　描述　　　)	呼吸音(√清晰　粗糙__侧) 湿啰(√无　有__侧　部位　　) 心尖搏动位置(左锁骨中线√内　外　0.5cm) 心界(√正常　增大__侧) 心音(√正常　强　弱)	
周围血管征	√无　有　描述		
腹部	腹形(√平坦　膨隆　舟状腹) 腹柔软度(√正常　柔韧　板状) 肝脏触诊(√正常　肿大　肋下　cm) 脾脏触诊(√正常　肿大　肋下　cm) Murphy 征(√阴性　阳性) 移动性浊音(√无　有)	肠型及蠕动波(√无　有　部位　) 腹部包块(√无　有　部位　　) 麦氏点压痛(√无　有　　) 肾区叩痛(√无　有__侧) 腹部叩诊(鼓音) 肠鸣音 5 次/分	
外阴及肛门	未见异常		
脊柱及四肢	脊柱未见异常,四肢见专科情况		

专科情况

一、高级脑功能

意识状态(√清醒　嗜睡　昏睡　昏迷)　　　言语(√流利　失音　失语　口吃)

对答(√切题　不切题)　　　　　　　　　　理解力(√正常　减退)

注意力(√正常　减退)　　　　　　　　　　计算力(√正常　减退)

定向力(√正常　减退)　　　　　　　　　　记忆力(√正常　减退)

精神状态(√正常　焦虑　抑郁　幻听　幻视　烦躁　强哭　强笑　多语欣快)

二、脑神经

1. 嗅神经(√正常　减退　消失　幻嗅__侧)

2. 视神经

视力(√正常　异常__侧)　　　　　　　视野(√正常　异常__侧)

3. 动眼、滑车、展神经

眼球位置(√正常 异常 __侧)　　　　眼球运动(√正常 异常 __侧)

眼睑下垂(√无 有 __侧)　　　　　　复视(√无 有 __侧)

眼震(√无 水平 垂直 旋转 __侧)　　瞳孔直径(左 3.0mm 右 3.0mm)

直接光反射(√正常 减弱 消失 __侧)

间接光反射(√正常 减弱 消失 __侧)

4. 三叉神经

角膜反射(√正常 减弱 消失 __侧)　　咀嚼(正常 √减弱)

颜面触觉(正常 √减弱 消失 __右__侧 眼眶 面颊 下牙床 其他)

颜面痛觉(√正常 减弱 消失 __侧 眼眶 面颊 下牙床 其他)

5. 面神经

额纹(√对称 变浅 消失 __侧)　　　　皱眉闭眼(√正常 减弱 不能 __侧)

露白(√无 有 mm __侧)　　　　　　鼻唇沟(对称 √变浅 消失 __右__侧)

鼓腮吹哨(√正常 减弱 不能 __侧)　　患侧露齿(√无 露齿 颗 __侧)

乳突压痛(√无 有 __侧)　　　　　　外耳道周疱疹(√无 有 __侧)

味觉(√正常 减弱 消失 __侧)

6. 听神经

听力粗测(√正常 异常 __侧)　　　　Rinne 试验(√正常 异常 __侧)

Weber 试验(√正常 异常 __侧)

7. 舌咽神经、迷走神经

咽反射(√正常 减退 消失 __侧)　　　吞咽(√正常 呛咳 困难)

悬雍垂(√居中 偏左 偏右)　　　　　锐痛(√无 有)

声音(√正常 鼻音 嘶哑 失音)

8. 副神经

耸肩(√正常 减弱 __侧)转颈(√正常 减弱 __侧)　颈部痉挛(√无 有)

9. 舌下神经

伸舌运动(居中 偏左 √偏右)　　　　舌肌萎缩(√无 有 __侧)

舌肌纤颤(√无 有 __侧)

三、运动

1. 一般情况

肌肉(√正常 萎缩 肿胀 痉挛 部位)

关节(√正常 畸形 发红 肿胀 疼痛 部位)

肢体围度(√正常 增大减小 部位)

2. 肌张力

右上肢屈肘肌 1 级,伸肘、屈腕肌 1+级,右下肢大腿内收肌伸膝肌、跖屈肌 1 级,其余正常。

3. 肌力

右上肢:肩关节、肘关节周围肌群 2+级;腕关节、手指屈伸肌群 2 级;

右下肢:髋关节屈曲肌群 2+级、伸展肌群 1 级、内收外展肌群 2 级;

膝关节屈曲肌群 2-级、伸展肌群 3 级;踝关节背屈、跖屈肌群 1 级。

4. 关节活动度:PROM 正常。

5. Brunnstrom 分期

__右__侧 上肢__Ⅲ__期 手部__Ⅲ__期 下肢__Ⅲ__期

6. 肩关节半脱位

(√无 有 __侧) 肩痛(√无 有 __侧)　手肿(√无 有 __侧)

7. 指鼻试验(√正常 异常 __侧)　　　跟膝胫试验(√正常 异常 __侧)
8. 不自主运动(√无 有 描述　　)　　踵试验(正常 √异常 __右__侧)
9. 利手(左、√右、双利)

四、平衡能力、步行能力

坐位平衡(Ⅰ级 Ⅱ级 √Ⅲ级)　　　站位平衡(√Ⅰ级 Ⅱ级 Ⅲ级)
行走(√Ⅰ级 Ⅱ级 Ⅲ级)　　　　　　Berg 平衡(29/56 分)

五、感觉

浅感觉	正常	异常部位	痛觉	温度觉	触觉	压觉
左侧	√		√	√	√	√
右侧			√	√	减退	√

深感觉	正常	异常部位	位置觉	运动觉	振动觉
左侧	√		√	√	√
右侧	√		√	√	√

皮层感	正常	异常部位	定位觉	实体觉	图形觉	两点辨别觉
左侧	√		√	√	√	√
右侧	√		√	√	√	√

六、反射(-消失 +减弱 ++正常 +++活跃 ++++亢进)

浅反射	上腹壁反射	中腹壁反射	下腹壁反射	提睾反射
左侧	++	++	++	++
右侧	++	++	++	++

深反射	肱二头肌	肱三头肌	桡骨膜	膝腱	跟腱	髌阵挛	踝阵挛
左侧	++	++	++	++	++	++	++
右侧	+++	+++	+++	+++	+++	++	+++

病理征	Babinski 征	Chaddock 征	Gordon 征	Oppenheim 征	Hoffmann 征
左侧					
右侧	阳性	阴性	阴性	阴性	阳性

其他反射:
辅助检查　头颅 MRI 检查示:"左侧内囊后肢脑梗死"。
入院诊断　1. 脑梗死恢复期:右侧肢体运动功能障碍;ADL 严重功能缺陷;社会参与能力降低。
　　　　　2. 高血压 3 级(极高危)

住院医师:×××
时间:2018 年10 月10 日

181

徒手肌力评定表（MMT）

分级	名称	评级标准
5	正常（normal，N）	完成全关节活动范围的运动并能抗最大阻力
4	良好（good，G）	抗重力及轻度阻力，完成全关节活动范围的运动
3	可（fair，F）	抗重力完成全关节活动范围的运动，但不能抗阻力
2	差（poor，P）	解除重力的影响，能完成全关节活动范围的运动
1	微弱（trace，T）	可触及肌肉收缩，但不能引起关节活动
0	零（zero，0）	未触及肌肉的收缩

徒手肌力 14 级评定表

分级	评级标准
5	能抗充分阻力，完成全关节活动范围的运动
5$^-$	能抗充分阻力，可完成全关节活动范围的50%以上，但不能达到最大
4$^+$	能抗充分阻力，可完成全关节活动范围的50%以下
4	能抗中等阻力，完成全关节活动范围的运动
4$^-$	能抗中等阻力，可完成全关节活动范围的50%以上，但不能达到最大
3$^+$	可抗轻度阻力，关节活动到最大活动范围的50%以下
3	抗肢体本身重力，完成全关节活动范围的运动
3$^-$	抗肢体本身重力，完成正常关节活动范围的50%以上，但不能达到最大
2$^+$	抗肢体本身重力，完成正常关节活动范围的50%以下
2	解除肢体重力的影响，完成全关节活动范围的运动
2$^-$	解除肢体重力的影响，完成全关节活动范围的50%以上，但不能达到最大
1$^+$	解除重力的影响，可完成全关节活动范围的50%以下
1	可触及或可观察到肌肉的收缩，但不能引起关节的活动
0	不能触及肌肉的收缩

MMT 评价

姓名　徐×× 　性别男　年龄　53 岁　病区康复一病区　床号　2　住院号××××
诊断　1. 脑梗死恢复期:右侧肢体运动功能障碍　2. 高血压 3 级(极高危)

时间 肌力	10.11		10.25		11.08	
	左	右	左	右	左	右
肩前屈肌群	2⁺	3⁻			3	
肩外展肌群	2⁺	3⁻			3	
屈肘肌群	2⁺	3⁻			3	
伸肘肌群	2⁺	3⁻			3	
屈腕肌群	2	2⁺			3⁻	
伸腕肌群	2	2⁺			3⁻	
指屈肌群	2	2⁺			3⁻	
伸指肌群	2	2⁺			3⁻	
屈髋肌群	2⁺	3			3⁺	
伸髋肌群	1	2			3⁺	
大腿内收肌群	2	3			4	
大腿外展肌群	2	3			4	
屈膝肌群	2⁻	3⁻			3	
伸膝肌群	3	3⁺			4	
踝背屈肌群	1	2⁻			2	
踝跖屈肌群	1	2⁻			2	
评定者	×××		×××		×××	

肌张力评价(见改良 Ashworth)分级评定法

姓名　徐×× 　性别男　年龄　53 岁　病区康复一病区　床号　2　住院号××××
诊断　1. 脑梗死恢复期:右侧肢体运动功能障碍　2. 高血压 3 级(极高危)

级别	评定标准
0 级	无肌张力的增加
1 级	肌张力略微增加:受累部分被动屈伸时,在关节活动范围之末时呈现最小的阻力或出现突然卡住和释放
1⁺级	肌张力轻度增加:在关节活动范围后 50% 范围内出现突然卡住,然后在关节活动范围的后 50% 均呈现最小的阻力
2 级	肌张力较明显增加:通过关节活动范围的大部分时,肌张力均较明显地增加,但受累部分仍能较轻易地被移动
3 级	肌张力严重增高:被动运动困难
4 级	僵直:受累部分被动屈伸时呈现僵直状态,不能活动

日期	10.11	10.25	11.08
上肢	1⁺	1	1
下肢	1	1	0
评定者	×××	×××	×××

183

Twitchell-Brunnstrom 脑卒中运动功能分级

姓名　徐×× 　性别男　 年龄 53 岁　 病区康复一病区 　床号　2　 住院号××××

诊断 1. 脑梗死恢复期:右侧肢体运动功能障碍 2. 高血压 3 级(极高危)

分级	上肢	手	下肢
I	无任何运动	无任何运动	无任何运动
II	仅出现协同运动的模式	仅有极细微的屈伸	仅有极少的随意运动
III	可随意发起协同运动	可做钩状抓握,但不能伸指	坐和站位上有髋、膝、踝的共同性屈曲
IV	出现脱离协同运动的活动:①肩 0°、肘屈 90°的情况下,前臂可旋前旋后;②在肘伸直的情况下肩可前屈 90°	能侧捏及松开拇指,手指有半随意的小范围的伸展	坐位屈膝 90°以上,可使足跟滑到椅子下,在足跟不离地的情况下能背屈踝关节
V	出现相对独立于协同运动的活动:①肘伸直时肩可外展 90°;②在肘伸直,肩前屈 30°~90°情况下,前臂可旋前旋后;③肘伸直、前臂中立位,臂可上举过头	可做球状和圆柱状抓握,手指同时伸展,但不能单独伸展	健腿站,患腿可先屈膝后伸髋,在伸直膝的情况下,可背屈踝关节,可将脚放在向前迈一小步的位置上
VI	运动协调近于正常,手指指鼻无明显辨距不良,但速度比健侧慢(≤5 秒)	所有抓握均能完成,但速度和准确性比非受累侧差	在站立位可使髋外展到超出抬起该侧骨盆所能达到的范围;在坐位下伸直膝可内外旋下肢,合并足的内、外翻
日期	10. 11	10. 25	11.08
上肢	III	IV	V
下肢	III	V	V
手	III	IV	IV

简化 Fugl-Meyer 运动功能评分法

姓名　徐×× 　性别男　 年龄 53 岁　 病区康复一病区 　床号　2　 住院号××××

诊断 1. 脑梗死恢复期:右侧肢体运动功能障碍 2. 高血压 3 级(极高危)

得分及日期	0 分	1 分	2 分	10. 11	10. 25	11.08
I 上肢						
坐位						
1. 有无反射活动						
(1)肱二头肌	不引起反射活动		能引起反射活动	2	2	2
(2)肱三头肌	同上		同上	2	2	2
2. 屈肌协同运动						

续表

(3)肩上提	完全不能进行	部分完成	无停顿的充分完成	2	2	2
(4)肩后缩	同上	同上	同上	2	2	2
(5)肩外展≥90°	同上	同上	同上	1	2	2
(6)肩外旋	同上	同上	同上	1	1	2
(7)肘屈曲	同上	同上	同上	1	1	2
(8)前臂旋后	同上	同上	同上	1	1	1
3. 伸肌协同运动						
(9)肩内收、内旋	同上	同上	同上	1	2	2
(10)肘伸展	同上	同上	同上	2	2	2
(11)前臂旋前	同上	同上	同上	1	1	2
4. 伴有协同运动的活动						
(12)手触腰椎	没有明显活动	手仅可向后越过髂前上棘	能顺利进行	1	2	2
(13)肩关节屈曲90°,前臂旋前、旋后	开始时手臂立即外展或肘关节屈曲	在接近规定位置时肩关节外展或肘关节屈曲	能顺利充分完成	1	2	2
(14)肩0°,肘屈90°,前臂旋前、旋后	不能屈肘或前臂不能旋前	肩、肘位正确,基本上能旋前、旋后	顺利完成	1	1	1
5. 脱离协同运动的活动						
(15)肩关节外展90°,肘伸直,前臂旋前	开始时肘就屈曲,前臂偏离方向,不能旋前	可部分完成此动作或在活动时肘关节屈曲或前臂不能旋前	顺利完成	1	1	2
(16)肩关节前屈举臂过头,肘伸直,前臂中立位	开始时肘关节屈曲或肩关节发生外展	肩屈曲中途、肘关节屈曲、肩关节外展	顺利完成	1	1	2
(17)肩屈曲30°~90°,肘伸直,前臂旋前旋后	前臂旋前旋后完全不能进行或肩肘位不正确	肩、肘位置正确,基本上能完成旋前旋后	顺利完成	1	1	1
6. 反射亢进						

185

续表

(18)检查肱二头肌、肱三头肌和指屈肌三种反射	至少 2~3 个反射明显亢进	1 个反射明显亢进或至少 2 个反射活跃	活跃反射 ≤ 1 个,且无反射亢进	1	1	1
7. 腕稳定性						
(19)肩 0°,肘屈 90°时,腕背屈	不能背屈腕关节达 15°	可完成腕背屈,但不能抗拒阻力	施加轻微阻力仍可保持腕背屈	0	1	1
(20)肩 0°,肘屈 90°,腕屈伸	不能随意屈伸	不能在全关节范围内主动活动腕关节	能平滑地不停顿地进行	0	1	1
8. 肘伸直,肩前屈 30°时						
(21)腕背屈	不能背屈腕关节达 15°	可完成腕背屈,但不能抗拒阻力	施加轻微阻力仍可保持腕背屈	0	1	2
(22)腕屈伸	不能随意屈伸	不能在全关节范围内主动活动腕关节	能平滑地不停顿地进行	0	1	1
(23)腕环形运动	不能进行	活动费力或不完全	正常完成	0	1	2
9. 手指						
(24)集团屈曲	不能屈曲	能屈曲但不充分	能完全主动屈曲	2	2	2
(25)集团伸展	不能伸展	能放松主动屈曲的手指	能完全主动伸展	2	2	2
(26)钩状抓握	不能保持要求位置	握力微弱	能够抵抗相当大的阻力	2	2	2
(27)侧捏	不能进行	能用拇指捏住一张纸,但不能抵抗拉力	可牢牢捏住纸	1	1	2
(28)对捏(拇食指可夹住一根铅笔)	完全不能	捏力微弱	能抵抗相当的阻力	2	2	2
(29)圆柱状抓握	同(26)	同(26)	同(26)	2	2	2
(30)球形抓握	同上	同上	同上	2	2	2
10. 协调能力与速度(手指指鼻试验连续 5 次)						
(31)震颤情况	明显震颤	轻度震颤	无震颤	2	2	2
(32)辨距障碍	明显的或不规则的辨距障碍	轻度的或规则的辨距障碍	无辨距障碍	2	2	2

续表

(33)速度	较健侧长6秒	较健侧长2~5秒	两侧差别<2秒	2	2	2
Ⅱ下肢						
仰卧位						
1. 有无反射活动						
(1)跟腱反射	无反射活动		有反射活动	2	2	2
(2)膝腱反射	同上		同上	2	2	2
2. 屈肌协同运动						
(3)髋关节屈曲	不能进行	部分进行	充分进行	2	2	2
(4)膝关节屈曲	同上	同上	同上	2	2	2
(5)踝关节背屈	同上	同上	同上	0	1	1
3. 伸肌协同运动						
(6)髋关节伸展	没有运动	微弱运动	几乎与对侧相同	1	1	2
(7)髋关节内收	同上	同上	同上	2	2	2
(8)膝关节伸展	同上	同上	同上	2	2	2
(9)踝关节跖屈	同上	同上	同上	1	1	2
坐位						
4. 伴有协同运动的活动						
(10)膝关节屈曲	无主动运动	膝关节能从微伸位屈曲，但屈曲<90°	屈曲>90°	2	2	2
(11)踝关节背屈	不能主动背屈	主动背屈不完全	正常背屈站立	0	1	1
5. 脱离协同运动的活动						
(12)膝关节屈曲	在髋关节伸展位时不能屈膝	髋关节0°时膝关节能屈曲，但<90°，或进行时髋关节屈曲	能自如运动	1	1	2
(13)踝关节背屈	不能主动活动	能部分背屈	能充分背屈	0	1	1
6. 反射亢进						
(14)查跟腱、膝和膝屈肌三种反射	2~3个明显亢进	1个反射亢进或2个反射活跃	活跃的反射≤1个	1	1	1

续表

仰卧位						
7. 协调能力和速度(跟-膝-胫试验,快速连续做5次)						
(15)震颤情况	明显震颤	轻度震颤	无震颤	2	2	2
(16)辨距障碍	明显不规则的辨距障碍	轻度规则的辨距障碍	无辨距障碍	2	2	2
(17)速度	比健侧长6秒	比健侧长2~5秒	比健侧长2秒	2	2	2

日期	10.11	10.25	11.08
上肢(总分36)	23	27	32
腕手(总分30)	19	24	27
下肢(总分34)	24	27	30
评定者	×××	×××	×××

Berg 平衡量表评价记录表

姓名　徐××　性别 男　年龄　53 岁　病区 康复一病区　床号　2　住院号××××

诊断　1. 脑梗死恢复期:右侧肢体运动功能障碍　2. 高血压3级(极高危)

项目	指令	评分标准	10.11	10.25	11.08
1. 由坐到站	指令:尽量不用手支撑,站起来	4分:不用支撑站起来,且保持稳定 3分:能用手支撑站起来,且保持稳定 2分:尝试几次后,能用手支撑站起来 1分:需要少量帮助才能站起来或保持稳定 0分:需要他人中等量或者大量帮助才能站起来或保持稳定	3	4	4
2. 无支持站立	请独立站立2分钟	4分:能安全地独立站立2分钟 3分:在监护下能站立2分钟 2分:在无支持的条件下能站立30秒 1分:尝试几次才能独立站立30秒 0分:无帮助时不能独立站立30秒 (如果患者能安全地独立站立2分钟,那么"独立坐"项得满分,直接进入第四项)	4	4	4
3. 独立坐	两手抱胸坐2分钟(背部无支持,脚可踩在地上、矮凳上)	4分:能安全无协助地坐2分钟 3分:在监护下能坐2分钟 2分:能独立坐30秒 1分:能独立坐10秒 0分:没有靠背支撑,不能坐10秒	4	4	4

表头:日期 / 评分日期及得分

续表

日期			评分日期及得分		
项目	指令	评分标准	10.11	10.25	11.08
4. 由站到坐	请坐下	4分:最小量用手帮助安全坐下 3分:借助于双手能控制身体的下降 2分:用小腿的背面靠着椅子来控制身体的下降 1分:独立地坐,但不能控制身体的下降 0分:需要他人帮助才能坐下	3	4	4
5. 床到椅转移	床→椅转移	4分:稍用手扶就能安全地转移 3分:绝对需要手扶才能安全地转移 2分:需要口头提示或监督下能转移 1分:需一个人帮助转移 0分:需两个人帮助转移或监督	3	4	4
6. 闭眼站立	闭眼站立10秒	4分:能安全地闭眼站立10秒 3分:监督下闭眼站立10秒 2分:闭眼站立3秒 1分:不能闭眼3秒但能安全地站立 0分:防止摔倒需要两个人的帮助	4	4	4
7. 双足并拢站立	无支撑下双足并拢站立	4分:能独立双足并拢并安全站立1分钟 3分:能双足并拢并在监督下安全地站立1分钟 2分:能独立将双足并拢但不能保持30秒 1分:需帮助并拢双足能保持15秒 0分:需帮助并拢双足不能保持15秒	0	3	4
8. 站立位上肢前伸	抬起上肢成90°,伸开手指尽可能向前	4分:能安全地向前伸>25cm 3分:能向前伸>12cm 2分:能向前伸>5cm 1分:监督下能向前伸 0分:需外部支撑/向前伸时失去平衡	2	3	3
9. 站立位从地上拾物	站立位捡起脚前面的拖鞋/物品	4分:能安全容易地捡起拖鞋 3分:监督下能捡起拖鞋 2分:不能捡起拖鞋,但距离物品2~5cm能独立保持平衡 1分:不能捡起,尝试时需监督 0分:不能尝试/需帮助防止失去平衡或摔倒	1	2	3
10. 转身向后看	左转看身后,再右转看身后(医生在患者背后直接观察,鼓励患者转身)	4分:从左、右两边向后看,重心转移较好 3分:仅从一侧向后看,另一侧重心转移较差 2分:仅能转向侧面,但平衡较好 1分:转身时需监督 0分:需帮助防止重心不稳或摔倒	3	4	4

续表

项目	指令	评分标准	10.11	10.25	11.08
	日期		评分日期及得分		
11. 转身360°	顺时针转身一周,暂停,再逆时针转身一周	4分:用时≤4秒安全转身360° 3分:用时≤4秒只能一个方向转身360° 2分:能安全地转身360°但较缓慢,用时>4秒 1分:需要密切监督或口头提示 0分:转身时需要帮助	1	2	3
12. 双足交替踏台阶	无支撑下双足交替踏台阶(或矮凳)4次	4分:能安全独立地交替踏4次,用时20秒内 3分:能独立地交替踏4次,用时>20秒 2分:监督下(不需帮助)双足交替踏2次 1分:需少量帮助能双足交替踏>1次 0分:需帮助尝试/防止摔倒	0	1	2
13. 双足前后站立	(示范)一只脚向前迈步。如果不能直接向前迈步,尽量向前迈远点,前脚的脚跟在后脚的脚趾前	4分:能独立将双脚一前一后地排列(无距离)并保持30秒 3分:能独立将一只脚放在另一只脚的前方(有距离)并保持30秒 2分:能独立地迈一小步并保持30秒以上 1分:迈步时需帮助但能保持15秒 0分:在迈步或站立时失去平衡	1	2	3
14. 单腿站立	无支撑下单脚站尽可能长时间	4分:单腿独立站立>10秒 3分:单腿独立站立5~10秒 2分:单腿独立站立≥3秒 1分:能抬起脚独立站立但不能保持3秒 0分:不能尝试/需帮助防止摔倒	0	1	2
得分			29	42	48
评定者			×××	×××	×××

评分标准及临床意义:最高分56分,最低分0分,分数越高平衡能力越强。0~20分,平衡功能差,患者需要乘坐轮椅;21~40分,有一定平衡能力,患者可在辅助下步行;41~56分,平衡功能较好,患者可独立步行。<40分提示有跌倒的危险。

日常生活活动能力(ADL)评定(改良 Barthel 指数评定表)

姓名　徐××　　性别男　　年龄　53岁　　病区康复一病区　　床号　2　　住院号××××

诊断　1. 脑梗死恢复期:右侧肢体运动功能障碍　2. 高血压3级(极高危)

项目	评分标准	10.11	10.25	11.08
		评定日期及得分		
1. 大便	0分:失禁或昏迷 5分:偶尔失禁(每周≤1次),或需要在帮助下使用灌肠剂或栓剂,或需要器具帮助 10分:能控制,如果需要,能使用灌肠剂或栓剂	10	10	10

续表

项目	评分标准	评定日期及得分		
		10.11	10.25	11.08
2. 小便	0分:失禁或昏迷,或由他人导尿	10	10	10
	5分:偶尔失禁(每24小时≤1次,每周>1次),或需要器具帮助			
	10分:能控制,如果需要,能使用集尿器或其他用具,并清洗。如无需帮助,自行导尿,并清洗导管			
3. 修饰	0分:需要帮助	1	3	4
	5分:独立洗脸、梳头、刷牙、剃须			
4. 用厕	0分:依赖他人	2	8	9
	5分:需部分帮助,在穿脱衣裤,使用卫生纸擦净会阴,保持平衡或便后清洁时需要帮助			
	10分:全面自理,独立进出厕所,使用便盆,并能穿脱衣裤、使用卫生纸,擦净会阴和冲洗排泄物,或倒掉并清洗便盆			
5. 吃饭	0分:依赖他人	2	8	10
	5分:需部分帮助(能吃任何正常食物,但在切割、搅拌、夹饭、盛饭时需要帮助,或较长时间才能完成)			
	10分:全面自理			
6. 转移(轮椅)	0分:依赖他人,不能坐	8	15	15
	5分:需大量帮助(2个人或1个强壮且动作娴熟的人帮助),能坐			
	10分:需少量帮助(1人搀扶或语言指导、监督)			
	15分:全面自理,独立床椅转移并返回,包括坐起、刹住轮椅、抬起脚踏板)			
7. 活动(步行)(在病房及其周围,不包括走远路)	0分:不能步行	3	8	10
	5分:需大量帮助;使用轮椅行走45米,并能各方向移动及进出厕所			
	10分:需小量帮助;1人体力或语言指导下帮助行走45米以上;无需帮助,轮椅行走45米以上,能拐弯			
	15分:独立步行,水平路面独自行走45米以上(可用辅助器,但不包括带轮的助行器)			
8. 穿衣	0分:依赖他人	0	5	8
	5分:需一般辅助			
	10分:自理(无人指导下穿脱各类衣裤,系、开纽扣,关、开拉锁和穿鞋,穿脱矫形器和各类护具)			

续表

项目	评分标准	评定日期及得分		
		10.11	10.25	11.08
9. 上楼梯(上下一段楼梯,用手杖也算独立)	0分:不能	0	2	4
	5分:需帮助;体力或语言指导、监督下上下一层楼			
	10分:全面自理(包括使用辅助器):能独立上下一层楼			
10. 洗澡	0分:依赖或需要帮助	0	3	3
	5分:无需指导和他人帮助能安全进出浴池,并完成洗澡全过程			
总分		36	72	83
ADL 能力缺陷程度		严重	轻度	轻度
评定者		×××	×××	×××

　　ADL 能力缺陷程度:0~20 分:极严重功能缺陷;21~45 分:严重功能缺陷;46~70 分:中度功能缺陷;71~90 分:轻度功能缺陷;91~100 分:ADL 能自理。

　　ADL 能力自理程度:0~34 分:基本完全辅助;35 分:床上自理水平;36~79 分:轮椅生活部分辅助;80 分:轮椅自理水平;81~99 分:ADL 大部分自理;100 分:ADL 完全自理。

简明精神状态检查(MMSE)表

姓名　徐××　　性别男　　年龄　53 岁　　病区康复一病区　　床号　2　　住院号××××
诊断　　　1. 脑梗死恢复期:右侧肢体运动功能障碍　2. 高血压 3 级(极高危)

评定项目	评分		10.11	月　日		月　日	
1. 今年是哪一年	1	0	1				
2. 现在是什么季节	1	0	1				
3. 今天是几号	1	0	1				
4. 今天是星期几	1	0	1				
5. 现在是几月份	1	0	1				
6. 你现在在哪一省(市)	1	0	1				
7. 你现在在哪一县(区)	1	0	1				
8. 你现在在哪一乡(镇、街道)	1	0	1				
9. 你现在在哪一层楼上	1	0	1				
10. 这里是什么地方	1	0	1				
11. 复述:皮球	1	0	1				
12. 复述:国旗	1	0	1				
13. 复述:树木	1	0	1				
14. 100-7	1	0	1				
15. 93-7	1	0	1				
16. 86-7	1	0	1				
17. 79-7	1	0	1				

续表

评定项目	评分		10.11	月 日	月 日
18. 72-7	1	0	1		
19. 回忆:皮球	1	0	1		
20. 回忆:国旗	1	0	1		
21. 回忆:树木	1	0	1		
22. 辨认:手表	1	0	1		
23. 辨认:铅笔	1	0	1		
24. 复述:四十四只石狮子	1	0	1		
25. 按卡片闭眼	1	0	1		
26. 用右手拿纸	1	0	1		
27. 将纸对折	1	0	1		
28. 将纸放在大腿上	1	0	1		
29. 写一句完整的句子	1	0	1		
30. 按样作图	1	0	1		
评定者			30		

判定标准:最高得分为30分,分数在27~30分为正常;分数<27分为认知功能障碍。本检查表包括定向力(最高分10分)、记忆力(最高分3分)注意力和计算力(最高分5分);回忆能力(最高分3分);语言能力(最高分9分)。

失语症筛查量表

姓名 徐×× 性别男 年龄 53岁 病区康复一病区 床号 2 住院号××××
诊断 1. 脑梗死恢复期:右侧肢体运动功能障碍 2. 高血压3级(极高危)

自发性语言:	
理解评价	
Ⅰ. 口语理解	
A. 一步指令	
1."指给我哪是笔"	
2."把勺子拿起来"	
3."把杯子扣过来"	
4."伸出你的手"	
正确率(%)	100
B. 两步指令	
1."指给我哪是笔,然后拿起勺子"	
2."拿起笔,把它放到杯子的右边"	

193

续表

3. "先伸出两个手指,然后把勺子拿起来"	
4. "把肥皂递给我,然后用手指笔"	
正确率(%)	100
C. 三步指令	
1. "把笔放在杯子里,递给我肥皂,再拿起勺子"	
2. "拿起勺子,把它放在肥皂的左边,再把杯子扣过来"	
3. "指给我哪是灯,然后伸出两个手指,再闭上你的眼睛"	
4. "把笔放到肥皂和杯子之间,拿起勺子,再指你的鼻子"	
正确率(%)	100
Ⅱ. 书面语言理解	
A. 单词理解	
1. 杯子	
2. 勺子	
3. 肥皂	
4. 笔	
正确率(%)	100
B. 句子理解	
1. 拿起勺子	
2. 伸出两个手指	
3. 把勺子放在笔和肥皂之间	
4. 把杯子放在笔的左边	
正确率(%)	100
Ⅲ. 手语的理解	
1. 杯子——示范用杯子喝水的动作,然后让病人指出摆在他面前用来喝水的物品	
2. 笔——示范用笔写字的动作,然后让病人指出你所用来写字的物品	
3. 肥皂——示范用肥皂洗手的动作,然后让病人指出你所用来洗手的物品	
4. 饭勺——示范用勺吃饭的动作,然后让病人指出你所用来吃饭的物品	
正确率(%)	100
表达评定	
Ⅰ. 口语表达	
A. 命名	
1. 杯子	
2. 笔	
3. 勺子	

4. 肥皂	
正确率(%)	100
B. 复述	
1. 肥皂	
2. 天安门广场	
3. 请给我一支笔	
4. 他穿过马路走进商店	
正确率(%)	100
C. 描述	
1. 肥皂	
2. 勺子	
3. 杯子	
4. 笔	
正确率(%)	100
Ⅱ. 书面语表达	
A. 命名	
1. 肥皂	
2. 勺子	
3. 杯子	
4. 笔	
正确率(%)	100
B. 描述	
1. 肥皂	
2. 勺子	
3. 杯子	
4. 笔	
正确率(%)	100
Ⅲ. 手语表达	
1. 勺子——递给病人勺子,让病人示范它的应用	
2. 肥皂——与以上同样做法,让病人示范它的应用	
3. 笔——让病人示范如何使用	
4. 杯子——让病人示范如何使用	
正确率(%)	100

评价结果

理解			表达		
口语	书面语	手语	口语	书写	手语
一步、二步、三步指令	词、句子		命名、复述、描述	命名、描述	
100(√)(√)(√)	(√)(√)	(√)	(√)(√)(√)	(√)(√)	(√)
75( )( )( )	( )( )	( )	( )( )( )	( )( )	( )
50( )( )( )	( )( )	( )	( )( )( )	( )( )	( )
25( )( )( )	( )( )	( )	( )( )( )	( )( )	( )
0( )( )( )	( )( )	( )	( )( )( )	( )( )	( )

洼田饮水试验分级

姓名　徐××　　性别男　　年龄　53 岁　　病区康复一病区　　床号　2　　　住院号××××

诊断　1. 脑梗死恢复期:右侧肢体运动功能障碍　2. 高血压 3 级(极高危)

等级	标准	初级评定 10. 11	中期评定 月　日	末期评定 月　日
1 级	能够顺利地 1 次咽下(5 秒之内正常)	√		
2 级	分 2 次以上,能够不呛地咽下(2.5 秒以上可疑 1 级或 2 级)			
3 级	能 1 次咽下,但有呛咳(异常)			
4 级	分 2 次以上咽下,也有呛咳(异常)			
5 级	全量咽下困难,频繁呛咳(异常)			
评级				
评定者				

备注:1. 评定与检查方法　患者端坐,喝下 30ml 温开水,观察所需时间及呛咳情况。

2. 疗效判定标准　治愈:吞咽障碍消失,饮水试验评定 1 级。有效:吞咽障碍明显改善,饮水试验评定 2 级。无效:吞咽障碍改善显著,饮水试验评定 3 级。

附录二　康复处方

×××× 医院康复医学科
物理治疗 (PT) 处方

患者姓名:徐××　　　性别:男　　年龄:53 岁　　住院号:××××
发病时间:2018 年 7 月 25 日　　　联系电话:13747202××××
临床诊断:
①脑梗死恢复期:右侧肢体运动功能障碍;②高血压 3 级(极高危)。
病历摘要:
患者于入院前 2 个月凌晨起床时突感右下肢活动不利,不能行走,约 1 小时后右上肢不能抬起,右下肢接近不能活动,并逐渐加重,伴明显头晕。无头痛、呕吐、视物旋转、言语不清、饮水呛咳及吞咽困难,无耳鸣耳聋、肢体抽搐及大小便失禁等症状。被家人送至××医院就诊,考虑诊断为脑梗死,行头颅 MRI 检查示:"左侧内囊后肢脑梗死"。
既往史:高血压病史 10 余年。
主要障碍点:
右侧肢体肌力下降,右足下垂、内翻明显,转移、移乘能力差,立位平衡差。
运动疗法:
1. 右膝屈曲、踝背屈肌力训练　患者取坐位,右脚置于滑板上固定,进行膝踝屈伸训练 15 分/(次·天),5 天/周。
2. 腕伸肌与踝背屈肌肌电生物反馈治疗　选择耐受强度,每天 30 分/(部位·次),5 天/周。
3. 站立位重心转移训练　借助平衡仪训练患者重心左右及前后转移,30 分/(次·天),5 天/周。
4. 床椅转移及坐站转移训练　按活动分析法练习床椅转移及坐站转移,训练患者缺失的动作成分,然后完成整个活动,15 分/(次·天),5 天/周。
5. 耐力训练　四肢联动训练,20 分/(次·天),5 天/周。

康复医师:王××
日期:2018 年 10 月 11 日

××××医院康复医学科
作业治疗(OT)处方

患者姓名:徐×× 性别:男 年龄:53岁 住院号:××××

发病时间:2018年7月25日 联系电话:13747202××××

临床诊断:

①脑梗死恢复期:右侧肢体运动功能障碍;②高血压3级(极高危)。

病历摘要:

患者于入院前2个月凌晨起床时突感右下肢活动不利,不能行走,约1小时后右上肢不能抬起,右下肢接近不能活动,并逐渐加重,伴明显头晕。无头痛、呕吐、视物旋转、言语不清、饮水呛咳及吞咽困难,无耳鸣耳聋、肢体抽搐及大小便失禁等症状。被家人送至××医院就诊,考虑诊断为脑梗死,行头颅MRI检查示:"左侧内囊后肢脑梗死"。

既往史:高血压病史10余年。

主要障碍点:

转移、移乘能力差,立位平衡差;ADL严重功能缺陷、生活需要帮助。

作业疗法:

1. 上肢功能训练

(1)上肢机器人训练:做配对作业、整理厨房、物品分类等模拟练习,20分/(次·天),5天/周。

(2)磨砂板训练:桌面倾斜30°,患手无负重伸肘推板,20分/(次·天),5天/周。

(3)物品转移训练:利用患侧手转移物品训练小球,20分/(次·天),5天/周。

2. 日常生活活动训练 进食、修饰、穿衣指导与训练,15~30分/次,2次/周。

3. 对患者及其家属宣教日常生活独立的重要性。

康复医师:王××

日期:2018年10月11日

附录三 康复治疗记录

物理治疗初始记录

患者姓名:徐××   性别:男   年龄:53 岁   住院号:××××

发病时间:2018 年 7 月 25 日   联系电话:13747202××××

临床诊断:

①脑梗死恢复期:右侧肢体运动功能障碍;②高血压 3 级(极高危)。

S:

1. 主诉   右侧肢体活动不利 2$^+$月。患者表示右侧肢体无力两月余,曾在其他医院做康复治疗,现在行走、进食、洗漱、更衣等日常生活动作不能自理。

2. 病史   患者表示入院前 2$^+$月凌晨起床时突感右下肢活动不利,不能行走,约 1 小时后右上肢不能抬起,右下肢接近不能活动,并逐渐加重,伴明显头晕。被家属送至医院后,诊断为"脑梗死"。

3. 居家情况   与妻子及儿子同住。家住 7 楼,有电梯。厕所是坐厕。

4. 生活方式   患者以往是公务员,常使用电脑办公。

5. 主要问题   右侧偏瘫导致生活不能自理。

6. 患者目标   患者本人及家人希望其能够扶拐行走或独立行走。

O:

1. Brunnstrom 分期   右上肢为Ⅲ期,可随意发起协同运动;手Ⅲ期,可做勾状抓握,但不能伸指;右下肢Ⅲ期,坐和站位上有髋、膝、踝共同性屈曲。

2. 肌张力   右上肢屈肘肌 1 级,伸肘、屈腕肌 1$^+$级;右下肢大腿内收肌、伸膝肌、跖屈肌 1 级,其余正常。

3. ROM   被动关节活动度正常。

4. 肌力   右上肢:肩关节、肘关节周围肌群 2$^+$级;腕关节、手指屈伸肌群 2 级。右下肢:髋关节屈曲肌群 2$^+$级、伸展肌群 1 级、内收外展肌群 2 级;膝关节屈曲肌群 2$^-$级、伸展肌群 3 级;踝关节背屈、跖屈肌群 1 级。左侧肢体正常。

5. 感觉基本正常。

6. 共济运动正常。

7. 平衡   坐位平衡Ⅲ级,站位平衡Ⅰ级,Berg 平衡量表评分:29/56 分。其中由坐到站 3 分,独立站立 4 分,独立坐 4 分,由站到坐 3 分,床椅转移 3 分,闭眼站立 4 分,双足并拢站 0 分,站立位上肢前伸 2 分,站立位从地上拾物 1 分,转身向后看 3 分,转身一周 1 分,双足交替踏 0 分,双足前后站 1 分,单腿站立 0 分。

A:

物理治疗诊断:患者由于右侧偏瘫导致无法行走。

长期目标:恢复或接近正常步态。患者 4 周内,可借助四脚手杖独立行走 50 米。

短期目标:患者 2 周内独立完成床椅转移、坐站转移;站位平衡达到 Ⅱ 级;可扶平行杠在监护下行走 10 米。

P:

1. 患侧上下肢主动关节活动度维持训练,预防关节挛缩。

2. 主动桥式运动,训练骨盆的控制能力,训练腰背肌力。

3. 主动横向移动训练。

4. 肩胛带抗阻力训练,提高肩胛骨周围肌肉的控制能力,抑制肩胛骨后及向外下方旋转。

5. 平衡训练。

6. 患侧下肢负重训练,重心转移训练。

7. 双杠内步行训练。

物理治疗师:李 XX

记录时间:2018 年 10 月 11 日

物理治疗进展记录

患者姓名:徐×× 　　性别:男 　　年龄:53 岁 　　住院号:××××

发病时间:2018 年 7 月 25 日 　　联系电话:13747202××××

临床诊断:

①脑梗死恢复期:右侧肢体运动功能障碍;②高血压 3 级(极高危)。

S:

患者说他现在感觉比刚入院时好多了,站得比较稳,他对治疗效果很满意,希望 2 周后能走得比较稳,出院回家继续康复一段时间后上班。

O:

1. MMT 检查结果　肩、肘关节周围肌群由 2^+→3^- 级;右腕关节、手指屈伸肌群由 2 级→2^+ 级。右下肢:髋关节屈曲肌群由 2^+ 级→3 级,伸展肌群由 1 级→2 级,内收外展肌群由 2 级→3 级;膝关节屈曲肌群由 2^- 级→3^- 级、伸展肌群由 3 级→3^+ 级;踝关节背屈、跖屈肌群由 1 级→2^- 级。

2. 平衡　站位平衡由 Ⅰ → Ⅱ 级,Berg 平衡量表评分:由 29/56 分→42/56 分。其中由坐到站、由站到坐、床椅转移均由 3 分→4 分,双足并拢站立由 0 分→3 分,站立位上肢前伸由 2 分→3 分,站立位从地上拾物、转身一周、双足前后站均由 1 分→2 分,双足交替踏、单腿站立由 0 分→1 分。

A:

患者实现前 2 周短期目标,可持四脚拐在平行杠内走 2 个来回。

P:

1. 患腿支撑负重训练。

2. 患腿伸髋训练。

3. 患足踝背曲训练。

4. 患侧上下肢协调性训练。

5. 患侧膝控制能力训练。

6. 坐站转移、重心转移训练。

7. 站立平衡训练。

8. 双杠步行训练。

9. 上下楼梯训练。

物理治疗师:李××

记录时间:2018 年 10 月 25 日

物理治疗出院指南

患者姓名:徐××　　性别:男　　年龄:53 岁　　住院号:××××

发病时间:2018 年 7 月 25 日　　　　联系电话:13747202××××

临床诊断:

①脑梗死恢复期:右侧肢体运动功能障碍;②高血压 3 级(极高危)。

S:

患者说他现在感觉良好,能借助四脚手杖独立行走 50 米。他对治疗效果很满意,希望出院回家继续康复一段时间后能上班。

O:

1. 肌张力　右下肢基本正常。

2. ROM　被动关节活动度正常.

3. MMT 检查结果　肩、肘关节周围肌群由 3^- 级→3 级;右腕关节、手指屈伸肌群由 2^+ 级→3 级。髋关节屈曲肌群由 3 级→3^+ 级,伸展肌群由 2 级→3^+ 级,内收外展肌群由 3 级→4 级;膝关节屈曲肌群由 3^- 级→3 级、伸展肌群由 3^+ 级→4 级;踝关节背屈、跖屈肌群由 2^- 级→2 级。

4. 平衡　站位平衡Ⅱ级,Berg 平衡量表评分:由 42/56 分→48/56 分。其中双足并拢站立由 3 分→4 分,站立位上肢前伸 3 分,站立位从地上拾物、转身一周、双足前后站均由 2 分→3 分,双足交替踏、单腿站立由 1 分→2 分。

5. 独立功能活动　翻身:向左侧翻(可),向右侧翻(可);卧坐转移:卧→坐(可),坐→卧(可);床椅转移:床→椅(可),椅→床(可);坐位平衡(Ⅲ级);坐站转移:坐→站(可),站→坐(可);站位平衡(Ⅱ级);行走:平地行走(可),上下楼梯(可),借助器具(是)。

A:

患者实现制订的目标,4 周内,可借助四脚手杖独立行走 50 米。

P:

家庭训练目标:

1. 站立平衡达到Ⅲ级。

2. 独立行走和上下楼梯。

功能活动建议:

1. 肌力强化训练　可借助弹力带训练右侧肢体的力量,阻力由小到大,次数由少到多,2 次/天,20～30 分/次,5 次/周。

2. 站立平衡强化训练　借助平衡软垫、平衡板等练习右下肢单腿负重,达到站立最少 30 秒的能力,1 次/天,30 分/次,5 次/周。

3. 步行耐力训练　每天练习独立步行,逐步达到连续行走至少 45 分钟以上的能力。

注意事项:

1. 掌握好运动量,运动前先热身,防止运动损伤和疲劳。

2. 户外运动时注意安全,防止摔倒。

物理治疗师:李××

记录时间:2018 年 11 月 8 日

作业治疗初次评估记录

患者姓名:徐××　　性别:男　　年龄:53 岁　　住院号:××××

发病时间:2018 年 7 月 25 日　　　　联系电话:13747202××××

临床诊断:

①脑梗死恢复期:右侧肢体运动功能障碍;②高血压 3 级(极高危)。

S：

1. 主诉　右侧肢体活动不利2⁺月。患者表示右侧肢体无力两月余,在其他医院做康复治疗,现在行走、进食、洗漱、更衣等日常生活动作不能自理。

2. 病史　患者表示入院前2⁺月凌晨起床时突感右下肢活动不利,不能行走,约1小时后右上肢不能抬起,右下肢接近不能活动,并逐渐加重,伴明显头晕。被家属送至医院后,诊断为"脑梗死"。

3. 居家情况　与妻子及儿子同住。家住7楼,有电梯。厕所是坐厕。

4. 生活方式　患者以往是公务员,常使用电脑办公。

5. 主要问题　右侧偏瘫导致生活不能自理。

6. 患者目标　患者本人及家人希望其能够生活自理。

O：

1. Fugl-Mayer上肢功能评估结果　右上肢23/36分,腕手19/30分。

2. 改良Barthel指数评估结果　36/100分。其中大便10分,修饰1分,进食2分,行走(或轮椅操作)3分,洗澡0分,小便10分,用厕2分,穿衣0分,转移(床椅)8分,上下楼梯0分。

3. 肌力　MMT检查提示肩关节、肘关节周围肌群2⁺级;腕关节、手指屈伸肌群2级。

4. 肌张力　右上肢屈肘肌1级,伸肘、屈腕肌1⁺级。

5. 平衡　坐位平衡Ⅲ级,站位平衡Ⅰ级,Berg平衡量表评分:29/56分。其中由坐到站3分,独立站立4分,独立坐4分,由站到坐3分,床椅转移3分,闭眼站立4分,双足并拢站立0分,站立位上肢前伸2分,站立位从地上拾物1分,转身向后看3分,转身一周1分,双足交替踏0分,双足前后站1分,单腿站立0分。

A：

作业治疗诊断:患者ADL严重功能缺陷、生活需要帮助。

长期目标:增强手指精细动作能力,生活完全自理,回归家庭。促进患侧上肢分离运动充分出现,增强患侧上肢稳定性、协调性,4周内,患者可独立完成进食、修饰和穿衣活动,少量帮助下完成如厕、洗澡活动。

短期目标:患者2周内右侧肘、手部肌力达到3级,以便能够在少量协助下完成进食、修饰和穿衣活动。

P：

1. 患侧上肢被动、主动关节活动度维持训练,扩大活动范围,预防关节挛缩。

2. 主动桥式运动,训练骨盆的控制能力,训练腰背肌力。

3. 主动横向移动训练。

4. 肩胛带抗阻力训练,提高肩胛骨周围肌肉的控制能力,抑制肩胛骨后及向外下方旋转。

5. 促进上肢分离运动充分出现,增强患侧上肢稳定性、协调性。

6. 增强手指精细动作及协调能力。

7. 提高ADL动作质量。

作业治疗师:李××

记录时间:2018年10月11日

作业治疗进展记录

患者姓名:徐××　性别:男　年龄:53岁　住院号:××××

发病时间:2018年7月25日　　联系电话:13747202××××

临床诊断:

①脑梗死恢复期:右侧肢体运动功能障碍;②高血压3级(极高危)。

S：

患者说他现在感觉比刚入院时好多了,可以用右手拿加粗手柄的勺子慢慢吃饭,他对治疗效果很满意,希望2周后在生活自理上取得更大进步,出院回家继续康复一段时间后上班。

O：

1. Fugl-Mayer上肢功能评估结果　右上肢23/36分→27/36分,腕手由19/30分→24/30分。

2. 改良 Barthel 指数评估结果 由 36/100 分→72/100 分。其中修饰 1 分→3 分,进食 2 分→8 分,行走(或轮椅操作)3 分→8 分,洗澡 0 分→3 分,用厕 2 分→8 分,穿衣 0 分→5 分,转移(床椅)8 分→15 分,上下楼梯 0 分→2 分。

A:

患者实现前 2 周短期目标,在少量协助下完成进食、修饰和穿衣活动。

P:

1. 患侧上肢被动、主动关节活动度维持训练,扩大活动范围。

2. 促进上肢分离运动充分出现,增强患侧上肢稳定性、协调性。

3. 增强手指精细动作及协调能力。

4. 提高生活质量。

作业治疗师:李××

记录时间:2018 年 10 月 25 日

作业治疗出院指南

患者姓名:徐××　性别:男　年龄:53 岁　住院号:××××

发病时间:2018 年 7 月 25 日　　联系电话:13747202××××

临床诊断:

①脑梗死恢复期:右侧肢体运动功能障碍;②高血压 3 级(极高危)。

S:

患者说他现在感觉良好,能基本独立完成进食、梳头、洗脸、刷牙、漱口和穿衣活动,在少量帮助下完成穿鞋、如厕、洗澡活动。他对治疗效果很满意,希望出院回家继续康复一段时间后能上班。

O:

1. 肌张力　右上肢 1 级。

2. ROM　被动关节活动度正常.

3. MMT 检查结果　肩、肘关节周围肌群由 3⁻级→3 级;右腕关节、手指屈伸肌群由 2⁺级→3 级。髋关节屈曲肌群由 3 级→3⁺级,伸展肌群由 2 级→3⁺级,内收外展肌群由 3 级→4 级;膝关节屈曲肌群由 2⁻级→3 级、伸展肌群由 3⁺级→4 级;踝关节背屈、跖屈肌群由 2⁻级→2 级。

4. 平衡　站位平衡Ⅱ级,Berg 平衡量表评分:由 42/56 分→48/56 分。其中双足并拢站立由 3 分→4 分,站立位上肢前伸 3 分,站立位从地上拾物、转身一周、双足前后站均由 2 分→3 分,双足交替踏、单腿站立由 1 分→2 分。

5. ADL 能力　进食(可)、梳头(可)、洗脸(可)、刷牙(可)、漱口(可)、穿上衣(可)、穿裤子(可)、穿鞋(可,需少量协助)。

A:

患者实现制订目标,可独立完成进食、修饰和穿衣活动,少量帮助下完成如厕、洗澡活动。

P:

家庭训练目标:ADL 完全自理。

功能活动建议:

1. 手精细功能训练　通过捡豆子、开锁、系鞋带、敲键盘等活动,练习右手的精细功能。1 次/天,30～45 分/次,5 次/周。

2. 独立完成系鞋带及洗澡并擦干身体等 ADL 活动。

作业治疗师:李××

记录时间:2018 年 11 月 8 日

主要参考书目

1. 王宁华.康复医学概论[M].3 版.北京:人民卫生出版社,2018.
2. 全国卫生专业技术资格考试用书编写专家委员会.2016 全国卫生专业技术资格考试指导:康复医学与治疗技术[M].北京:人民卫生出版社,2016.
3. 励建安,黄晓琳.康复医学[M].北京:人民卫生出版社,2016.
4. 窦祖林,李奎,李鑫.康复治疗记录的撰写[M].北京:人民卫生出版社,2016.
5. 范建忠.神经康复病例分析[M].北京:人民卫生出版社,2015.
6. 季国忠.病历书写规范[M].2 版.南京:东南大学出版社,2015.
7. 孙权.康复评定[M].2 版.北京:人民卫生出版社,2014.
8. 黄晓琳,燕铁斌.康复医学[M].5 版.北京:人民卫生出版社,2014.

复习思考题答案要点和模拟试卷

《康复医学导论》教学大纲